W0460826

GOLDMANN
Lesen erleben

Buch

Functional Training – dieser Methode verdankte die deutsche Nationalmannschaft während der Fußball-WM 2006 ihre Fitness. Der renommierte Sportarzt Dr. H.-W. Müller-Wohlfahrt und der Physiotherapeut Oliver Schmidtlein haben aus dem revolutionären Programm für Profis ein Fitnesskonzept für jedermann entwickelt, das verblüffend einfach ist und fast ohne Hilfsmittel auskommt. Mit diesem Buch lernt man seine körperlichen Schwachstellen, zum Beispiel Muskelverkürzungen, zu erkennen und auszugleichen. Jeder kann sich mit *Functional Training* optimal auf seine individuelle Sportart vorbereiten. Alter, Kondition oder Kraft spielen keine Rolle. *Functional Training* ist nicht eine, sondern DIE neue Methode, den Körper zu mobilisieren und die Gesundheit zu stärken.

Autoren

Dr. Hans-Wilhelm Müller-Wohlfahrt wurde 1975 Vereinsarzt des Fußballvereins Hertha BSC. 1977 ließ sich der Facharzt für Orthopädie in München nieder. Seither betreut er als Arzt den FC Bayern München und später auch die Nationalelf.

Oliver Schmidtlein ist Physiotherapeut mit eigener Münchner Praxis. Er arbeitete von 2002 bis 2009 als Rehatrainer beim FC-Bayern. Parallel betreute er die deutsche Fußball-Nationalmannschaft.

Dr. H.-W. Müller-Wohlfahrt
Oliver Schmidtlein

Besser trainieren!

So lernen Sie von den Erfolgsstrategien der Profis

GOLDMANN

Alle Ratschläge in diesem Buch wurden von den Autoren und vom Verlag sorgfältig erwogen und geprüft. Eine Garantie kann dennoch nicht übernommen werden. Eine Haftung der Autoren beziehungsweise des Verlags und seiner Beauftragten für Personen-, Sach- und Vermögensschäden ist daher ausgeschlossen.

MIX
Papier aus verantwortungsvollen Quellen
FSC® C005833

Verlagsgruppe Random House FSC-DEU-0100
Das für dieses Buch verwendete FSC®-zertifizierte Papier *Profibulk* von Sappi liefert IGEPA.

1. Auflage
Vollständige Taschenbuchausgabe August 2012
Wilhelm Goldmann Verlag, München,
in der Verlagsgruppe Random House GmbH

Umschlaggestaltung: Uno Werbeagentur, München
Umschlagillustration: Dr. Kai-Uwe Nielsen
Redaktion: Karen Guckes-Kühl, Dr. Bernadette André-Wallis, Julei M. Habisreutinger
Redaktionelle Mitarbeit: Dr. Petra Thorbrietz, Barbara Esser, Margarete Dreßler, Bernhard Hobelsberger
Wissenschaftliche Mitarbeit: Prof. Dr. Martin Korte, Dr. Siegfried Schlett
Illustrationen: Isabel Christensen, Axel Camici
Satz: Uhl + Massopust, Aalen
Druck und Bindung: Těšínská Tiskárna, Český Těšín
CB · Herstellung: IH
Printed in the Czech Republic
ISBN 978-3-442-17326-6

www.goldmann-verlag.de

Inhalt

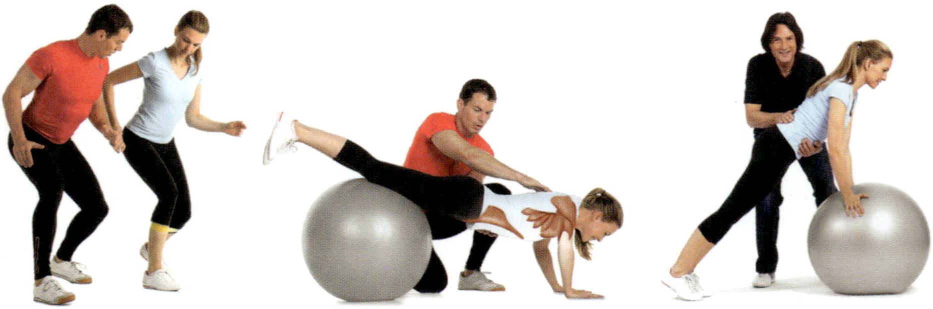

Das Trainingsprogramm 87

Finden Sie mithilfe von Tests heraus, welche Übungen für Sie die richtigen sind, und stellen Sie Ihren individuellen Trainingsplan zusammen.

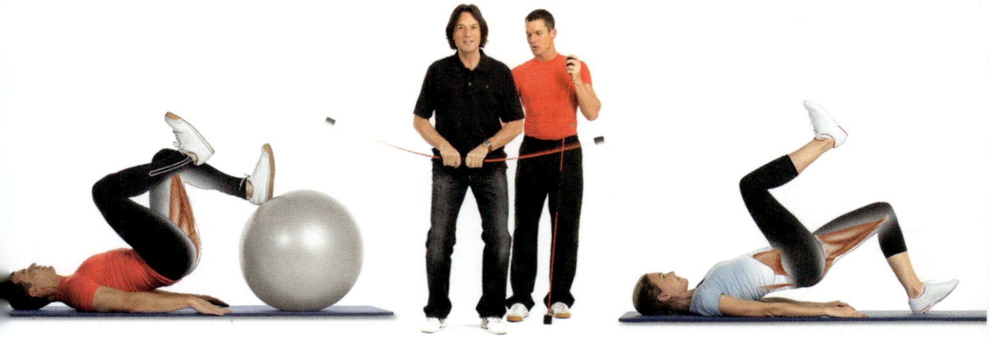

Info-Kästen

Liebe Leserin, lieber Leser,

Wozu eine neue Trainingsmethode? Das haben Sie sich vielleicht gefragt, als Sie dieses Buch zum ersten Mal sahen. Gibt es das nicht schon alles – Fitness in Hunderten von Ratgebern, DVDs und Fernsehsendungen? Die Antwort ist: Nein. Vergessen Sie am besten alles, was Sie bisher an Anweisungen und Tipps gesehen und gehört haben. Und setzen Sie sich nie wieder auf eine Kraftmaschine, die Ihnen nur minimalste Bewegungen erlaubt und trotzdem größte Effekte verspricht.

Die Folgen einseitiger Belastung

Sie finden, ich übertreibe? In meinen 32 Jahren Praxis als Sportarzt habe ich viele Fitness-Wellen erlebt: Joggen, Aerobics, Mountainbiking, Snowboarden, Inlineskaten, Windsurfing, Walking und Golfen. Mit der Zahl der Moden stieg die Zahl der Verletzungen. Denn selten waren diejenigen, die auf diese Weise Breitensport betrieben, wirklich darauf vorbereitet, um den körperlichen Belastungen standzuhalten.

Das ist beim Profisport nicht anders. Der enorme Leistungsdruck hat Team- und Leistungssport zu einer immer extremeren Spezialisierung gezwungen. Die Körper der Athleten werden in einer Weise ge- und verformt, wie es früheren Generationen gar nicht möglich war. Zu einem hohen Preis: Denn außerhalb der Funktionen, auf die ein Organismus in einer bestimmten Disziplin getrimmt und konditioniert wird, ist er schwach und verletzlich.

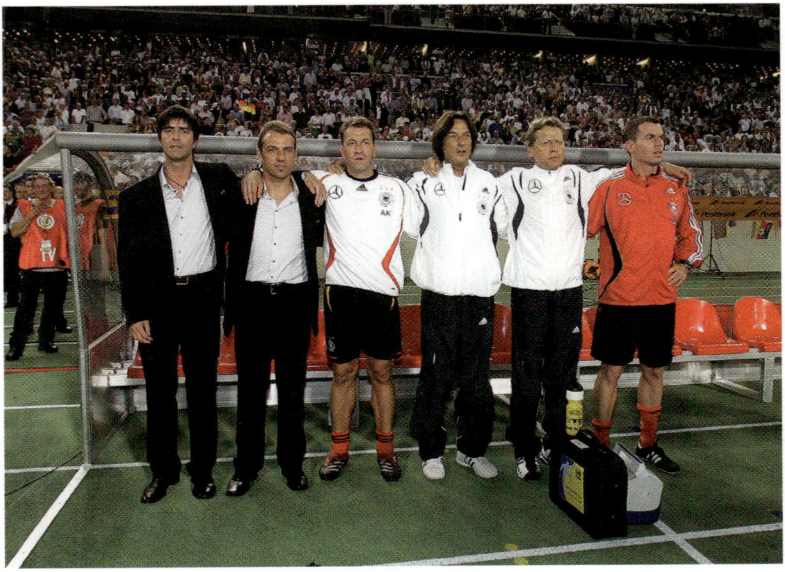

Seite an Seite: Das Betreuer-Team der Nationalmannschaft kann dank des Functional Trainings auf einen großartigen Erfolg bei der Fußball-Weltmeisterschaft zurückblicken. Aber auch in Zukunft wird diese Methode für Siege sorgen.

Den Körper als ganzes kräftigen

Es wird Zeit für eine Denkwende: Unser Verständnis von Fitness kommt aus der Rehabilitationsmedizin und der Physiotherapie – aus Bereichen, in denen die Schäden (z. B. Gelenkschäden, Bandscheibenprobleme) durch falsche Trainingsmethoden am deutlichsten sichtbar werden.

Ziel dieser Denkwende muss es sein, aus der Sackgasse konventioneller Trainingsmethoden auszubrechen; wir müssen uns darüber klar werden, wie einseitig dieser Weg war. Es muss darum gehen, den Körper wieder als Ganzes zu kräftigen, schonend seine Kräfte zu wecken und nachhaltig seine Kondition zu steigern. Nicht nur Kraft und Ausdauer, sondern auch Stabilität und Flexibilität spielen dabei eine ganz wichtige Rolle.

Dafür gibt es eine einzige Methode, die alle diese Voraussetzungen erfüllt: das Functional Training. Wie dieser Begriff schon sagt, führt diese Methode einzelne Kraftanstrengungen zu einem großen funktionierenden Ganzen zusammen. Nicht isolierte Muskeln werden stimuliert, sondern ganze Muskelketten. Nicht nur Arme oder Beine werden gefordert, sondern auch – und vor allem der Rumpf.

Bewegung im freien Raum

Die Grundlagen dieses Trainingsprogramms sind Bewegungen, die alle im freien Raum stattfinden, die also sämtliche Sinne fordern. Sie benötigen dafür keinerlei großartiges Gerät – ein Physioball, elastische Bänder, Kurzhanteln und eine Matte reichen schon aus, damit Sie die wichtigsten Übungen zu Hause durchführen können. Viele der Übungen aus dem Functional Training gehen auf das klassische Training der antiken Griechen zurück, die in der freien Natur oder in »Gymnasien« mit Speeren, Scheiben und Gewichten an ihrem Körper arbeiteten. Aber die über Jahrtausende bewährten Methoden wurden durch modernste wissenschaftliche Forschung evaluiert, verifiziert und weiterentwickelt.

Die Erfolge der Methode

Für dieses Buch habe ich mir als Partner Oliver Schmidtlein gewünscht, einen der besten Physiotherapeuten Deutschlands. Wir kennen uns lange von unserer Arbeit für den FC Bayern. Aber wirklich schätzen gelernt haben wir uns während der Vorbereitung auf die Fußball-Weltmeisterschaft 2006. Der Sportarzt und der Physiotherapeut (heute ist Oliver Schmidtlein selbstständiger Physiotherapeut und Fitness-Coach) – Seite an Seite haben wir uns bemüht, das deutsche Team unter seinem Trainer Jürgen Klinsmann stark zu machen. Für den hohen Anspruch an die Leistungsfähigkeit der Spieler wurden wir lange belächelt. Doch der Erfolg hat uns und dem Functional Training recht gegeben. Ohne ihre herausragende Kondition hätte die deutsche Mannschaft nie den dritten Platz geschafft. Oliver Schmidtlein hat viel dazu beigetragen, dass es so weit gekommen ist.

In diesem Buch hat er für Sie ein Trainingsprogramm zusammengestellt, das er gemeinsam mit meiner Tochter Maren in leicht nachvollziehbaren Schritten demonstriert. Und schließlich finden Sie in diesem Buch auch Hinweise, wie Sie sich leichter zu Aktivität motivieren können und Ihren Körper durch richtige Ernährung unterstützen können.

Functional Training kann jeder von Ihnen lernen, unabhängig von Kraft, Kondition und Alter. Lassen Sie sich verführen von der Schlichtheit und Schönheit dieser Übungen, und genießen Sie das Gefühl, den ganzen Körper aktiviert zu haben – für mehr Leistung und bessere Gesundheit. Für mich persönlich war Functional Training eine Offenbarung. Sie werden sehen, auch Sie wird es verändern!

Herzlichst Ihr Hans-Wilhelm Müller-Wohlfahrt

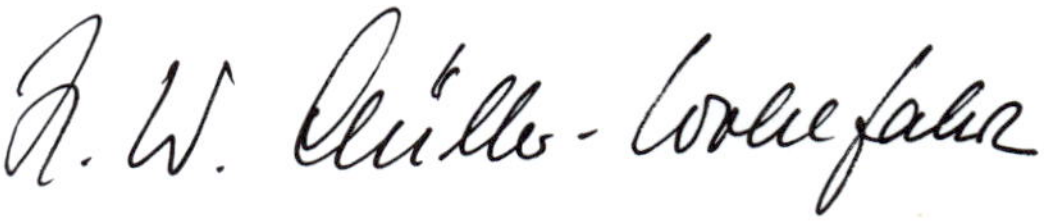

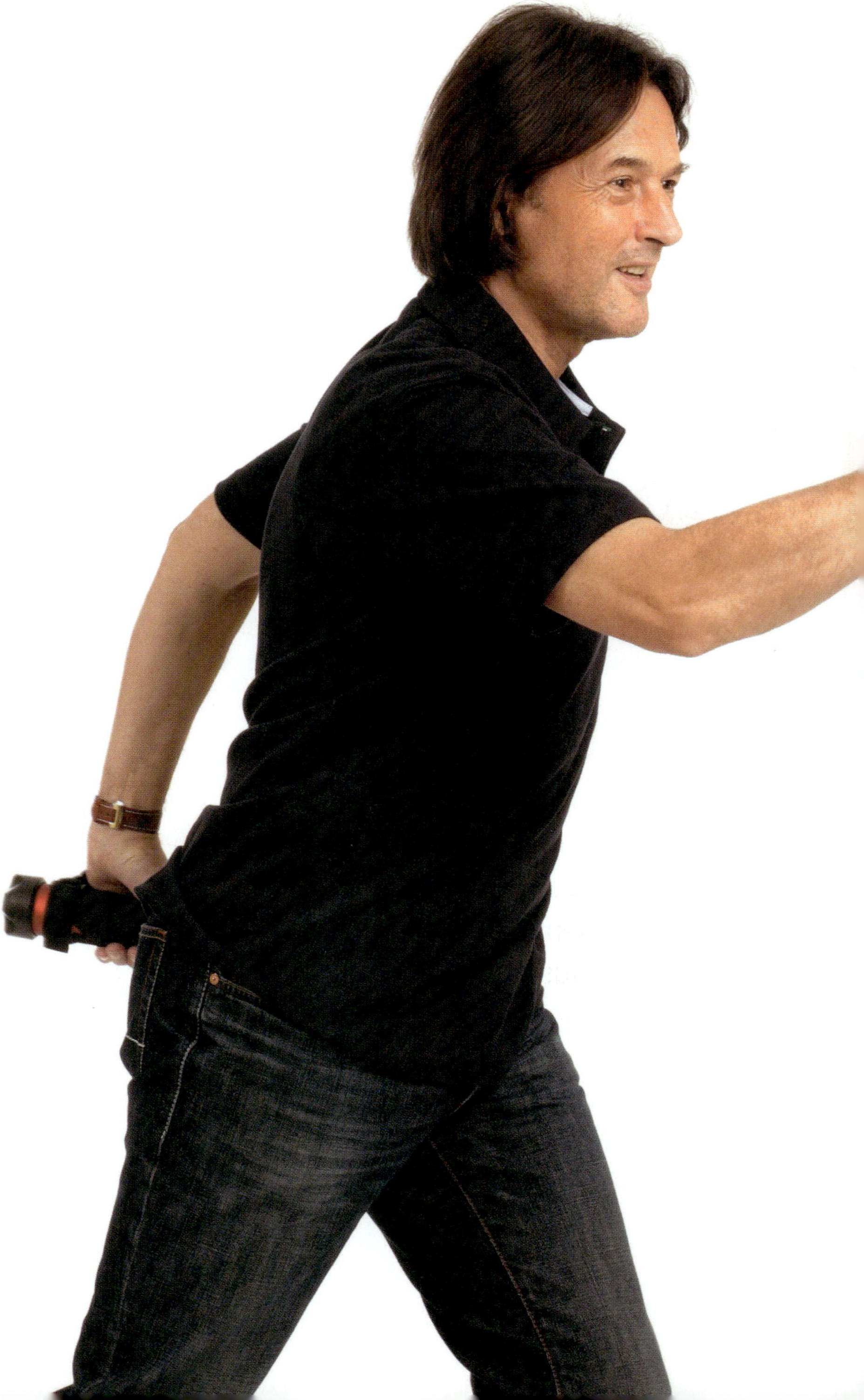

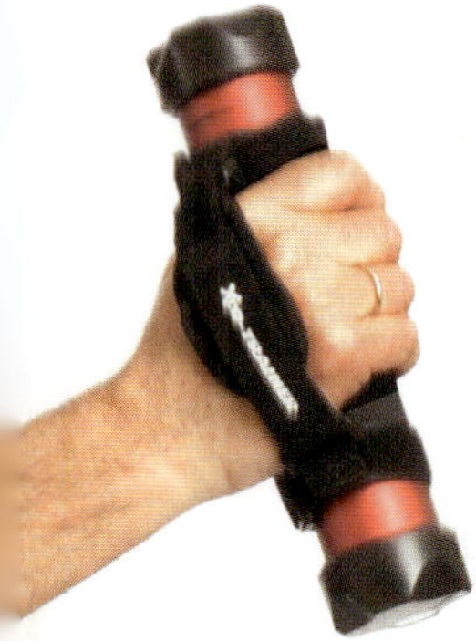

Die Denkwende im Training

Vergessen Sie Maschinen und Studios: Ihr eigener Körper ist Ihr bestes Trainingsgerät! Nur ein Training, bei dem der gesamte Körper zum Einsatz kommt – das wussten schon die antiken Sportler –, führt zu echter Fitness, zu Kraft und Ausdauer.

Die Denkwende im Training: Bewegung statt Bodybuilding

Wie lange halten Sie es aus, auf einem Bein zu stehen? Können Sie auf einem weichen Ball Liegestütz machen? Würden Sie sich den Rücken verrenken, bei dem Versuch, einen Diskus zu werfen?

Dass wir uns zu wenig bewegen, ist in der Öffentlichkeit schon lange ein Thema. Doch der Verlust der Beweglichkeit, der damit einhergeht, hat noch eine ganz andere Qualität: Wir bewegen uns nicht nur zu wenig, sondern auch falsch. Und das gilt nicht nur für Durchschnittsbürger und Freizeitsportler, sondern durchaus auch für Hochleistungsathleten. Einen entscheidenden Anteil daran haben Trainingsmethoden, die einseitig darauf ausgerichtet sind, einzelne Muskelgruppen zu optimieren, anstatt den gesamten Körper und vor allem den zentralen Rumpf zu kräftigen.

Punktgenaue Bewegungen

Beim Training für den Hochleistungssport werden einzelne Bewegungsabläufe mithilfe modernster Technik aufgezeichnet und wissenschaftlich analysiert. Physiologen und Neurologen arbeiten mit Sportwissenschaftlern daran, die einzelnen Phasen zu standardisieren und über Konditionierungstechniken im Gehirn einzubrennen. Ernährungswissenschaftler bemühen sich, die notwendigen Nährstoffe dafür zu liefern. Die Bekleidungs- und Schuhindustrie setzt alles daran, den Prozess mit den richtigen Materialien zu unterstützen.

Die Fitness-Bewegung folgt diesem Trend. Beeinflusst von den Ergebnissen der Sportwissenschaft und -medizin verspricht sie ihren Anhängern gezielte Effekte: ein besseres Belastungs-EKG, mehr Bizeps, weniger Bauch, ein längeres Leben. Um das zu erreichen, gibt sie die Bewegungen punktgenau vor, spannt die Körper der Sportler in einen festen Rahmen, kalkuliert den notwendigen Kraftaufwand, um das gewünschte Ergebnis zu erzielen, und scheint damit zunächst Erfolg zu haben: Wer regelmäßig ein Studio besucht, um dort Krafttraining zu machen, sieht seine Muskeln wachsen.

Einseitige Perfektion

Aber ist das schon Fitness? Die Antwort lautet: Nein. Seit 30 Jahren beobachte ich, wie die Bewegungsabläufe in den einzelnen Sportdisziplinen immer präziser studiert, berechnet und optimiert werden. Diese einseitige Perfektion ist jedoch ein Irrweg. Sie führt zwar kurzfristig zu Hochleistungen, doch langfristig schwächt sie den Organismus, weil Ungleichgewichte auftreten. Das Training isolierter Muskelgruppen führt – das erlebe ich Tag für Tag in meiner Praxis – immer wieder zu Verletzungen und Abnutzungserscheinungen durch Fehlbelastungen und Überanstrengung.

Natürlich hat jede Sportart ihre bestimmten Bewegungsanforderungen, für die es gezielt zu trainieren gilt – z. B. der Aufschlag im Tennis, der Absprung vor der Latte, die Fußstellung beim Sprint, die Statik beim Skiflug. Doch wirklichen Erfolg haben Sportler nur, wenn sie über diese speziellen Techniken hinaus fit sind und ihren ganzen Körper optimal mobilisieren können.

Die Methoden der Profis

In diesem Buch möchte ich Sie mit einer Trainingsmethode bekannt machen, die eine Denkwende in den Sportwissenschaften symbolisiert: Functional Training. In den USA mit modernsten wissenschaftlichen Methoden perfektioniert und von den besten Ausbildern der Welt in der Praxis erprobt, greift Functional Training auf klassische

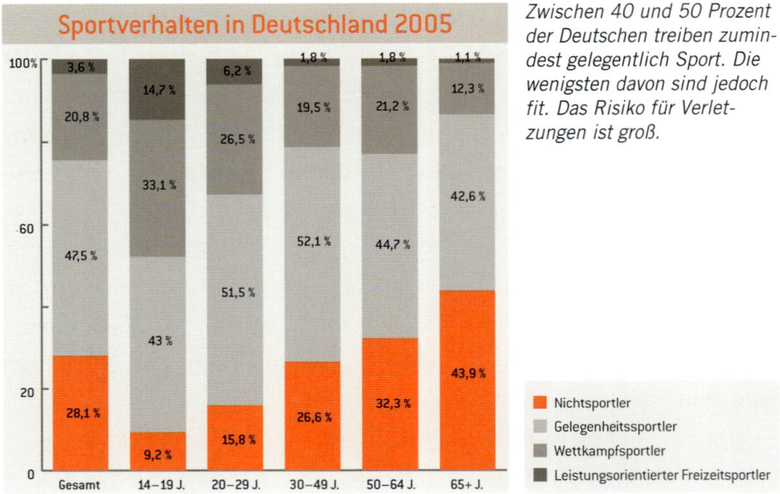

Zwischen 40 und 50 Prozent der Deutschen treiben zumindest gelegentlich Sport. Die wenigsten davon sind jedoch fit. Das Risiko für Verletzungen ist groß.

Wurzeln zurück – auf die Bewegung im freien Raum. Das Konzept, den eigenen Körper als wichtigstes Instrument des Trainings einzusetzen, zieht sich von den Kämpfern der antiken Olympiaden über die Kampfsportarten Asiens bis hin zu Yoga und Pilates. Es verzichtet völlig auf komplizierte Geräte – sie engen nur ein.

Wer es versteht, mit seinem Körper richtig umzugehen, kann ihn auf wunderbare Weise mobilisieren, ohne ihn überzustrapazieren oder einseitig zu belasten. Er stärkt den Körper ganzheitlich und hält ihn gesund, indem er ihn vorbeugend vor Überforderung oder Verletzungen schützt. Er macht ihn beweglich und stabil zugleich. Erst das ist wahre Fitness – die Basis für einen aktiven Lebensstil und jede weitere sportliche Betätigung.

Die Fußball-Weltmeisterschaft 2006 hat das gezeigt: Nationaltrainer Jürgen Klinsmann konnte mit seiner Mannschaft einen phänomenalen dritten Platz erreichen, gerade weil er sich über die traditionellen Ressentiments dieser Sportart gegen moderne Trainingsmethoden hinwegsetzte. Für seine Kombination von wissenschaftlicher Analyse, Körperaufbau und psychologischer Motivation wurde er in der Öffentlichkeit zuerst belächelt. Doch der Erfolg gab ihm recht: Die gute körperliche Verfassung des deutschen Teams war der entscheidende Faktor, der schließlich zum Sieg führte.

Oliver Schmidtlein, einer der engagiertesten Sportphysiotherapeuten Deutschlands, mit dem gemeinsam ich dieses Buch verfasst habe, hat einen wichtigen Beitrag zu diesem Erfolg geleistet. Er hat das Functional Training in den USA kennengelernt und mit nach Deutschland gebracht. Als Fitness-Coach arbeitete er mit dieser Methode an Kraft, Ausdauer und Koordination der Fußball-Nationalmannschaft – selten war die Nationalelf so gut auf die Weltmeisterschaft vorbereitet.

Bewegung mit Köpfchen

Functional Training basiert auf dem Prinzip kinetischer Ketten – dahinter steckt die Vorstellung, dass nicht einzelne Muskeln die Hauptarbeit leisten, etwa bei einem Speerwurf. Vielmehr sorgt erst die Verbindung vieler und gut aufeinander abgestimmter Muskelgruppen und Gelenke (siehe Seite 65f.) für einen reibungslosen, ästhetisch perfekten und auch ökonomischen Ablauf einer Bewegung.

Im Functional Training steckt deshalb auch kein hirnloser Drill, sondern Bewusstsein – ein Konzept, das Bewegungsabläufe tief im Gehirn verankert und die Qualität der Übungen vor die Quantität setzt. Wozu beispielsweise sollten Fußballspieler Langstrecken joggen, wenn sie doch auf dem Platz nur maximal 25 Meter laufen und dann Richtung und Tempo ändern? Während ihres WM-Trainings rannten die Nationalspieler nie länger als sechs Minuten im Ausdauertraining, verbesserten stattdessen aber ihre Sprintausdauer und übten, ihre Muskeln, Sehnen, Faszien und Nerven auf die abrupten Stopps, die kraftvollen Schüsse, die steilen Sprünge und heftigen Stürze vorzubereiten. Nur weil das Team auf diese Weise fit gemacht wurde, kam es beim Spiel zu so wenigen Verletzungen.

Viele Impulse für diese Trendwende im Training stammen aus der Rehabilitation und Physiotherapie, wo die Fehler veralteter Methoden als Erstes sichtbar wurden. Hinzu kommen neueste wissenschaftliche Erkenntnisse der Sportmedizin, dank neuer analytischer Verfahren und revolutionärer Messtechnik.

Ein Training für jedermann

Functional Training, in dessen Zentrum vor allem die Stabilität und Elastizität des Rumpfes stehen, ist auch für Fitness-Begeisterte und Amateursportler die ideale Methode, um den Organismus zu stärken und ihren Körper fit zu halten.

Oliver Schmidtlein hat in diesem Buch ein spezielles Trainingsprogramm (ab Seite 87) entwickelt, das Sie – mit nur wenigen Hilfsmitteln und auf kleinster Fläche – problemlos in Ihren Alltag integrieren und zu Hause praktizieren können. Die Übungen werden Sie dazu bringen, Ihren bisherigen Trainingsplan zu überdenken.

Um Ihnen zu erklären, warum das so wichtig ist, möchte ich Ihnen in einem kurzen historischen Abriss ins Gedächtnis rufen, aus welchen Wurzeln sich unsere Vorstellungen von Training und Fitness entwickelt haben und wie Philosophien, Moden und Business sie beeinflusst haben. Sie werden sehen, dass längst nicht alles, was heutzutage in Fitness-Studios und Sportzentren propagiert wird und abläuft, wissenschaftlich fundiert, gut überlegt und medizinisch zu empfehlen ist.

Stillstand in der Mobilität

Jede Bewegung findet im Raum statt – unsere Welt ist dreidimensional. Es hat Millionen von Jahren gedauert, bis die Evolution es dahin brachte, dass wir uns sicher auf zwei Beinen bewegen können. Jedes Kind muss sich diese Leistung neu erobern – über Drehen, Robben und Krabbeln lernt es zu sitzen und später zu stehen und zu gehen.

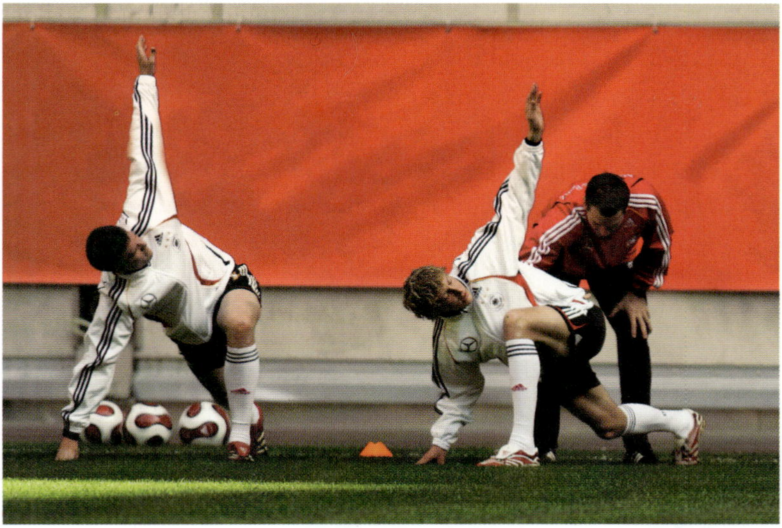

Vorbereitung auf das nächste Fußball-Länderspiel: Dazu gehören auch Übungen, die den Gesäßmuskel aktivieren und die Beweglichkeit der Brustwirbelsäule trainieren.

Die Hirnforschung kann heute nachweisen, wie wichtig die Bewegung im Raum für die Entwicklung all unserer Fähigkeiten ist. Bei jedem Schritt und mit jedem Griff trainiert das Gehirn neu, Beine und Füße, Arme und Hände zu koordinieren und das Gleichgewicht des Körpers zu halten. Das schult auch die allgemeine Lernfähigkeit und fördert die Intelligenz. Bezeichnend sind deshalb auch Untersuchungen an Grundschulkindern über die Folgen des zunehmenden Bewegungsmangels: Die Kleinen können nicht mehr auf einem Bein stehen, über einen Balken balancieren oder rückwärts im Kreis gehen. Und oft stellt sich heraus, dass schulische Defizite erst dann behoben werden, wenn diese Kinder eine Bewegungstherapie machen.

Unser natürlicher Bewegungsdrang, erkannte bereits der Therapeut Moshé Feldenkrais (1904 bis 1984), hilft uns zu lernen. Seine Methode, die vor allem zur Rehabilitation von Schmerzen durch Fehlhaltungen eingesetzt wird, basiert darauf, zu den natürlichen Bewe-

Geschichte der Fitness

Kraftübungen sind aus allen antiken Hochkulturen überliefert, doch nur die Trainings-Disziplinen der Griechen sind bis heute Bestandteil der Athletik – beispielsweise der Speerwurf. Im Rahmen religiöser Feste fanden regelmäßig Wettkämpfe zu Ehren der Götter statt. Der wichtigste Zweck des Trainings war jedoch die Wehrtüchtigkeit der Krieger im Kampf der einzelnen Stadtstaaten gegeneinander.

> 776 v.Chr.

Im Nordwesten des Peloponnes, in Olympia, finden die ersten Olympischen Spiele statt.

> 300 n.Chr.

Sport gilt als Ausgleich für einen ausschweifenden Lebenswandel.

> bis 17. Jh.

Über Jahrhunderte bleiben sportliche Kampftechniken wie das Fechten ein Vorrecht des Adels.

> 1762

Die Philosphen der Aufklärung sehen in Sport und körperlicher Ertüchtigung eine natürliche Verbindung von Körper und Geist. Jean-Jacques Rousseau veröffentlicht seinen legendären Erziehungsroman »Émile«, der die Natur als Lehrmeister gegen staatliche und kirchliche Autorität propagiert. Er fordert darin ein Training aller Sinne durch Bewegung. Der Skandal um das Buch zwingt ihn zur Emigration.

> um 1800

Bewegung wird zentrales Thema in der Pädagogik, z.B. bei Johann Heinrich Pestalozzi.

> 1811

Der Barren ist eine Erfindung von »Turnvater Jahn«, der zum Widerstand gegen Napoleon aufrief.

> 1896

In Athen finden die ersten Olympischen Spiele der Neuzeit statt: Start zum 100-Meter-Lauf.

> 1899

In den USA wird Körperkultur zur Mode: Kraftmensch Bernarr Macfadden gründet eine Zeitschrift.

> um 1900

Ruderregatta in Berlin: Neue Regeln unterscheiden zwischen Profi- und Amateursport.

> um 1920

Das Ziel, möglichst viel Kraft zu entwickeln, wird durch das Ideal eines wohlgeformten Körpers abgelöst: In den USA und bald auch in Europa finden die ersten Schönheitswettbewerbe statt. Die Anfänge des Bodybuildings zeugen von einem neuen Körperverständnis: Was ästhetisch perfekt ist, gilt auch als gesund. In Deutschland blüht zugleich die Freikörperkultur: Sonne, kaltes Wasser und viel nackte Haut.

> um 1926

In der Weimarer Republik wird Gymnastik zur Basis der nationalen Volksertüchtigung.

> um 1945

Das Bodybuilding wird zu einer Lehre des gezielten Körperaufbaus durch Diät und Training.

> 1968

Der US-Arzt Kenneth H. Cooper veröffentlicht sein Buch »Aerobics« und motiviert Millionen von Menschen für dieses kombinierte Herz-Kreislauf-Ausdauer- und Krafttraining. Der Mix aus klassischer Gymnastik und Tanz mit moderner Musik wird durch Stars wie Jane Fonda populär. Weil die Belastung für die Gelenke hoch ist, gerät Aerobic in die Kritik und kehrt in den 80er-Jahren reformiert in die Studios zurück.

> 1970

Geräte perfektionieren das Training. Werner Kieser eröffnet sein erstes Rücken-Studio.

> 1972

Trimm-Dich-Pfade im Wald oder auf Autobahn-Rastplätzen werben für Sport zwischendurch.

> 1977

Das »Complete Book of Running« des Amerikaners James Fixx wird zur Bibel einer weltweiten Lauf-Begeisterung. In euphorischen Tönen schildert Fixx, wie er als übergewichtiger Raucher sein Leben durch Joggen in den Griff bekam. Kurz danach wird der Racket-Sport »Squash« erfunden. In den Städten entstehen riesige Trainingszentren, die Sport, Wellness und Unterhaltung miteinander verbinden.

> ab 1994

Mehrere zehntausend Teilnehmer treffen sich beim jährlichen New-York-Marathon.

> 2000

Neue Trends erobern den Wellness-Markt: das »Spinning«, Aquarobic oder Box-Aerobic.

> 2002

Ausgefeilte Antriebe perfektionieren Muskel- und Krafttraining an High-Tech-Geräten. Unterhaltung wird zum Teil des Trainings, der Körper zum Joy-Stick: Bei der T-Wall leuchten im raschen Wechsel Felder auf, die mit Füßen und Händen berührt werden müssen. Das trainiert Beweglichkeit, Konzentration und Reaktionsvermögen und kann auch mit Freunden gespielt werden. Der Trend geht zu immer mehr Wissenschaft und mehr Technik.

> 2006

»Functional«: Das Fitness-Training verhilft der deutschen Nationalelf bei der WM zum Erfolg.

gungsmustern und an die Anfänge der Wahrnehmung des Raumes zurückzukehren. Es ist kein Zufall, dass Feldenkrais unter anderem 20 Jahre lang Judo unterrichtete.

Doch im Alltag bewegen wir uns nicht mehr, sondern wir werden bewegt. Der französische Philosoph Paul Virilio (geb. 1932) hat viele dieser Phänomene beschrieben: Wir sitzen im Auto, während die Landschaft an uns vorbeirast. Wir verharren auf Rolltreppen und Laufbändern, die uns durch Einkaufszentren und Flughäfen transportieren. Bildschirme im Aufzug zeigen Naturbilder, während die Insassen in den 45. Stock katapultiert werden. Es herrscht Stillstand in der Bewegung: Je mobiler wir sind, desto statischer werden wir.

Auslöser dieses Bewegungsverlusts war die Industrialisierung. Anfang des 20. Jahrhunderts rationalisierte der Taylorismus als Form der wissenschaftlichen Betriebsführung sämtliche Arbeitsprozesse in

Betrieben bis hin zu den Bewegungen der Arbeiter und Angestellten. Sie sollten so effizient wie möglich sein. Charlie Chaplin hat das mit seinem Instinkt für fundamentale Veränderungen in »Modern Times« karikiert: Das Fließband fährt an ihm vorbei, während der Arbeiter selbst im Räderwerk des Fortschritts nur noch Zuckungen vollführt.

Der bewegte Körper

Die Rationalisierung sämtlicher Lebensprozesse verändert unseren Körper. Wenn wir heute unsere Muskeln noch spüren wollen, müssen wir uns gezielt bewegen. Doch dabei setzt sich das Prinzip der Rationalisierung fort: Wir joggen nicht durch den Wald, sondern auf rotierenden Laufbändern und simulieren das Treppensteigen auf Geräten, die auf Bildschirmen gleichzeitig die Börsenkurse zeigen. Besonders fortschrittliche Fitness-Studios zwingen den Besucher bald nicht einmal mehr, sich zu bücken und ihr persönliches Maß an Gewichten selbst einzustellen. Sie erhalten einen USB-Stick, auf dem alle persönlichen Trainingsdaten programmiert sind und der sie dem Gerät vorgibt. Und damit es trotzdem nicht langweilig wird, heißt der neueste Trend »Event-Fitness«: Auf einem Laufband nehmen Sie virtuell am New-York-Marathon teil und besiegen vielleicht einen prominenten Läufer, oder Sie fahren auf einem Trimm-Rad mitten in der Tour de France über die höchsten Alpenpässe.

Fünf Millionen Menschen sind in Deutschland in über 6500 Fitness-Studios eingeschrieben. Aber die meisten sind nur auf dem Papier Mitglieder, die wenigsten halten ein regelmäßiges Training durch. Sie fühlen sich nicht motiviert, sehen keine Fortschritte oder schrecken zurück, weil sie sich überfordert, den Körper falsch belastet und deshalb verletzt haben. Müssen wir uns nicht fragen, ob da etwas falsch läuft in der deutschen Fitness-Bewegung?

Rückkehr zu den Wurzeln

Was bringt Menschen eigentlich dazu, sich anzustrengen oder sogar zu quälen, um den Körper zu größerer Leistung anzuspornen? So mühsam das ist, so sehr hat dieses Ziel Menschen durch alle Kulturen und Epochen fasziniert.

Für unsere frühen Vorfahren war Fitness eine Überlebensnotwendigkeit. Als Nomaden und Jäger mussten sie bei kilometerlangen Fußmärschen und der Jagd über Ausdauer und Kraft gleichzeitig verfügen. Erst als sich um 10 000 v. Chr. die Landwirtschaft zu entwickeln begann, übernahmen Tiere und einfache Maschinen einen Teil dieser Arbeit.

Doch schon in der Blütezeit der ersten Hochkulturen verbanden die Menschen körperliche Bewegung mit der Erhaltung ihres Wohlbefindens. Konfuzius (ca. 551–479 v. Chr.) z. B. erklärte verschiedene Beschwerden mit einem Mangel an Aktivität – als Antwort darauf entstand in China die Lehre des Kung-Fu. Gleichzeitig entwickelte sich in Indien das Yoga als Sammlung von Übungen für Körper und Seele, die von hinduistischen und buddhistischen Überzeugungen geprägt waren. Die Kraftübungen der Ägypter sind auf Wandmalereien in den Pyramiden überliefert.

Bis heute ein Symbol für Kraft ist Herkules, der Göttersohn aus der griechischen Mythologie. Dank seiner übermenschlichen Fähigkeiten soll er der Sage nach zwölf unlösbare Prüfungen bestanden haben. Der Nationalheros wurde daher zum Schutzpatron der Paläste und antiken Sportstätten (Gymnasien).

Das Ideal der Antike

Über Jahrtausende wurde unser Verständnis von Körper und Geist durch die Philosophie der klassischen Antike geprägt. Die Naturalisten sahen in einer ausgewogenen körperlichen und intellektuellen Bildung die Basis für den idealen Menschen – ein Bild, an dem sich

Knaben und Männer weithin orientierten. »Gymnastik für den Körper, Musik für die Seele« schien dem Philosophen Platon (427 bis 347 v. Chr.) der beste Weg, Helden zu erziehen. Aristoteles (384–322 v. Chr.) war überzeugt, dass ohne körperliches Training kein vernünftiger Geist entstehen könne. Und nicht zuletzt diente der Sport dazu, den Göttern nachzueifern, die in der Vorstellung der Griechen schön und kraftvoll waren.

Entbehrung und Genuss

Besonders viel trainiert wurde in den konkurrierenden Stadtstaaten. Sparta wurde zum Sinnbild militärischen Drills und durch Entbehrung gestählter Körper. Griechische Jungen lernten schon mit sieben Jahren, zu boxen und zu laufen, zu ringen, Speer und Diskus zu werfen. Die Kinder wohlhabender Bürger übten sich zudem im Wagenrennen, in verschiedenen Ballspielen und im Chorsingen.

Einer der historisch verbrieften Kraftheroen war der aus Süditalien stammende Milon von Kroton (um 540 v. Chr.). Der Schüler des Pythagoras und Olympiasieger übte sich im Gewichtheben, indem er täglich denselben Jungbullen auf seine Schultern hob. Mit dem Stier wuchs auch seine Kraft – heute würde man von »progressiver Belastung« sprechen.

In Rom gab es bereits eine Art Wellness-Bewegung: Verwöhnt, aber auch verweichlicht durch den dekadenten Luxus der Kaiserstadt, sorgten sich die Bürger um ihre Gesundheit. Die Thermen und sportlichen Spiele waren für sie nicht nur Zerstreuung, sondern auch ein Mittel, um Krankheiten vorzubeugen. Hellenische Ärzte unterrichteten sie darin. Galen von Pergamon (129–200 n. Chr.), griechischer Arzt der römischen Oberschicht, war der Erste, der medizinische und biomechanische Aspekte zu Übungsprogrammen vereinte.

Die antike Philosophie beeinflusste auch Denker des Mittelalters wie Thomas von Aquin (um 1225 bis 1274). Das vollendete Glück, schrieb er, setze das Wohlbefinden des Körpers voraus. Viele seiner Zeitgenossen sahen jedoch im Körper ein Instrument des Teufels. Jede Beschäftigung damit blieb den Anhängern der asketischen Lehre suspekt. Die Kirche tolerierte Sport und Spiele nur, weil sie diese nicht völlig unterdrücken konnte. Das schloss beispielsweise auch die wilden Ballspiele mit ein, mit denen sich das einfache Volk unterhielt und die es als Basis für Wetten nutzte.

Privileg und Pädagogik

Standardisierte Trainingsformen wie Turnierreiten und das Einüben des Waffengebrauchs blieben lange ein Vorrecht des Adels. Ausdauer und Kraft standen dabei an erster Stelle: Ein Ritter musste immerhin imstande sein, mit seiner Rüstung, Schwert und Schild bis zu 75 Kilogramm zusätzlich zu seinem eigenen Gewicht zu bewegen.

Die Renaissance, in der viele Werte und Leitbilder der klassischen Antike auflebten, betrachtete die Körpererziehung als wichtigen Bestandteil der Pädagogik. Der Engländer Richard Mulcaster (um 1531–1611) setzte sich dafür ein, dass nicht nur der Adel, sondern auch das einfache Volk eine schulische Ausbildung erhielten. Als Lehrer begründete er eine allgemein zugängliche »Volksschule«, in der auch Springen, Ringen und Klettern, Laufen, Schwimmen, Reiten und Ballspiel unterrichtet wurden. Mulcaster gilt zudem als Vater des modernen Fußballs, den er nicht nur wegen seiner körperlichen Anforderungen, sondern auch wegen der klaren Regeln und des Teamcharakters für erzieherisch besonders wertvoll hielt.

Die Sinne schärfen

Die Philosophen der Aufklärung, die sich auf die Naturgesetze beriefen, sahen in Sport und körperlicher Ertüchtigung eine natürliche Verbindung von Körper und Geist. Jean Jacques Rousseau (1712–1778) stellte in seinem berühmten Erziehungsroman »Émile« hochmoderne Thesen auf. Er schrieb: »Trainieren wir nicht nur Kraft, sondern parallel dazu alle Sinne.« Oder: »Émile soll den Hoch- und Weitsprung lernen, einen Baum besteigen können, über eine Mauer klettern. Zeigen wir ihm, wie er alle seine Bewegungen und Gesten im Gleichgewicht halten kann.«

Turnen als Ertüchtigung

Bewegung als Erziehungsmittel prägte auch die Vorstellungen von Johann Heinrich Pestalozzi (1746 bis 1827). Er forderte Lernen mit »Kopf, Herz und Hand« und bezog nicht nur Bewegung, sondern auch körperliche Arbeit in den Unterricht ein.

Johann Christoph Friedrich GutsMuths (1759 bis 1839), der 1793 das erste Lehrbuch der Turnkunst verfasste, entwickelte die Idee der gezielten körperlichen Ertüchtigung der Jugend. Der Thüringer Reformpädagoge verband damals schon Leibesübungen mit Gesundheitserziehung und führte neben Laufen, Springen, Werfen, Balancieren und dem Tragen von Lasten auch Ringen, Klettern und Schwimmen an der Schule ein.

GutsMuths entwickelte die ersten professionellen Turngeräte und schulte Gleichgewicht und Koordination an einem Schwebebaum, der auf einer Waldlichtung aufgestellt wurde.

Seine bekannteste Übung war, auf einem Bein zu balancieren und dabei den Fuß des anderen Beins so nah an das Gesicht heranzuziehen, dass man diesen küssen konnte.

Ein Gerüst mit Leitern und Tauen diente für Hangel- und Kletterübungen wie Sprünge aus verschiedenen Höhen. GutsMuth »joggte« auch mit seinen Schülern durch das Gelände.

Patriotisches Training

Der Barren ist eine Erfindung Friedrich Ludwig Jahns (1778–1852), eines preußischen Hilfslehrers, der als »Turnvater« größere Bekanntheit als GutsMuth erreichte, vielleicht weil er während der napoleonischen Besatzung zur Ikone der nationalen Befreiungsbestrebungen wurde. Jahn begründete eine patriotisch-nationalistische und paramilitärische Turnerbewegung, er wollte die Jugend für den Kampf gegen die französische Besatzung trainieren. In der Berliner Hasenheide eröffnete er 1811 den ersten deutschen öffentlichen Turnplatz. Er ließ Holzgestelle aufstellen, mit deren Hilfe die männliche Bevölkerung sich durch Aufstützen und Stemmen die nötige Kraft aneignen sollten.

Drill contra Heilgymnastik

Das Barren-Turnen wurde rasch zum Zankapfel zwischen Befürwortern einer in Schweden entwickelten Heilgymnastik und den Jahn-Turnern. Der schwedische Dichter und Fechter Pehr Henrik Ling (1776–1839) hatte für medizinische wie schulische und militärische Zwecke unterschiedliche Übungen entwickelt (und daneben die Basis für die klassischen Massage gelegt). Seine Anhänger lehnten den Barren als unphysiologisches Drillgerät ab und verbannten ihn kurzfristig aus den Turnhallen.

Doch Ärzte wie der Pathologe und Zellforscher Rudolf Virchow (1821–1902) machten sich für das Barren-Turnen stark, das schließlich 1896 auch zugelassene Disziplin während der ersten Olympischen Spiele der Neuzeit wurde.

Der Thüringer Pädagoge Friedrich Fröbel (1782 bis 1852), Begründer des Kindergartens, war der Erste, der den Zusammenhang von kindlicher Entwicklung

und Bewegung erkannte. Aus seinen Beobachtungen zog er den Schluss, dass Körpererziehung auf die altersbedingten Bedürfnisse der Kinder eingehen müsse, und entwickelte spezielle Übungen für die Kleinen. An den Anfang seines Programms stellte er den Ball, gefolgt von Bewegungsspielen, einer Mischung aus Geräte- und Freiübungen.

Neue Regeln

Sport, wie wir ihn heute kennen, als ein klares Regelwerk und System von Wettkämpfen, wurde erst im 19. Jahrhundert wiederbelebt – in der Tradition antiker Vorbilder. Bis dahin hatten Standesschranken und regionale Eigenheiten die Entwicklung gemeinsamer Ziele gebremst. Leistungssteigerung und -vergleich waren lange keine erklärte Absicht und die Grenze zum spielerischen Vergnügen blieb stets verschwommen.

England und die USA wurden zu Wegbereitern für die neue Bewegung. Dort, wo sich die negativen Auswirkungen der Industrialisierung zuerst bemerkbar machten, schien Sport ein geeignetes Mittel, um gesundheitlichen Schäden entgegenzuwirken.

Amateure und Profis

Während sich – parallel zur Entwicklung neuer Berufsgruppen in der Arbeitswelt – einzelne Disziplinen wie Boxen und Golf immer weiter professionalisierten, entstand andererseits der Amateur-Gedanke. Anlässlich einer nationalen Ruderregatta in den USA hieß es in der Ausschreibung: »Es werden nur Amateur-Ruderer zugelassen. Darunter verstehen wir jemand, der nie für Geld gerudert hat und in seinem Lebensunterhalt nicht vom Rudern abhängig ist.« Regeln legten ab jetzt genaue Bedingungen für die Teilnahme an den Wettkämpfen fest.

In den USA entstanden die ersten öffentlichen »Gyms«, Übungshallen, die von Stadtgemeinden in leer stehenden Fabrikhallen eingerichtet wurden und von jedermann kostenlos benutzt werden durften. Die Erzieherin Catharine Beecher (1800 bis 1878) entwickelte eine spezielle Gymnastik für Mädchen, die »calisthenics«: Sie verwendete keine Geräte, sondern nutzte das eigene Körpergewicht – in Sit-ups, Beugen und Liegestützen.

Deutsche Turner hatten großen Einfluss auf die Anfänge der Fitness-Bewegung in den USA: Viele von ihnen waren nach dem Scheitern der 1848er-Revolution aus Europa geflohen und brachten neue Ideen in die deutsche Gemeinschaft in den USA. In Europa galten die Turner dagegen zunehmend als subversive und staatsfeindliche Elemente. In manchen Ländern wurden damals sogar offizielle »Turnverbote« ausgesprochen.

Wissenschaft der Bewegung

In den USA hingegen wuchs das Interesse an den gesundheitlichen Wirkungen von körperlichem Training: Es sollte der Neurasthenie, einer Art »Burn-out-Syndrom« des 19. Jahrhunderts, entgegenwirken. Gleichzeitig diskutiert wurden Theorien, wie es auch die Entwicklung der Hirnmasse günstig beeinflussen könnte.

In der Folge der Darwin'schen Evolutionstheorien entstand die Anthropometrie – die Lehre der Ermittlung und Anwendung der menschlichen Körpermaße. Sie wurde zu einer wichtigen Grundlage von Rationalisierungsprozessen am Arbeitsplatz, weil sie jede Tätigkeit mess- und standardisierbar machte. Zum ersten Mal wurden einzelne Bewegungen klassifiziert – wie z. B. Beugungen (flexions), Streckungen (extensions) und Drehungen (rotations). Das war ein wichtiger Schritt in Richtung Sportwissenschaften: Körperliche Leistung, forderten die Physiologen an den Universitäten nun, dürfe nicht länger auf Hypothesen beruhen, sondern müsse systematisch untersucht und weiterentwickelt werden.

Friedlicher Wettbewerb und die olympischen Spiele

Messverfahren und Statistik revolutionierten den Leistungsvergleich auf allen Ebenen des täglichen Lebens. In den USA entstand ein »Athletischer Index«, der parallel zur IQ-Messung das körperliche Potenzial abbilden sollte.

Als die Psychologie sich Anfang des 20. Jahrhunderts etablierte, entbrannte bald ein Streit darüber, ob Wettbewerbe ein geeignetes Mittel der Erziehung seien. Das führte unter anderem zu dem Vorschlag, sportliche Fähigkeiten auf internationaler Ebene miteinander zu vergleichen – mit dem Ziel, die Völkerfreundschaft zu fördern: 1894 wurde, angeregt von Pierre de Frédy, Baron de Coubertin, das Internationale Olympische Kommitee gegründet. Zwei Jahre später fanden in Athen die ersten neuzeitlichen Olympischen Spiele statt.

Von der Kraftschau zur Körperkultur

Kraftleistungen waren bis zum Ende des 19. Jahrhunderts vor allem ein Spektakel gewesen: Der »Starke Mann« fehlte auf keinem Jahrmarkt.

Einige dieser Muskelmenschen machten sogar Karriere, der Ringer George Hackenschmidt (1878 bis 1968) etwa, der unzählige Weltrekorde aufstellte: Er führte Ende des 19. Jahrhunderts vor Publikum Kniebeugen vor, während er hinter dem Rücken eine 171 Kilogramm schwere Hantel hielt. Doch dann begann auch auf diesem Gebiet das Streben nach Leistungssteigerung durch Systematisierung.

Bernarr Macfadden (1868–1955), ehemaliger amerikanischer Gewichtheber und Profiringer, gab in den USA eine Zeitschrift mit dem Titel »Physical Culture« heraus und propagierte dort seine Ideen von einem gesunden Leben durch Muskelsport und richtige Ernährung. Seine Thesen führten zu einem Gesundheitskult unter seinen vielen Anhängern. Macfadden starb als Multimillionär und Eigentümer erster Schönheitsfarmen.

Der Ostpreuße Eugen Sandow (1867–1925), der europaweit auftrat und auf der Bühne zum Beweis seiner Kraft Pferde stemmte, wurde zum Vorbild der ersten Bodybuilder. Sie trieben gezielt Kraftsport, um ihren Körper zu formen. Der Vorreiter des Kraftsports entwickelte ein eigenes Messsystem für Trainingserfolge und betrieb vier Schulen für Körperkultur in London, eine davon für Frauen.

Zurück zur Natur

In Deutschland ergriff das »Müllern« die junge Nation. Nicht die Muskeln, sondern die Haut sei das Wichtigste für die Gesundheit, postulierte der Däne Jens P. Müller (1866–1938) und begründete damit die Freikörperkultur mit vorgeschriebenen Übungen für den Körper, Sonnenbädern und Abhärtung in kaltem Wasser. Der Maler George Grosz schwärmte in seiner Biographie: »Es war die Zeit Ibsens, die Zeit der großen Erfolge aller Aufklärer der bürgerlichen Welt, die Zeit des Hereinlassens von frischer Luft und Theorien wie die des dänischen Lehrers J. P. Müller.«

In den USA fanden zu Beginn der 20er-Jahre die ersten Schönheitswettbewerbe statt: Zum »World's Most Perfectly Developed Man« wurde Angelo Siciliano, bekannt als »Charles Atlas«, gekürt, bald folgten die »Mr. America«-Wahlen. Noch gab es keine einheitlichen Regeln des »Posing«, doch die Kraftmeierei wandelte sich in eine neue Form des Körperbewusstseins: Statt Stärke zählten nun vor allem wohlgeformte Proportionen. Diese neuen Ideale in Ästhetik und Lifestyle begründeten in den 40er-Jahren die moderne Bodybuilding-Bewegung.

Die Fitness-Welle

Der US-Arzt Kenneth H. Cooper, ein Raumfahrt-Mediziner, gilt als wichtigster Mentor des modernen Fitness-Gedankens. »Es ist einfacher, Gesundheit durch Training, richtige Ernährung und seelische

Balance zu erhalten, als sie wiedergewinnen zu müssen«, war seine Devise. 1968 veröffentlichte er sein Buch »Aerobics« und motivierte Millionen von Amerikanern dazu, dieses kombinierte Herz-Kreislauf-Ausdauer- und Krafttraining auszuüben.

Der Mix aus klassischer Gymnastik und Tanz mit moderner Musik wurde von Schauspielerinnen wie Jane Fonda und Sydney Rome mit eigenen Programmen innerhalb kurzer Zeit populär gemacht. Weil die Belastungen der Gelenke aber langfristig zu hoch waren, wurde das Aerobic später reformiert und kehrte Ende der 80er-Jahre mit sanfteren Varianten in die Studios zurück.

Nachdem das Leben immer schneller und Zeit immer knapper wurde, sollten bald auch kurze Pausen sportlich genutzt werden. Die 70er-Jahre erfanden den »Trimm-Dich-Pfad«: kurze Übungsstrecken in Parks oder auf Autobahn-Parkplätzen, auf denen man z. B. über einen Holzstamm springen oder sich an einer Stange aushängen sollte. Doch bei den untrainierten Benutzern kam es immer wieder zu Verletzungen, der gesundheitliche Wert der Parcours blieb umstritten, und die meisten davon verschwanden rasch wieder.

1977 kam das Buch auf den Markt, das den bislang größten Schub für die Fitness-Bewegung brachte: »The Complete Book of Running« von dem amerikanischen Publizisten James Fixx (1932–1984). Er schilderte darin in euphorischen Tönen, wie er als übergewichtiger Raucher sein Leben durch Laufen in den Griff bekam, und begründete damit eine bis dahin ungekannte Lauf-Begeisterung – auch wenn das »Jogging« bereits seit den 60er-Jahren bekannt war. Kurz danach wurde der Racket-Sport »Squash« aus der Taufe gehoben. Immer mehr Zentren kombinierten den neuen Ballsport mit Studios für Krafttraining, Sauna und Solarium.

Der Körper als Joystick

1970 legte der Schweizer Werner Kieser in Zürich mit einem ersten Studio den Grundstein zu seinem riesigen Fitness-Imperium. Die Trainingsgeräte waren nun computergesteuert, sodass Kraftaufwand und -aktivierung einzelner Muskelgruppen immer perfekter geregelt werden konnten. Gleichzeitig wurden riesige Trainingszentren zum äußeren Symbol des Fitness-Trends: Neben Geräten und Übungsräumen bieten sie auch Gesundheits-Checks und sportmedizinische Beratung. Die Wellness-Industrie erobert eine immer noch wachsende Klientel – mit neuen Trends wie Aquarobic, Box-Aerobic oder »Spinning«, Gruppenradfahren zur Musik auf speziellen Standfahrrädern. Inzwischen können Sie auch schon in der Gruppe an Geräten rudern oder beim »Stomp« gemeinsam treppensteigen.

Unterhaltung wird immer wichtiger: Der Körper wird zum Joystick – eine neuartige T-Wall besitzt z. B. Leuchttafeln, die computergesteuert in einem Zufallsmuster aufleuchten. Die Spieler müssen den ganzen Körper einsetzen, um sie rechtzeitig mit Händen und Füßen zu berühren. Das trainiert Beweglichkeit, Konzentration und Reaktionsvermögen und kann auch mit Freunden gespielt werden.

Gesundheitscoaching per Computer

In den Zukunftsvisionen der Techniker sollen moderne Trainingscomputer auch beim Gesundheitscoaching helfen: Sie können z. B. am Arbeitsplatz über einen Sensor am Computer die Feuchtigkeit der Haut messen und, wenn dieser Stress signalisiert, eine Pause einfordern. Während der Ruhephase kann der oder die Berufstätige auf einen kleinen Sandsack einschlagen und dabei die am Arbeitsplatz angestaute Anspannung abbauen. Belohnungssysteme spielen eine immer wichtigere Rolle (ab Seite 261). So wurde kürzlich eine

Früchte der Anstrengung

Bewegung ist die Basis unserer körperlichen und seelischen Gesundheit. Wer sich täglich eine halbe Stunde lang außer Atem bringt, hat ein 40 Prozent geringeres Risiko, Krebs oder Kreislaufkrankheiten zu entwickeln, zeigen neueste Studien. Bewegung senkt den Blutdruck und baut Übergewicht ab. Sie hilft beim Denken und kurbelt den Botenstoff-Haushalt im Körper an. Deshalb wirkt sie unter anderem auch positiv gegen Depressionen.

Schuheinlage für Kinder entwickelt, die über einen Drucksensor die zurückgelegten Schritte registriert und sie in Fernsehzeit umrechnet: 100 Schritte sind eine Minute Fernsehen wert, bei Stillstand schaltet sich das Gerät nicht ein.

Der Trend geht also zu immer mehr Wissenschaft und mehr Technik, auch zu besserer Konditionierung, um die Folgen von Stress, Übergewicht und Bewegungsmangel auszugleichen. Gleichzeitig soll beim Training möglichst wenig Aufwand möglichst viel Nutzen bringen, denn wir haben immer weniger Zeit. Geräte scheinen am besten geeignet, diese Ansprüche zu erfüllen. Sie können Bewegungsabläufe optimieren und Muskeln trainieren, während sich der Kopf mit anderen Dingen beschäftigt, Nachrichten auf dem Bildschirm verfolgt oder virtuelle Gegner. Aber ist das wirklich der richtige Weg?

Sackgassen und Auswege

Wenn ein Körper in eine Maschine eingespannt wird, wird er selbst zum Teil des Apparats. Seine Muskeln wachsen dabei in dem Maße, wie er seine Kraft einsetzt. Doch das Leben selbst lässt sich nicht so normieren wie ein Trainingsgerät. Und es fließt – wie die Bewegungen, die wir täglich ausführen müssen. Deshalb kann uns das beste Gerätetraining nicht optimal auf die Anforderungen des Alltags vorbereiten.

Natürlich tut jemand mehr für sich, wenn er regelmäßig in einem Studio an Geräten arbeitet, als wenn er sich gar nicht mobilisiert. Aber die körperliche Verfassung ist längst nicht so gut wie bei einem Training, das auf der freien Bewegung im Raum basiert. Denn bei jeder »funktionellen« Bewegung werden neben den hauptsächlich beanspruchten Muskelgruppen – etwa an Arm und Schulter beim Werfen eines Balls – viele andere Muskeln, Sehnen, Gelenke, Nerven und Gewebestrukturen beansprucht, die die Bewegung unterstützen. Becken, Knie und Fuß sind z. B. wichtig, um die Energie des Abstoßens zu steigern oder dabei das Gleichgewicht zu halten. Man nennt das kinetische Ketten (siehe Seite 65f.). Je nach der Art der Bewegung nehmen verschiedene Teile des Körpers mit Kraftmomenten, die außerhalb liegen (dem Ball, dem Boden), einen engen Kontakt auf – in einer fließenden Folge. In dem Trainingsprogramm von Oliver Schmidtlein haben wir diese Ketten optisch veranschaulicht (siehe Seite 64).

Ein Trainingsgerät unterbindet die Aktivität und Mithilfe der kinetischen Ketten, was in vielen Fällen zu völlig unphysiologischen Belastungen der Muskulatur führt. So können Sie beispielsweise, mit fixiertem Knie in einem Gerät sitzend, durch das Bewegen Ihrer Unterschenkel weit mehr Gewicht heben, als Sie mit dieser Muskelgruppe jemals im Stehen oder Laufen bewegen würden.

Es ist leicht einzusehen, dass eine solche isolierte und deshalb unnatürliche Kraftanstrengung zu einer einseitigen Veränderung im Körper führt, weil sie nicht von anderen Teilen der kinetischen Kette aufgefangen wird. Denn bei einer willkürlichen Bewegung arbeiten nicht nur die Muskeln, die ein Körperteil heben oder strecken. Vielmehr werden auch die Muskeln anderer Körperteile aktiviert, damit sie diese mechanische Energie gemeinsam aufbringen können. Diese zusätzlichen Muskeln leiten den Impuls fort und melden über Nervenleitungen jede einzelne Veränderung dem Gehirn. Das sorgt dafür, dass die Bewegung von Herz, Blutdruck und den Organen unterstützt wird.

Korrektur der Methoden

Das leuchtet ein, werden Sie vielleicht sagen. Wieso aber konnte sich dann das Gerätetraining so weit durchsetzen? Die Antwort ist einfach: Wie in allen lebenden Systemen sind die biologischen Abläufe nicht leicht zu standardisieren und zu messen, sie erfordern einen großen Aufwand bei der Erfassung und sind deshalb sperrig für die Wissenschaft. Forschern fällt es leichter, isolierte Vorgänge zu messen – z. B. den Kraftzuwachs bei einer Bewegung. Und weil die Datenlage hier eindeutiger ist, schien es lange Zeit auch vielversprechender, auf isolierte Trainingsschritte zu setzen. Doch es wird immer deutlicher, dass die »Funktionalität« der Bewegungsabläufe wesentliche Vorteile bringt. Deshalb arbeitet selbst die Geräteindustrie bereits an einer neuen Generation von Technik, bei der z. B. im Stehen Seilzüge freie Bewegungen gegen einen Widerstand erlauben.

Muskeln für Kraft und Ausdauer

Um zu verstehen, was Bewegungen mit unserem Körper machen, müssen wir uns kurz mit der Anatomie und Physiologie beschäftigen: Wir besitzen über 600 verschiedene willkürliche Muskeln, die annähernd die Hälfte unseres Körpergewichts ausmachen. Nur etwa 75 Paare davon setzen wir häufig bei Bewegungen und Kraftanstrengungen ein. Diese Paare agieren gemeinsam oder wirken einander entgegen, sie ziehen sich zusammen oder dehnen, beugen oder strecken sich. Verantwortlich dafür sind elektrische Impulse, die vom Gehirn oder Rückenmark ausgehen.

Jeder Muskel ist von elastischen Hüllen aus Bindegewebe (Faszien) umgeben, die man Epimysium nennt. Darunter liegen Bündel von Muskelfasern, die von einer weiteren Haut, dem Perimysium, umschlossen werden und gegeneinander verschiebbar sind, sodass der Muskel sich dehnen und zusammenziehen kann. Die einzelnen Fasern der großen Muskeln bestehen aus mehreren hundert bis tausend Myofibrillen, langen, zylindrischen Zellen mit Hunderten aneinandergereihten Zellkernen in dünnen Strängen. Sie können bis zu 30 Zentimeter lang werden und sind teilungsunfähig: D. h., Muskelfasern können sich nicht vermehren, sie können nur dicker oder dünner werden.

Es gibt verschiedene Typen von Muskelfasern – man unterscheidet sie nach Farbe, Enzymaktivität und Kontraktionseigenschaften. Beispielsweise gibt es die sogenannten ST-Fasern (slow twitch = langsam zuckend), die ausdauernd Leistung erbringen, dafür aber keine große Kraft entwickeln. Dagegen ermöglichen die FT-Fasern (fast twitch) enorme Kraft, sie ermüden aber wiederum schneller. Die genetische Anlage bestimmt darüber, welche Fasertypen bei Ihnen dominieren.

Durch gezieltes Training können Sie jedoch darauf Einfluss nehmen, ob vor allem Ihre Kraft- oder die Ausdauermuskulatur gestärkt wird. Grob zusammengefasst, dienen Übungen mit geringer Intensität, die aber häufiger wiederholt werden oder länger andauern, dazu, die ST-Fasern zu trainieren, also die Ausdauer zu stärken. Marathonläufer, Radfahrer oder Ruderer haben einen höheren Anteil an ST-Fasern. Höherer Impact und Kraftaufwand aktivieren dagegen die FT-Fasern.

Wiederholen und steigern

Um Kraft wie Ausdauer aufzubauen, müssen Sie die einzelnen Übungen oft wiederholen. Andererseits sollten diese gleichzeitig aber auch variieren. Das sorgt nicht nur für mehr Lust am Training, sondern verhindert auch, dass sich der Körper an den ständig gleichen Reiz gewöhnt und nicht mehr adäquat darauf reagiert. Um wachsen zu können, brauchen Muskeln außerdem die Herausforderung einer regelmäßig ansteigenden Beanspruchung. Die Kunst ist, diese so zu bemessen, dass der Körper zwar darauf reagiert, aber nicht überbeansprucht wird.

Das Training sollte in der Position erfolgen, die den größten Gewinn für die fokussierte Muskelgruppe bringt. Die Belastung kann dabei auf unterschiedliche Art und Weise erfolgen:

»Isometrisch« (also »gleichgespannt«) nennt man eine Übung, bei der der Muskel während der Anspannung nicht verkürzt oder gestreckt wird, sondern gleich lang bleibt. Dazu wird eine Bewegung gegen einen festen Widerstand ausgeführt und eine bestimmte Zeit lang gehalten – beispielsweise, wenn Sie Ihre Handflächen gegen einen Türrahmen drücken. Dann stehen die Armmuskeln zwar unter Spannung, bleiben aber annähernd gleich lang. Eine isometrische Übung sollte fünf- bis zehnmal täglich wiederholt werden.

Mitte der 50er-Jahre war die Isometrie eine Modebewegung, die den Trainierenden große Krafteffekte bei geringer Anstrengung versprach. Diese sind jedoch beschränkt, weil sie sich immer nur auf eine ganz bestimmte Haltung und Körperposition beziehen. Isometrie wird heute daher überwiegend in der Rehabilitation verwendet.

Mehr als nur Muskeln

Bei »isotonischen« (also »gleichmäßig konzentrierten«) Übungen verändert der Muskel während einer Bewegung seine Länge. Er verkürzt sich z. B., wenn man ein Gewicht vom Boden aufhebt. Wenn man die Hantel dagegen kontrolliert wieder absetzt, dehnt sich der Muskel wieder aus. Isotonisches Training wird in der Regel mit freien Gewichten, Bällen oder Hanteln betrieben.

Heute weiß man aufgrund elaborierter Messverfahren, dass die benötigte Kraft im Laufe einer Bewegung meist nicht gleich bleibt, sondern sich verändert – abhängig z. B. vom Hebewinkel oder der Geschwindigkeit. Und man hat erkannt, dass der entscheidende Faktor für die Zunahme von Kraft nicht die Größe der Muskeln ist. Frauen nämlich, so zeigen Studien, können doppelt so stark werden, ohne dass ihr Muskelumfang zunimmt. Man führt das auf die verbesserte Nervenleitung zurück. Denn neben der reinen Muskeltätigkeit verändert sich beim Training natürlich vieles andere: die Knochenstruktur, die Durchblutung oder das Botenstoffsystem des Körpers. Das Functional Training, werden Sie im nächsten Kapitel sehen, trägt all diesen Erkenntnissen Rechnung.

Die vier Säulen der Fitness

Worauf kommt es beim Training am meisten an? Dazu folgendes Beispiel: Stellen wir uns einen Stuhl mit zu kurz geratenen Beinen vor. Er wackelt, und mit der Zeit kommen alle seine Bestandteile aus den Fugen. Ähnlich verhält es sich mit der Fitness. Also: Nicht nur Ausdauer und Kraft sind wichtig, sondern auch Beweglichkeit und Koordination.

1. **Ausdauer:** Diese erste Säule der Fitness bezeichnet die Fähigkeit, körperlich wie psychisch eine ermüdende Belastung zu ertragen und sich danach auch wieder zu erholen. Ausdauer nennen wir umgangssprachlich eine »gute Kondition«. Kardiotraining oder »aerobes«

Training besteht aus wiederkehrenden Bewegungen, die lang und anstrengend genug sind, um Herz und Lungen zu fordern. Sein Schwerpunkt liegt meistens auf den großen Muskeln, auf Oberschenkel und Gesäß, den großen Rücken- und Armmuskeln.

»Aerob« bedeutet in diesem Zusammenhang, dass der Körper bei den Übungen mit mindestens so viel Sauerstoff versorgt wird, wie er verbraucht. In den »anaeroben« Bereich kommt man, wenn man richtig außer Atem gerät, der Körper kann dann nicht ausreichend mit Sauerstoff versorgt werden. Deshalb muss er sich die Energie durch den Abbau von Glykogen aus dem Muskel holen, als Nebenprodukt steigt dabei die Milchsäure an. Dann kommt es zu Muskelkater und letztlich zu einer Einschränkung der Trainingsleistung.

Ausdauertraining führt dazu, dass sich das Herzvolumen vergrößert, Ruhepuls und Blutdruck sinken. So kann das Herz ökonomischer arbeiten und muss weniger oft schlagen, um die gleiche Leistung zu erbringen. Die Zahl der roten Blutkörperchen, die für den Sauerstofftransport verantwortlich sind, nimmt zu. Das verbessert die Durchblutung und die Elastizität der Gefäße.

2. und 3. Beweglichkeit und Koordination: Beide sind eng miteinander verzahnt: Nicht nur die Muskeln, sondern auch die Sehnen und Bänder, die Gelenkkapseln und die Gelenke selbst müssen Bewegungen mit großer Schwingungsbreite ausführen oder unterstützen. Um Ihr Training wirklich in vollem Maße zu nutzen, müssen Sie sowohl beweglich sein als auch Ihre Gliedmaßen gut koordinieren: Gewandtheit, Geschicklichkeit, Präzision, Reaktionsfähigkeit, Gleichgewichts- und Rhythmusgefühl sind gefragt. Ganz gleich, ob Sie beim Lauftraining springen oder Hip-Hop tanzen, es geht stets um die feine Abstimmung der Bewegung zwischen Gehirn, Gliedmaßen und Rumpf. Die meisten Menschen kümmern sich, auch wenn sie sich häufig bewegen, viel zu wenig um diese zentralen Fähigkeiten, die man gut trainieren kann.

4. **Kraft:** Sie ist das vierte Standbein der Fitness. Dazu gehören die Schnellkraft, die es uns ermöglicht, zu sprinten, einen Ball zu werfen oder zu fangen, aber auch die Kraftausdauer, etwa beim Boxen oder Kanufahren. Die Maximalkraft ermöglicht es, große äußere Kräfte zu überwinden, z. B. beim Gewichtheben. Vorsicht: Einseitiges Krafttraining belastet die Gelenke und kann daher zu vorzeitigem Verschleiß führen.

Fitness im Alltag fördern

Functional Training berücksichtigt alle vier Säulen der Fitness. Es ist ein Training, das Ihnen jeden Tag nützt. Was bringt es Ihnen, wenn Sie zwar über beeindruckende Muskelpakete verfügen, aber sich bereits verheben, wenn Sie nur Ihr Kind auf den Arm nehmen? In einer organischen Bewegung, die kein einziges Trainingsgerät nachahmen kann und auf die Sie deshalb nicht vorbereitet sind?

Functional Training hilft Ihnen zu laufen, sich zu beugen, Lasten zu heben, Treppen zu steigen – ohne Missempfindung. Es verleiht Ihnen eine elastische Körperhaltung, Stabilität und Koordination.

Functional Training hat aber auch noch andere Vorteile: Weil Ihr Training im freien Raum mehr Muskelgruppen aktiviert als das auf einem Gerät, benötigen Sie mehr Energie und verlieren auch schneller Gewicht, wenn das eines Ihrer Ziele ist. Das hängt unter anderem mit der Muskeldichte zusammen: Studien zeigen, dass der Organismus mehr Kalorien pro Kilogramm Körpergewicht verbraucht, wenn die Muskulatur aufgebaut wird.

Die Übungen aktivieren darüber hinaus die Tiefenmuskulatur des Rumpfes, die so wichtig ist, aber nur selten aktiviert wird. Sie bremsen Muskelschwund, der mit zunehmendem Alter besonders die Beine betrifft. Schon acht Wochen regelmäßiges Training reichen aus, um beachtliche Erfolge zu erzielen. Stärkere Muskeln stabilisieren die

Gelenke, verbessern das Gleichgewicht und reduzieren das Risiko von Verletzungen. Zudem wird durch die Übungen der Knochenstoffwechsel verbessert.

Lernen, mit dem Körper anders umzugehen

Körperliche Erziehung wird in diesem dritten Jahrtausend wieder einen ähnlich großen Stellenwert erhalten, wie sie ihn bereits in der Antike hatte. Denn wir brauchen dringend Strategien, um den Bedrohungen durch Bewegungsmangel und falsche Ernährung etwas entgegenzusetzen. Spätestens im Hort oder in der Vorschule müssen Kinder lernen, durch Spiele und Herumtollen nicht nur ihre Muskeln und ihr Skelett, sondern auch ihre Sinne und ihr Gehirn zu entwickeln. Die richtige Ernährung hat dabei einen hohen Stellenwert. Nur wenn wir rechtzeitig schlechten Gewohnheiten mit einer modernen Gesundheitserziehung begegnen, können wir Menschen fit machen für ein langes Leben – ohne die chronischen Krankheiten, die heute noch Millionen Bürger Lebensqualität kostet.

Körperliche Bewegung muss wieder so selbstverständlich werden wie das tägliche Zähneputzen. Functional Training macht das möglich: Seine Übungen benötigen kaum Hilfsmittel und nur wenig Raum. Davon profitieren Jung und Alt, Trainierte wie Ungeübte, Amateure und Profis.

Los geht's!

Aber jetzt Schluss mit der Theorie! Versuchen Sie die Übungen, die Oliver Schmidtlein in seinem Trainingsprogramm für Sie zusammengestellt hat. Sie werden begeistert sein. Und jede einzelne praktische Erfahrung vermittelt Ihnen mehr als jede meiner Erläuterungen!

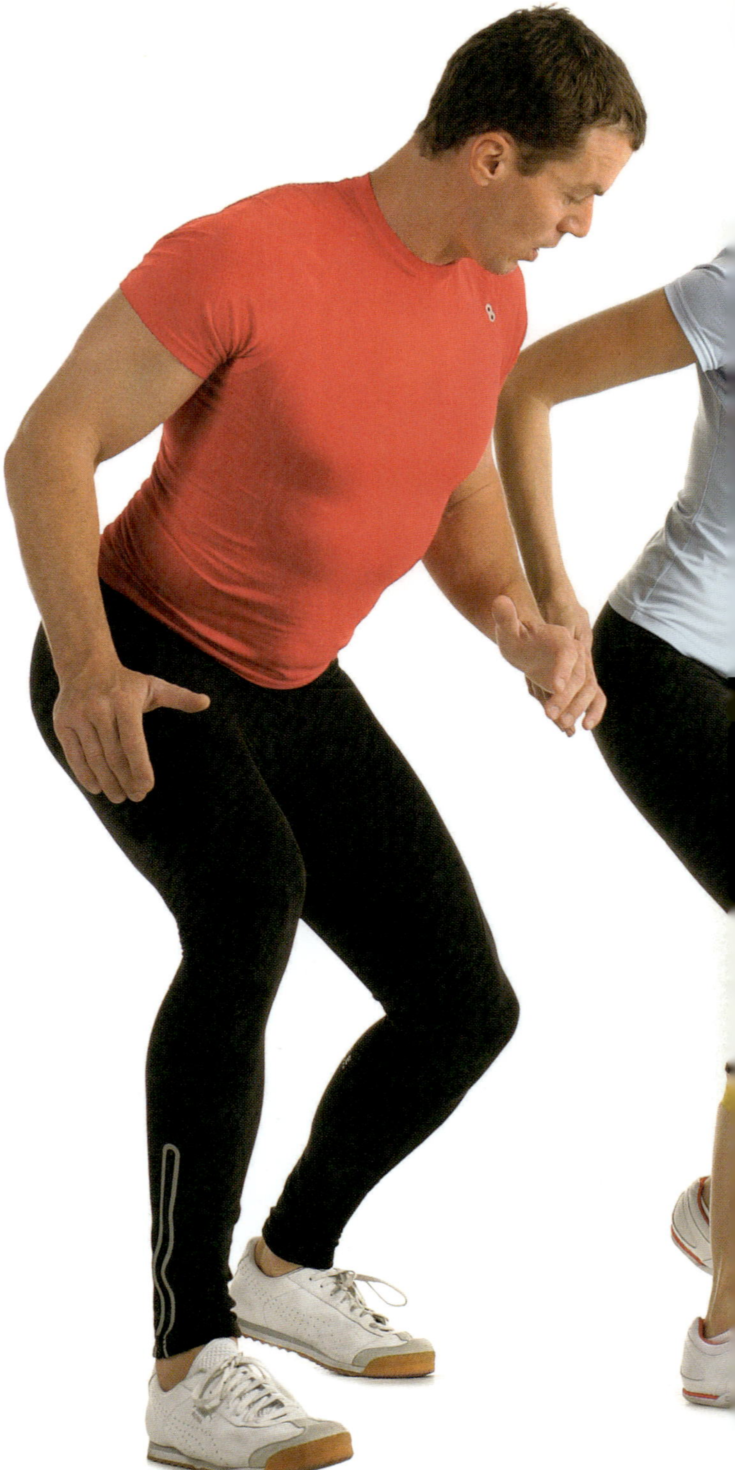

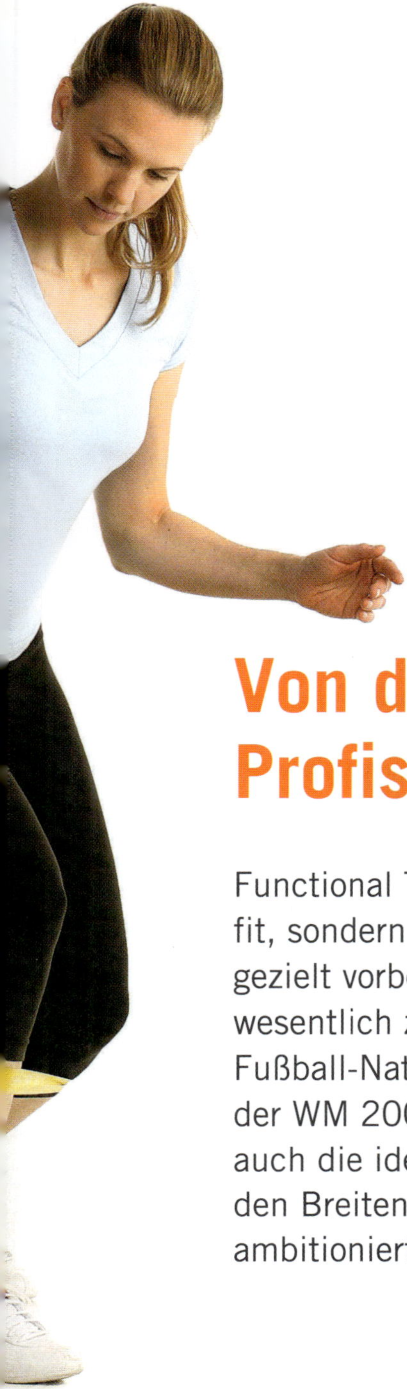

Von den Profis lernen

Functional Traininig macht nicht nur fit, sondern kann auch Verletzungen gezielt vorbeugen. Diese Methode hat wesentlich zum Erfolg der deutschen Fußball-Nationalmannschaft bei der WM 2006 beigetragen. Sie ist auch die ideale Trainingsform für den Breitensport – ob Anfänger oder ambitionierter Freizeitsportler.

Functional Training: Das Wunder der natürlichen Bewegung

Gehören Sie auch zu den Menschen, die den dezenten Schmerz eines Muskelkaters genießen? Letztlich ist er wie ein leibliches Leistungsabzeichen – der fleischgewordene Beweis, dass wir eigene Grenzen überschritten und weniger trainierte Muskelpartien über Gebühr beansprucht haben. Das tagelange Ziehen und Ziepen in bestimmten Muskelarealen scheint wie der Lohn des Schweißes: Als es richtig anstrengend war und wir das Gefühl hatten, nicht eine Minute länger durchhalten zu können, haben wir die Zähne zusammengebissen und doch noch weitergemacht. Wir sind eine Runde länger gejoggt, weiter zum Gipfelkreuz hinaufgekeucht, wir haben auch die 40. Wiederholung der gemeinen Bauch-Beine-Po-Übung tapfer durchgezogen oder in der letzten Viertelstunde der Freizeitkicker-Begegnung noch mal richtig Gas gegeben. Ein paar Tage lang erinnert uns der Muskelkater wohltuend schmerzhaft an unseren körperlichen Grenzgang.

Unerwünschte Leistungseinbussen

Aus der Sicht des Physiotherapeuten freilich ist ein Muskelkater alles andere als erstrebenswert. Natürlich ist er nicht so gravierend wie eine Sehnenzerrung, eine Verstauchung oder gar ein Bänderriss – aber im strengen sportmedizinischen Sinn ist auch der Muskelkater nichts anderes als eine Verletzung, wenn auch eine kleine. Die Ursache des Muskelkaters sind vermutlich mikrofeine Schäden in der

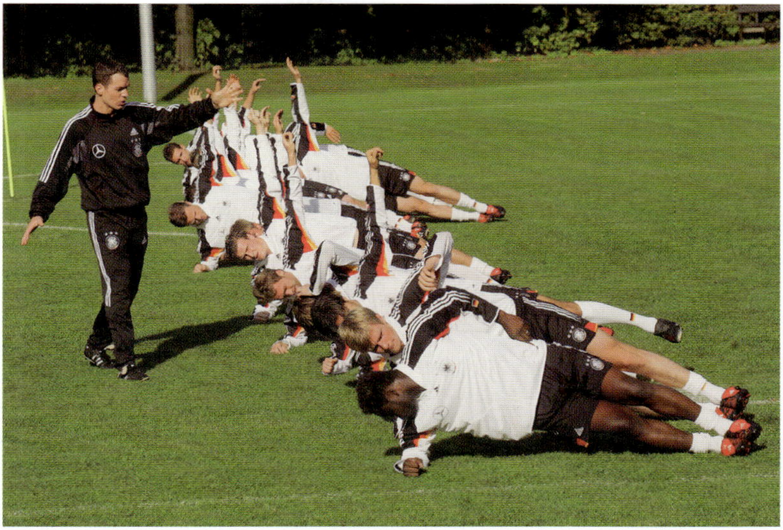

Functional Training als Basis: Damit erreicht der Fitness-Coach Oliver Schmidtlein nicht nur, dass die Nationalelf ihre Leistung optimal steigert, sondern dass auch das Verletzungsrisiko klein bleibt.

Zellstruktur der Muskelzellen. Sie entstehen durch frühzeitige Ermüdung oder fehlende Kontrolle der Muskulatur bei einer ungewohnt starken Belastung. Die Koordination von Muskeln und Nerven ist bei ungeübten Bewegungen noch nicht optimal eingestellt. Deshalb tritt Muskelkater auch viel häufiger bei nicht trainierten Sportlern und nach neuen Bewegungsübungen auf.

Sportverletzungen können zu massiven Leistungseinbußen führen – was zugegebenermaßen bei einem Nationalspieler vor einem wichtigen Turnier erheblich dramatischer ist als bei einem vorübergehend außer Gefecht gesetzten Freizeitsportler. Im schlimmsten Fall können sie den Alltag und das Leben eines Menschen nachhaltig beeinträchtigen. Niemand will das.

Nur wenige Trainingsprogramme führen wirklich zum Ziel

Bei meiner Arbeit mit Profisportlern – ganz egal, ob es sich nun um einen Tennisprofi, einen Eiskunstlaufstar oder eben eine Fußball-Nationalmannschaft handelt – gehören Sportverletzungen zum Alltag. Überlastungserscheinungen, Zerrungen, Muskel- und Gelenkschmerzen sind nicht gänzlich zu vermeiden, wenn man jeden Tag zwei bis fünf Stunden trainiert und mehrere harte Wettkämpfe pro Saison zu bestehen hat.

Als Physiotherapeuten (oder »Physios«, wie man uns in der Profisportszene nennt) versuchen wir, den Leistungssportler bei der Gratwanderung zwischen größtmöglichem sportlichem Leistungszuwachs und minimalem Verletzungsrisiko optimal zu begleiten, damit er sich zum Zeitpunkt des Wettkampfs tatsächlich in bester und unversehrter körperlicher Konstitution befindet. Das ist kein leichtes Unterfangen, denn jeder Mensch ist anders, und selbst durch und durch trainierte Berufssportler bringen höchst unterschiedliche körperliche Voraussetzungen und persönliche Leistungslimits mit. Ein optimales Trainingsprogramm wird insofern immer ein den Körper schonendes, leistungsoptimierendes und zugleich höchst individuelles sein. Ein mehrfacher Anspruch, den längst nicht alle Trainingskonzepte erfüllen können.

Von Reha-Übungen zur Prävention

Functional Training indes wird all diesen Anforderungen gerecht: Es steigert die körperliche Leistungskraft spürbar, beugt Verletzungen vor und ist auf die individuellen Bedürfnisse zugeschnitten. Das Programm wurde in den USA vor allem mit dem Ziel entwickelt, beim Training individuelle Schwachpunkte zu überwinden und Überbeanspruchungen und einseitige Belastungen zu vermeiden.

Ursprünglich war das Functional Training ein von Physiotherapeuten konzipiertes und immer weiter perfektioniertes Programm

Häufige Sportverletzungen

Sportverletzungen sind nicht gerade selten. Etwa 1,5 Millionen solcher Unfälle werden in Deutschland pro Jahr ärztlich behandelt. Die Ursache ist meist mangelndes oder falsches Training. Functional Training hingegen versucht, Verletzungen gezielt vorzubeugen, indem komplexe Bewegungsabläufe trainiert werden, die alle wichtigen Muskeln und angrenzenden Strukturen kräftigen.

1. Verstauchung

Verstauchungen sind Verletzungen der Gelenke und der sie umgebenden Strukturen, bei denen Gelenkkapseln, Bänder und Sehnen überdehnt werden. Besonders häufig sind Hand- oder Fußgelenke betroffen, nachdem z. B. ein Ball auf den Finger geprallt oder der Fuß beim Joggen umgeknickt ist.

2. Adduktorenzerrung

Eine Adduktorenzerrung (Muskelzerrung in der Leistengegend) kann nach unzureichendem Aufwärmtraining bei schnellem Antritt, beim Richtungswechsel oder bei unkoordinierten Bewegungen auftreten.

3. Muskelfaserriss

Starke Überdehnung oder Training bei nicht aufgewärmter Muskulatur überfordert die elastischen Eigenschaften der Muskelfasern und lässt sie leicht reißen. Das passiert bei den Sportarten häufig, bei denen plötzlich beschleunigt oder gestoppt werden muss wie beim Fußball.

4. Meniskusriss

Die beiden Menisken liegen als halbmondförmige Knorpelscheiben zwischen den Ober- und Unterschenkelknochen. Vor allem beim Skifahren oder bei Ballsportarten kommt es durch Beinverdrehungen oft zu Quetschungen oder gar zum Riss.

Häufige Sportverletzungen

5. Kreuzbandriss
Die beiden Kreuzbänder stabilisieren das Kniegelenk von innen. Vor allem beim Skifahren und Fußballspielen kann es infolge von Beinverdrehungen leicht zum Kreuzbandriss kommen.

6. Bänderriss
Die gelenkstabilisierenden Bänder können durch Fehlbelastungen so weit gedehnt werden, dass sie reißen. Ein Riss an den Außenbändern des Sprunggelenks zählt zu den häufigsten Sportverletzungen.

7. Achillessehnenreizung oder -riss
Anders als andere Sehnen ist die Achillessehne kaum geschützt. Durch Prellungen, Tritte, Überlastung, aber auch durch ungeeignete Laufschuhe kann sie leicht gereizt werden oder sich entzünden. Bei besonders hohen Belastungen, z. B. beim Sprint, kann die Achillessehne auch reißen.

8. Tennisarm
Die für den Tennisarm typischen Schmerzen sind die Folge von Entzündungen im Bereich der Sehnenansätze der Unterarmstreckmuskulatur am äußeren Ellbogen. Sie treten nach übermäßiger einseitiger Belastung vor allem mangels Trainings auf.

9. Rippenbruch
Zu einem Rippenbruch kommt es meist nur infolge starker Gewalteinwirkung, etwa durch einen Ellbogenstoß im Zweikampf beim Fußball oder beim Zusammenprall mit einem Gegner beim Eishockey.

10. Jochbeinbruch
Ein Jochbeinbruch/Nasenbeinbruch ist die Folge starker Gewalteinwirkung im Gesichtsbereich, z. B. als Folge eines Zusammenstoßes bei Ballsportarten.

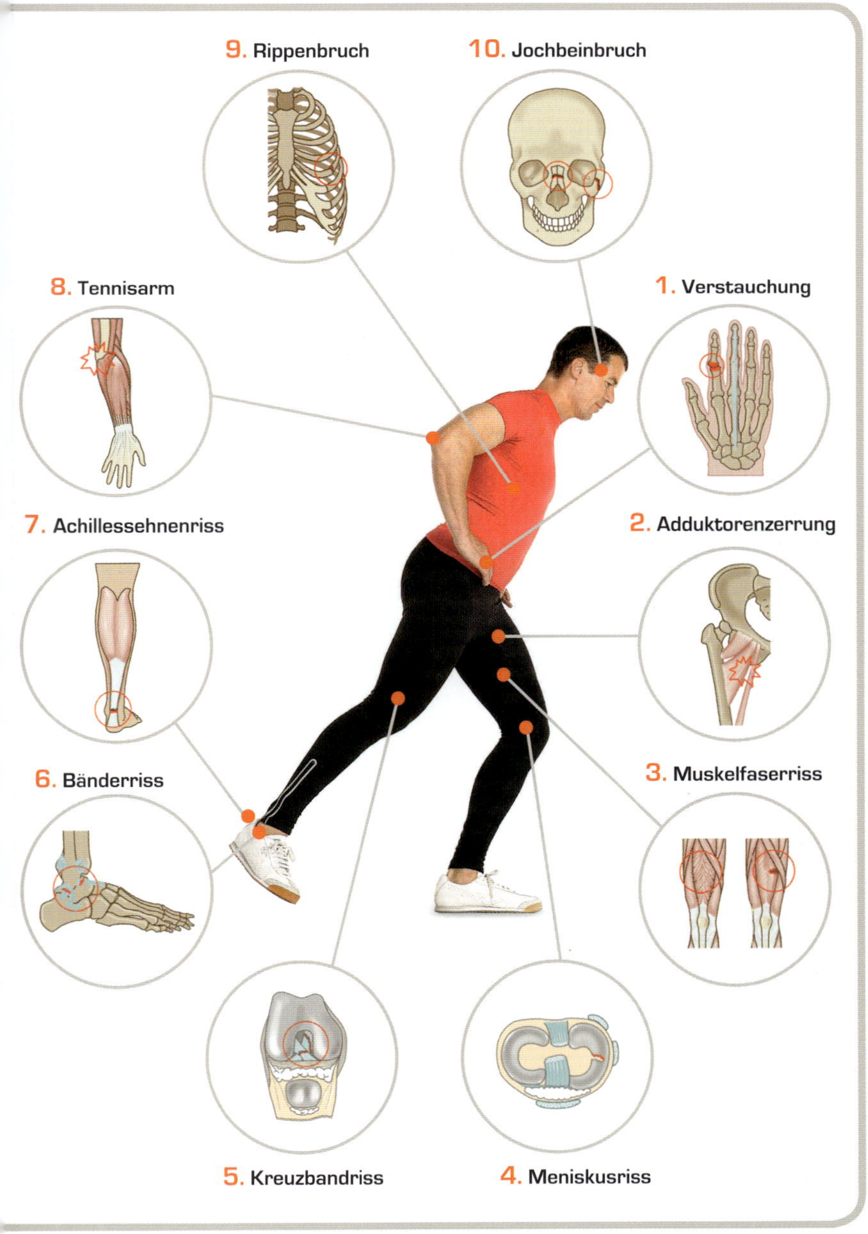
9. Rippenbruch
10. Jochbeinbruch
8. Tennisarm
1. Verstauchung
7. Achillessehnenriss
2. Adduktorenzerrung
6. Bänderriss
3. Muskelfaserriss
5. Kreuzbandriss
4. Meniskusriss

der Rehabilitation. Bald schon stellte sich heraus, dass die Übungen nicht nur für die Wiederherstellung von Verletzten, sondern auch zum Training für Sportler geeignet sind, weshalb sie schließlich genau auf die Anforderungen für Athleten zugeschnitten wurden. Denn ein Sportler, der im Training seine Bewegungsmuster vervollkommnet, ist weniger Verletzungsgefahren ausgesetzt als einer, der nur isoliertes Training an einzelnen Muskeln betreibt.

Die Väter des Functional Trainings

Natürlich sieht das Fitness-Programm eines Profisportlers anders aus als das eines Freizeitathleten. Um in die oberen fünf bis zehn Prozent der Leistungsskala vorzudringen, um also jene entscheidende Mehrleistung zu erbringen, die einen absoluten Weltklassesportler von einem talentierten Regionalligisten unterscheidet, bedarf es eines ausgeklügelten Trainingssystems. »Performance Training« nennt man dieses Konzept in den USA. Dieses Trainingssystem setzt sich aus verschiedenen Komponenten zusammen:

Es basiert auf einer optimalen, oft exakt auf die jeweiligen Trainingssequenzen abgestimmten Ernährung, Elementen der Regeneration, Schnelligkeits- und Ausdauertraining, psychologischer Kampfführung und dem Functional Training.

Als Teil eines multidisziplinären und sich ständig weiterentwickelnden Systems hat Functional Training mehrere Väter. Der amerikanische Sportwissenschaftler und Trainer Mark Verstegen, der in den USA einige Trainingszentren betreibt, gehört dazu, ebenso der Physiotherapeut Gray Cook aus Virginia, der wertvolle Erfahrungen aus dem Reha-Bereich beisteuerte. Wichtige Anregungen brachte auch Michael Boyle ein, der in Boston Eishockeyspieler systematisch trainiert. Ihm gelang es, Kraftübungen so zu modifizieren, dass sie bei gleicher Effizienz Rücken und Gelenke weniger belasten.

Viele dieser Erkenntnisse flossen in unser Konzept zur Vorbereitung auf die Fußball-Weltmeisterschaft 2006 ein. Insofern haben wir das Rad nicht neu erfunden. Revolutionär an unserem systematischen Ansatz war wohl eher die Konsequenz, mit der wir ihn verfolgten. Für unsere Akribie wurden wir von manchem belächelt. Man sah uns mit Laptops am Rasenrand sitzen, in denen wir die jeweiligen Trainingsfortschritte dokumentierten, man sah mich Ringbücher mit individuellen Übungsanweisungen an die Spieler aushändigen. Zwei Tage nach jedem Spiel wurde den Männern von unseren Ärzten Blut abgenommen, um anhand der Blutwerte Aufschlüsse über die mechanische Belastung und den Allgemeinzustand jedes einzelnen zu erhalten.

Bei den WM-Trainingslagern auf Sardinien, in Genf und in Berlin arbeiteten wir stets nach dem gleichen Konzept. Wir trainierten in kleinen, maximal neunköpfigen Gruppen. Das nötige Equipment – einiges davon werden Sie in diesem Buch wieder entdecken – wurde in LKWs gepackt und vor Ort geschafft: die Physio- und Medizinbälle, die Minibänder, die Balance-Boards und die Kurzhanteln.

Ein Programm für Profis – und Normalsterbliche

Nun haben es Reformen so an sich, dass sie selten auf vorbehaltlose Zustimmung stoßen. Auch unseren Ideen begegnete die deutsche Öffentlichkeit stellenweise mit erheblicher Skepsis. Ausgerechnet ein Konzept aus dem Fußball-Entwicklungsland USA sollte die deutschen Helden fit für den Titel machen? Dass Fußball-Ikonen Gymnastik mit Gummibändern betreiben mussten, dass man sie auf den ersten Blick recht unspektakuläre Dehn- und Stretchübungen ausführen sah – darüber konnten sich all die selbst ernannten Fußball-Nationaltrainer sehr ereifern. Wie sollte das gut gehen?

Es ging gut. Die Leistungen der deutschen Nationalspieler bei der Weltmeisterschaft übertrafen alle Erwartungen. Die Deutschen erlebten ein Team, das so fit, kraftvoll und perfekt vorbereitet war wie selten zuvor. Sie hörten Spieler davon schwärmen, wie gut und stark

Was tun, wenn es wehtut?

Beinahe jeder Sporttreibende hat im Lauf seiner sportlichen Karriere mit einer Sportverletzung zu kämpfen. 35 Prozent der Verletzungen machen Prellungen und Verstauchungen aus, 30 Prozent Muskelverletzungen, gefolgt von Verrenkungen und Knochenbrüchen. Was die Schadensbegrenzung angeht, sind die ersten Minuten nach einem Unfall entscheidend. Durch Anwendung des PECH-Schemas (Pause, Eis, Compression, Hochlegen – in dieser Reihenfolge) lassen sich häufig gravierende Verletzungsfolgen vermeiden. Trotzdem sollten Sie sich auch nach eigenmächtiger Akutversorgung stets von einem Arzt untersuchen lassen.

sie sich fühlten, und sahen, dass die deutsche Mannschaft manches Spiel dank körperlicher Fitness auch in den letzten Minuten noch in einen Sieg verwandeln konnte. Der Erfolg der deutschen Nationalelf bei der WM 2006 ist erwiesenermaßen auch ein Erfolg des Functional Trainings.

»Schön und gut«, mögen Sie einwenden, »aber ich bin nun mal kein Leistungssportler.« Das macht nichts. Egal, ob Sie jeden Tag Ihrer sportlichen Passion frönen oder nur ein von guter Einsicht geleiteter oder schlechtem Gewissen getriebener Gelegenheitssportler sind – Functional Training ist die ideale Trainingsform für alle, die sich gern bewegen, sogar für Anfänger, die gerade erst damit begonnen haben. Fast nebenbei erleichtert es auch ganz alltägliche Bewegungsabläufe wie das Tragen, Heben, Beugen oder Treppensteigen. Weil es individuell konzipiert ist, trägt das Training darüber hinaus dazu bei, Ihre Leistung in Ihrer ganz persönlichen Sportart zu optimieren.

Sport tut gut – aber nicht immer

Das wohltuende Gefühl, das sich nach sportlicher Aktivität einstellt, kennt jeder. Die Wärme, die den Körper durchströmt, die schweißbenetzte Haut, den spürbar erhöhten Herzschlag. Alle Körperfunktionen arbeiten auf Hochtouren, der Körper schüttet Endorphine aus, jede Zelle wird mit Sauerstoff vollgepumpt, Fettreserven werden verbrannt. Es ist, als ob man einen Ofen mit ein paar Extrascheiten Holz zusätzlich befeuert – ein gutes Gefühl, das uns für die Anstrengung (und den überwundenen Schweinehund) mehr als belohnt. Wir genießen die Genugtuung, unserem Körper Gutes getan zu haben.

Aber es gibt auch weniger angenehme Effekte beim Sport: den erwähnten Muskelkater etwa, Schmerzen im Kniegelenk nach ausgiebigem Joggen.

Auch eine überdehnte oder schmerzhafte Sehne nach extensivem Stretching oder Training ist mehr als lästig – von Knochenbruch oder massiveren Verletzungen gar nicht zu reden.

Längst sind Sportverletzungen ein wesentlicher Bestandteil der Unfallchirurgie geworden: Etwa 20 Prozent aller Unfälle sind Sportunfälle. In Deutschland werden jährlich etwa 1,5 Millionen solcher sportbedingter Unfälle ärztlich behandelt. Die Krankenkassen geben dafür jedes Jahr mehr als eine Milliarde Euro aus. Trendsportarten wie Snowboarden, Inlineskaten, Mountainbiking und Bodybuilding haben in den letzten Jahren zu einer weiteren Zunahme von Verletzungen geführt.

Häufig betreffen Sportverletzungen die großen Gelenke des menschlichen Körpers. Am Kniegelenk sind es zumeist Meniskus-, Seitenband- und Kreuzbandverletzungen, am Sprunggelenk sind Zerrungen der Außenbänder typisch und an der Schulter Schäden an den Drehmuskeln und der Gelenkkapsel.

Muskelspiel – minutiös gesteuert

Die meisten Menschen machen sich eher wenig Gedanken über ihre Muskeln, sieht man einmal von Bodybuildern oder Fitness-Begeisterten ab. Dabei sind die Muskeln extrem wichtig für unseren gesamten Körper. Die Skelettmuskulatur stützt den Körper, hält ihn in Form und sorgt dafür, dass wir uns bewegen können.
Jeder Muskel setzt sich aus vielen Muskelbündeln zusammen. Diese bestehen wiederum aus einzelnen Muskelfasern. Hier in diesen kleinen Einheiten finden die elementaren Bewegungen statt, die dann zusammen die im Muskel gebündelte Energie ergeben: Wenn das Gehirn das Signal zur Kontraktion gibt, wird an den Nervenenden der Botenstoff Acetylcholin freigesetzt. Über eine Kette verschiedener Reaktionen bewirkt dies, dass sich die Eiweißstrukturen der Muskelfasern, das Aktin und das Myosin, aneinanderdocken. Dadurch zieht sich der Muskel zusammen und der Arm z. B. bewegt sich.

1. Skelettmuskel

Ein Skelettmuskel besteht aus vielen Muskelfaserbündeln. Er wird von einer derben Bindegewebshülle, der Muskelfaszie, umgeben. Sie hält den Muskel zusammen und ermöglicht, dass er sich gegen die Umgebung verschieben kann. Direkt unter der Faszie liegt eine lockere Bindegewebsschicht, in der Blut- und Lymphgefäße sowie die versorgenden Nervenbahnen verlaufen.

2. Sehnen

Alle Muskeln sind über Sehnen mit den Knochen verbunden. Sehnen sind stabil und zugfest. Sie bestehen aus Kollagenfasern. Ihre Aufgabe ist es, die Kraft der Muskelkontraktion auf das Skelett zu übertragen und in Bewegung umzusetzen.

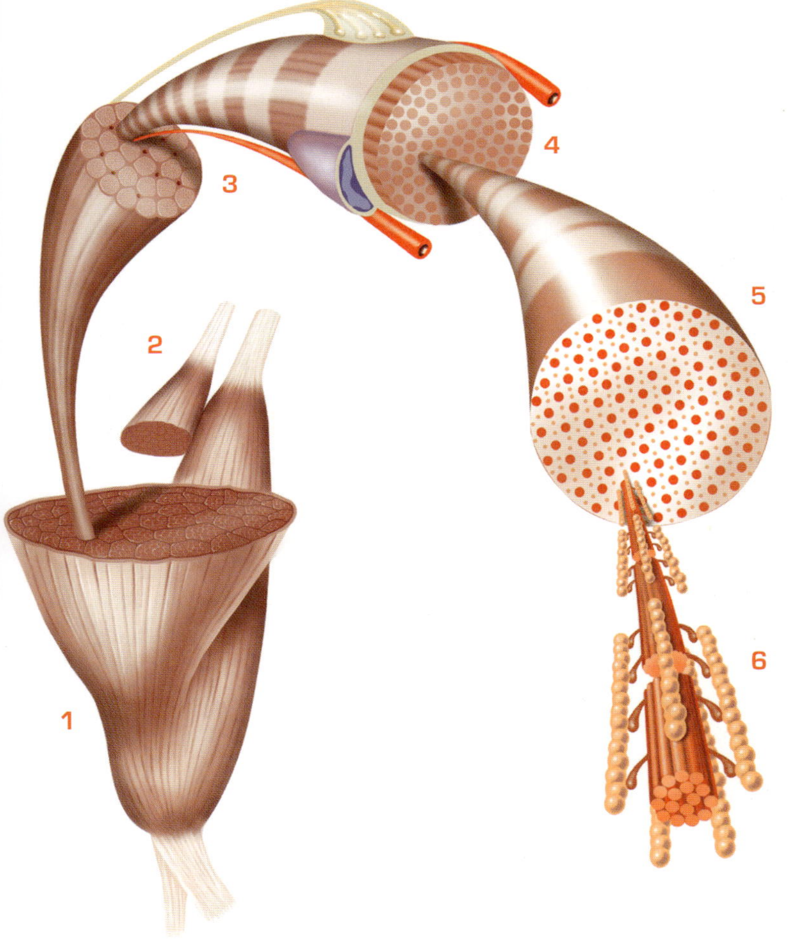
1
2
3
4
5
6

Muskelspiel – minutiös gesteuert

3. Muskelfaserbündel
Die einzelnen Muskelfaserbündel setzen sich ihrerseits aus vielen einzelnen Muskelfasern zusammen. Sie sind von einer lockeren Bindegewebsschicht umgeben, in der Blutgefäße und Nerven verlaufen.

4. Muskelfasern
Die Muskelfasern sind stark spezialisierte Zellen. Sie entstehen aus der Verschmelzung mehrerer Zellen und gehören mit einer Länge von bis zu zwei Zentimetern und einem Durchmesser von etwa 60 Mikrometern zu den größten Zellen im menschlichen Körper. Damit sie immer ausreichend mit Energie versorgt sind, enthalten sie zahlreiche Mitochondrien. Erst diese, auch als Kraftwerke der Zelle bezeichneten Organellen, machen durch ihre Arbeit die Nahrungsenergie für den Muskel verfügbar.

5. Myofibrillen
In einer Muskelfaser liegen ganz regelmäßig angeordnet spezielle Eiweißstrukturen, die Myofibrillen. Sie setzen sich aus zwei verschiedenen Eiweißstrukturen zusammen, den Aktin- und den Myosinfilamenten. Diese sind parallel zueinander in Längsrichtung des Muskels angeordnet und erzeugen das typische quer gestreifte Muster.

6. Aktin und Myosin
Bei der Muskelkontraktion gleiten Aktin- und Myosinfilamente aneinander vorbei. An den Myosinfilamenten sitzen kleine, kugelförmige Köpfchen. Wenn das Gehirn über die Nerven ein Bewegungssignal aussendet, wandern die Myosinköpfchen wie kleine Hämmerchen an den Aktinfilamenten entlang und sorgen auf diese Weise dafür, dass sich die Muskeln zusammenziehen.

Warum die Profis schneller gesund werden (müssen)

Da seine Rehabilitation in der Regel mehr Zeit in Anspruch nimmt, ist ein Freizeitsportler durch eine Sportverletzung meist wesentlich länger außer Gefecht gesetzt als ein Profi, dem effizienteste Behandlung durch die besten Physiotherapeuten und Sportmediziner zuteil wird. Schließlich ist die Gesundheit eines Millionen teuren Sporthelden dessen größtes Kapital. Jeder Tag, an dem er oder sie aufgrund körperlicher Lädiertheit ausfällt, kostet Verein oder Sponsor Unsummen. Man wird also alles tun, um den Patienten so bald wie möglich wieder ins Rennen schicken zu können.

Anders bei den Freizeitsportlern. Stationäre Aufenthalte etwa nach einer Kreuzbandoperation sind für gesetzlich Versicherte in der Regel nicht möglich. Eine ambulante Rehabilitation muss erst durch den Medizinischen Dienst der Krankenkassen genehmigt werden. Das kann bis zu vier Wochen dauern – wertvolle Zeit, die dann wiederum für die Reha fehlt. Nicht selten bekommt ein Kassenpatient nur die Hälfte der beantragten Therapieeinheiten bewilligt, ein Verlängerungsantrag wird abgelehnt – häufig mit der Begründung, dass inzwischen so viel Zeit seit der Operation vergangen ist. Das Resultat sind oft über Monate währende Beeinträchtigungen. Das gilt es – im wahrsten Sinne des Wortes – nach Leibeskräften zu verhindern.

Das Ergebnis vieler tausend Trainingsstunden

Functional Training basiert auf langjähriger wissenschaftlicher Forschung und auf der Erfahrung aus vielen tausend Trainingsstunden. Das Konzept greift sowohl auf die Erkenntnisse von Physiotherapeuten und Orthopäden zurück als auch auf die jahrelangen Beobachtungen von Trainern und Sportmedizinern im Profisport. An der Entwicklung des Konzepts waren also Menschen beteiligt, die tagtäglich mit den vielfältigen Herausforderungen und den Problemen des Leistungssports konfrontiert sind: mit den hochgesteckten Zielen des

Bewegungsmuster für den Alltag trainieren

Zu den beliebtesten Kräftigungsübungen zählt der Liegestütz, bei dem vor allem der große Brustmuskel trainiert wird. Doch nicht nur auf diesen Muskel kommt es dabei an. Das Hochdrücken des eigenen Körpergewichts gegen die Schwerkraft wird nur dadurch möglich, dass mehrere Muskelgruppen und ihre angrenzenden Strukturen – Sehnen, Bänder, Gelenke, Knochen und Nerven – effektiv zusammenarbeiten. Beim Liegestütz sorgen folgende Strukturen dafür, dass die Kraft auf die Unterarme übertragen wird:

- Der Unterschenkelbereich unterstützt und festigt das Sprunggelenk.
- Die Oberschenkel- und die Gesäßpartien stabilisieren Hüft- und Kniegelenke.
- Die Rumpfmuskulatur gibt dem Körper Halt.

In der Fachsprache bezeichnet man das Zusammenwirken all dieser Elemente als **kinetische Kette**. Fällt nur ein Glied dieser Kette aus, etwa durch eine Verletzung, ist eine gleichmäßige Kraftübertragung nicht mehr möglich; es kommt zu Überlastung der angrenzenden Strukturen und schließlich zu muskulären Dysbalancen.

Umso sorgfältiger die Übungen des Functional Trainings ausgeführt werden, umso fester wird das ihnen zugrunde liegende Bewegungsmuster – der »Schaltplan« für das Zusammenspiel der Muskelgruppen, Sehnen, Bänder, Gelenke, Knochen und Nerven – im Kopf verankert und umso schonender und effektiver können diese Bewegungsmuster bei ähnlichen Bewegungen im Alltag umgesetzt werden. Die drückenden Armbewegungen beim Liegestütz kommen einem dann z. B. auch beim Fahrradschieben, Schneeschippen oder bei ähnlichen Drück-Bewegungen zugute.

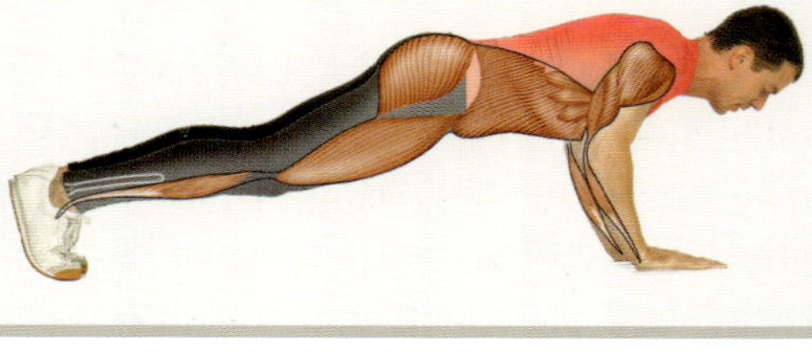

einzelnen Sportlers und seinen individuellen Grenzen, mit seinem psychischen Potenzial und seiner körperlichen Gesundheit. In vielen Fällen klafft eine tiefe Kluft zwischen dem ehrgeizigen Wunsch des Athleten nach Höchstleistung und dessen Verwirklichung – einfach weil die persönliche Konstitution für die Anforderungen nicht optimal ist.

Die Aufgabe von Physios, Trainern und Sportärzten ist es, einem hoch motivierten und begabten Sportler dabei zu helfen, die erträumte Leistung zu erbringen, ohne dabei unvertretbare gesundheitliche Risiken einzugehen. Nach all den Jahren halte ich das noch immer für eine gleichermaßen spannende wie lohnende Arbeit.

Am Anfang war die Bewegung

Hat Ihnen Ihre Mutter beigebracht, wie man krabbelt, steht oder läuft? Sie würden sich nicht erinnern, selbst wenn es so gewesen wäre. Aber so war es sicher nicht. Solch essenzielle Bewegungen muss der Mensch nicht lernen, sie sind in seiner Natur angelegt. Die meisten Bewegungen des Alltags beruhen auf fundamentalen, genetisch sehr alten Bewegungen. Man nennt sie auch »Mutterbewegungen des Sports«. Das Laufen, Stehen, Aufstehen, Heben, Tragen sind ebenso wie die Hocke, der Ausfallschritt, das Beugen, Stoßen, Ziehen und Drehen ganz ursprüngliche Bewegungen. Sie gehören zum natürlichen Bewegungsrepertoire eines jeden gesunden Menschen.

Effektives Zusammenspiel vieler kleiner Muskeln

Fast alle Sportarten basieren auf diesen Bewegungen oder beinhalten sie. Diese Mutterbewegungen des Sports sind nie das Ergebnis der Tätigkeit einzelner isolierter Muskeln. Vielmehr basieren sie auf einem simultanen Zusammenspiel zahlreicher Muskeln und sogenannter Muskelschlingen, wie Fachleute die Muskelgruppen nennen. Doch das ist längst nicht alles. Wenn Sie einen Stein ins Wasser werfen oder einen Rucksack schultern, sind zudem Faszien (weiße, hautartige Umhüllungen von Muskeln, die dem Muskel seine Form geben), Sehnen, Bänder, Gelenke, Knochen und Nerven beteiligt. Das Zusammenwirken all dieser Elemente bezeichnet man in der Fachsprache als kinetische Kette.

Die hochkomplexen Aktionen kinetischer Ketten sorgen dafür, dass die Bewegung nicht auf einzelnen Strukturen, also einzelnen Muskeln oder Bändern lastet, sondern auf alle beteiligten Elemente verteilt wird. Das Ergebnis ist letztlich mehr Flexibilität, aber zugleich auch mehr Stabilität. Wenn der Körper während der Bewegung im Gleichgewicht bleiben soll, muss er die Balance zwischen stabilisierenden, tragenden und bewegenden Muskelpartien halten – dies gilt es, genau zu koordinieren.

Der Rumpf – Die Achse jeder Aktion

Das Zentrum des Körpers, seine tragende und stabilisierende Säule, ist der Rumpf. Sorgt der Rumpf nicht für Stabilität, könnte der Körper die Bewegungen beim Sport nicht ausbalancieren. Ein Fußballer würde dann bei einem harten Schuss umfallen, ein Diskuswerfer nach dem Abschleudern der Scheibe zu Boden taumeln, ein Weitspringer bäuchlings im Sand landen. Die Mittelachse unseres Körpers steht nicht für Bewegung – vielmehr gleicht sie Bewegungen aus. Deshalb ähnelt ein Athlet, dessen Arme und Beine bestens trainiert sind, der aber die Rumpfmuskulatur vernachlässigt hat, einer Kanone, die von einem Kanu abgefeuert wird: Kraft und Beweglichkeit verpuffen nicht nur wirkungslos, wenn sie nicht von einer stabilen Basis ausgehen – sie bringen das gesamte System aus dem Gleichgewicht.

Wussten Sie, dass der Rumpf- und Hüftbereich die kraftvollste Region unseres Körpers ist? Das mag zunächst verwunderlich klingen, weil diese Kraft sich nicht in äußerlich sichtbaren Muskelbergen zu erkennen gibt. Sie verbirgt sich vielmehr in den unteren Schichten des Rumpfbereichs. Dort befindet sich eine Vielzahl kleiner, tief liegender Muskeln, die für die entscheidenden Stütz- und Haltefunktionen unseres Körpers verantwortlich sind. Um die Stabilität unserer Körperachse zu fördern, ist es deshalb unumgänglich, auch diese kleinen Muskeln und Muskelketten im Rumpf zu trainieren. Damit der Körper seine Balance auch in schneller und kraftvoller Bewegung bewahren kann, muss das Zusammenspiel dieser kinetischen Ketten reibungslos funktionieren.

Herkömmliche Trainingsmethoden arbeiten häufig mit externen Stabilisatoren – Stühlen und Bänken, an denen man sich während der Übung festhält, oder Fitness-Geräten, in die man sich hineinfaltet. Functional Training dagegen animiert und fördert die natürlichen Stabilisatoren des Körpers besonders im Bereich des Rumpfs. Die Übungen werden im freien Raum – auf beiden oder einem Bein stehend oder auf einer instabilen Fläche – praktiziert. Sie selbst sind die Stütze, körperlich und mental.

Natürliche Bewegungsabläufe anstelle von Trockentraining

Bei den meisten Sportarten – egal ob Tennis, Fußball oder Badminton – spielen sich in Körper und Gehirn höchst komplizierte Vorgänge ab. Binnen kürzester Zeit muss der Sportler beobachten, erkennen, agieren und reagieren. In Bruchteilen von Sekunden muss er lossprinten, abbremsen, beschleunigen oder die Richtung ändern. An Reaktionskraft, Schnelligkeit, Koordination und Stabilität stellt dies hohe Anforderungen.

Viele der heute üblichen Trainingsmethoden nehmen darauf wenig Rücksicht, weil sie aus mechanisch ausgeführten und einseitig belastenden Übungen bestehen. Verfechter dieser Konzepte halten das Training im Liegen und Sitzen an Maschinen für schonender und we-

Sanftes und bewusstes Training

Zu oft, zu viel oder zu schnell: Übertriebene sportliche Aktivität strapaziert den Körper oft mehr, als ihm guttut. Er reagiert mit Schmerzen, Verletzungen oder verfrühtem Verschleiß. Durch das gleichermaßen schonende wie stabilisierende Functional Training lässt sich das Verletzungsrisiko deutlich minimieren. Regelmäßigkeit ist dabei ebenso wichtig wie Regeneration: Geben Sie Ihrem Körper Zeit, sich zu erholen – und hören Sie auf seine Signale.

niger verletzungsträchtig. Für das Training selbst mag das zutreffen. Doch ein Sportler, der komplette Bewegungsabläufe seiner Sportart trainiert, ist später auf dem Platz, dem Fußballfeld oder in der Halle weniger Verletzungsgefahren ausgesetzt als jemand, der nur punktuelles »Trockentraining« an einzelnen Muskeln betrieben hat. Functional Training optimiert die Führung der Gelenke und fördert durch die effizientere Rekrutierung ganzer Muskelareale die – wie es in der Fachsprache heißt – Mantelspannung um ein Gelenk. Es hat den Anspruch, die gesamte in der Praxis relevante Muskulatur zu fördern und den Körper somit optimal auf die Belastungen der jeweiligen sportlichen Disziplin vorzubereiten. Wegen dieser absolut zielgerichteten Ausrichtung nennen wir das Training auch funktional.

Der ganzheitliche Ansatz

Bei der Entwicklung unseres Trainingssystems wurden Elemente aus bewährten Bewegungskonzepten wie Yoga und Pilates aufgegriffen. Beide verfolgen neben der physischen Ertüchtigung die harmonische Einheit von Körper und Geist. Auf diesen ganzheitlichen Ansatz baut auch das Functional Training.

Wir können den Körper nicht als isoliertes Instrument betrachten,

Fitness für Herz und Kreislauf

Unser Trainingsprogramm richtet sich an jedermann. Ziel ist es vor allem, dass die »Schlüsselbewegungen« trainiert werden, damit man sich für den Alltag und die verschiedenen Sportdisziplinen fit machen kann. Auf Übungen, die das Herz-Kreislauf-System fördern, haben wir bewusst verzichtet – darüber wurde schon genug geschrieben. Dieses Ausdauertraining gehört aber dazu, wenn Sie Ihren Körper auf allen Ebenen stärken wollen. Für eine optimale Fitness hat es sich besonders bewährt, Functional Training mit Intervalltraining zu kombinieren, mit einem Lauftraining also, bei dem sich intensive Trainingsabschnitte mit weniger intensiven abwechseln. Wenn Sie Anfänger sind, genügt es, wenn Sie zusätzlich zum Functional Training in der ersten Woche fünfmal hintereinander 400 Meter laufen und dazwischen jeweils 400 Meter gehen. In den nächsten drei Wochen können Sie sich leicht steigern und die 400-Meter-Läufe je achtmal hintereinander ausführen. In der fünften Woche laufen Sie dann nur fünf Runden zu je 400 Metern, traben in den Pausen aber jeweils. Danach steigern Sie sich weiter auf zehn Runden und traben in den ruhigeren Trainingsabschnitten.

sondern müssen gleichzeitig seine seelische und mentale Verfassung berücksichtigen. Ein Sportler kann rein physisch noch so perfekt auf einen Wettkampf vorbereitet sein – wenn er nicht auch psychisch in Topform ist, wird ihm das wenig nutzen. Dass ein Wettkampf im Kopf gewonnen wird, hören wir immer wieder von Sportlern. Wer ohne Selbstvertrauen an den Start geht, wird mit hoher Wahrscheinlichkeit keine Medaille nach Hause tragen. Umgekehrt können Entschlossenheit und Selbstbewusstsein in einem bereits erschöpften Körper eben jene letzten, ungeahnten Reserven mobilisieren, die er noch zum Sieg braucht. Auch ein Körpergefühl von Stärke, das Bewusstsein, sich in Bestform zu befinden, setzen häufig ungeheure Energien frei, die ausschlaggebend sind für einen Sieg. Ein Effekt, den man bei den deutschen Fußball-Nationalspielern während der WM 2006 beobachten konnte. Ihr nicht kleinzukriegender Siegeswille, ihr Teamgeist und ihr Wissen um die eigene optimale Trainiertheit befeuerten sich gegenseitig.

Nun ist die mentale Kraft auch immer eine Frage der Konzentration. Wer seinen Körper fordert, sollte versuchen, stets mit dem Kopf dabei zu sein. Anders gesagt: Wenn Sie sich eine Dreiviertelstunde auf dem Crosstrainer abquälen und dabei, wie in vielen Fitness-Studios üblich, auf einem TV-Bildschirm eine Talkshow oder einen Krimi verfolgen, ist der Trainingseffekt – körperlich wie mental – sicher nicht überzeugend. Wer trainiert, sollte dies idealerweise mit ungeteilter Aufmerksamkeit tun.

Der Kopf trainiert mit

Für jemanden, der bislang nur herkömmliches Training und dies quasi nebenbei absolviert hat, bedeutet das sicher eine enorme Umstellung. Wer sich mechanisch vor dem Fernseher auf seinem Heimtrainer abgestrampelt hat, muss erst wieder lernen, in seinen Körper hineinzuspüren und zu erleben, wie sich die einzelnen Übungen anfühlen. Das mag anstrengend klingen, und das ist es auch, weil bewusst ausgeführte Bewegungen die Muskeln stärker ansprechen als beiläufig vollzogene. Der Lohn jedoch ist ein neues Körpergefühl, das sich zumeist schon nach den ersten Trainingseinheiten einstellt: Die Beanspruchung der tief liegenden Muskelschichten fördert die körperliche Stabilität spürbar, die Stärkung der Rumpfpartie erleben vor allem Rückenschmerzgeplagte als wohltuende Erleichterung.

Und es gibt noch einen Grund, warum Sie beim Sport den Kopf immer zugeschaltet lassen sollten: Sie vermindern damit das Verletzungsrisiko. Ein Großteil der Sportverletzungen geschieht in einem Moment der Unachtsamkeit. Auch viele unangenehme Folgen

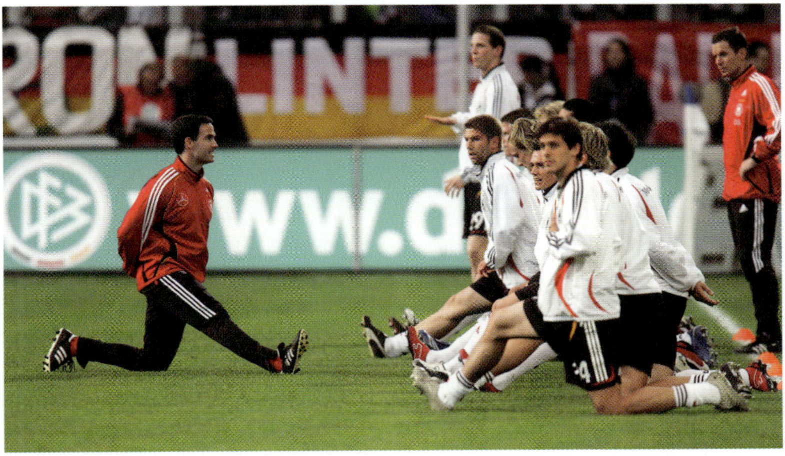

Gemeinsam stark: Die Deutsche Nationalmannschaft absolviert die Aufwärmübungen aus dem Functional-Training-Programm vor dem Länderspiel Deutschland gegen Dänemark am 28. März 2007 im Duisburger Stadion.

des Sports wie Muskelverhärtungen oder Verspannungen treten gar nicht erst auf, wenn die Bewegungen konzentriert und sehr bewusst ausgeführt werden. Denken Sie also einfach mit!

Das genetische Konzept der Bewegung

Würden wir hundert Menschen von heute mit der gleichen Anzahl von Erdenbürgern vergleichen, die unseren Planeten vor rund 100 000 Jahren bevölkerten, so würden wir unter Letzteren mit Sicherheit deutlich mehr gute Athleten finden als unter unseren Zeitgenossen. Unsere frühen Vorfahren dürften durchwegs besser trainiert gewesen sein, als es der heutige Durchschnitt ist. Der Grund dafür ist einfach: Für die damaligen Menschen war eine ausreichende Fitness überlebenswichtig.

Als Jäger und Sammler war der Mensch gezwungen, weite Strecken zu Fuß zurückzulegen, um Nahrung und Beute zu finden und sein eigenes Überleben zu sichern. Er musste motorisches Geschick mitbringen, um etwa einen Speer treffsicher zu schleudern, er musste gut sprinten können, um sich vor Gefahren rechtzeitig in Sicherheit zu bringen, er musste ausreichend Muskelkraft besitzen, um sich im Kampf zu behaupten oder ein erlegtes Tier kilometerweit nach Hause zu transportieren. Die volle Funktionsfähigkeit seines Bewegungsapparats war für ihn von existenzieller Bedeutung.

Das gilt heute natürlich nicht mehr. Rein anatomisch indes hat sich der menschliche Körper seit der Zeit der Jäger und Sammler nicht wesentlich verändert. Nach allem, was wir inzwischen wissen, ist unser Körper (abgesehen von der Größe) mit dem eines Menschen, der vor 100000 Jahren gelebt hat, fast identisch. Damals wie heute besteht er im Wesentlichen aus einem Stütz- und Bewegungsapparat, inneren Organen und einem Nervensystem mit Sinnesorganen. Während der Bewegungsapparat bewusst gesteuert werden kann, funktioniert das System etwa der Verdauung oder der inneren Organe ganz ohne unser bewusstes Zutun.

Der entscheidende Unterschied ist sicherlich, dass unsere moderne Zivilisation die natürlichen Anlagen unseres Körpers längst nicht mehr herausfordert. In unserem Alltag mit all seinen technischen Annehmlichkeiten bleibt eine Vielzahl der einstmals existenziellen Körperfunktionen ungenutzt. Die Wichtigkeit dieser Urbewegungen möchte ich am Beispiel der Jagd ein wenig verdeutlichen.

Die hohe Körperkunst des Jagens

Das erfolgreiche Erlegen eines Tiers durch einen gezielten Speerwurf setzt einen komplexen – und zudem fehlerfreien – Bewegungsablauf voraus. Muskeln und Gelenke von Armen, Beinen, Rumpf und Rücken werden dabei beansprucht.

Sämtliche Bewegungen unserer Muskulatur werden von Gehirn und Rückenmark gesteuert. Die Muskeln sind zu diesem Zweck in unterschiedlichem Ausmaß mit Nervenleitungen versorgt – innerviert, wie dies in der Fachsprache heißt. Die meisten Muskeln werden wie die Arm- und Beinmuskeln nur von einer primären und einer sekundären Nervenverbindung innerviert. Im Unterschied dazu wird die Rumpfmuskulatur vom Rückenmark mit bis zu neun Nerven versorgt, die unterschiedlichen Segmenten der Wirbelsäule entstammen. Das ermöglicht eine wesentlich präzisere Steuerung. Dieses »Finetuning« rührt von der besonderen vitalen Bedeutung des Bauch- und Brustraums her, der so lebenswichtige Organe wie Lunge, Herz und Verdauungsorgane beherbergt, die mit einem aufwendigen Nervennetzwerk ausgestattet sind.

Nun wissen wir inzwischen, dass die Rumpfmuskulatur bei den essenziellen Bewegungen eine zentrale Rolle spielt. Die bereits erwähnten tief liegenden Muskeln flankieren die Wirbelsäule, sie betten die Schulterblätter ein, ummanteln die tiefere Schicht des mittleren Rumpfs und befinden sich am hinteren und seitlichen Beckenkamm.

Um etwa einen Speer treffsicher zu schleudern, müssen diese Muskelareale minutiös mit jenen größeren Muskeln der Extremitäten koordiniert werden: Die vordere schräge Bauchmuskulatur muss synergetisch mit den Muskeln des Standbeins, des Rumpfs, der gegenüberliegenden Schulter sowie dem gegenüberliegenden Arm zusammenwirken. Synergetisch insofern, als sich alle beteiligten Muskeln in ihrer Tätigkeit ergänzen müssen, um zum Gelingen der Aktion beizutragen. Fast alle funktionalen Bewegungen, wie das Werfen, das Hochheben, das Balancieren und vieles mehr, basieren auf diesem synergetischen Zusammenspiel. Die Übungen des Functional Trainings tun dies auch.

Wie Kommt der Hirsch in die Höhle?

Mit dem Erlegen der Beute war der Jagdausflug freilich längst nicht beendet. Die eigentliche Herausforderung bestand darin, das tote Tier nach Hause zu schaffen. Der Jäger musste es in die richtige Lage wuchten, es schultern und zum Teil kilometerweit über unwegsames Gelände heimwärts tragen. Ohne eine starke Rumpf-, Bauch- und Rückenmuskulatur wäre all dies nicht machbar gewesen. Ohne einen funktionierenden Muskelapparat hätte der Steinzeitmensch weder sich selbst, geschweige denn seine Familie ernähren können. Der Fortbestand der Spezies Mensch ist somit seit Anbeginn eng mit optimal koordinierten Muskelfunktionen verknüpft. Viel spricht also dafür, sich auf die fundamentalen Bewegungen zu besinnen, die tatsächlich seit Menschengedenken Bestand haben.

Trainingseffekt im Gehirn

Von wissenschaftlichen Untersuchungen wissen wir, dass das menschliche Gehirn komplette Bewegungsmuster, sogenannte Schlüsselbewegungen, besser speichert als isolierte Aktionen, wie etwa eine singuläre Bizeps-Anspannung. Aus diesen Schlüsselbewegungen wiederum lassen sich komplexere Aktionen ableiten. Die Bewegung des In-die-Hocke-Gehens z. B. kann die Leistung beim Hochsprung nachweislich eher verbessern als vereinzelte, an Maschinen absolvierte Übungen, wie die Beinpresse oder die Knie-Extension. Das Bewegungsmuster des Hockens ist im Gehirn abgespeichert, das der Beinpresse nicht. Beim Hochsprung können aus diesen neurologisch verankerten Aktionsmustern verwandte Bewegungen abgeleitet und bei Bedarf entsprechend abgerufen werden. Ein Trainingseffekt, der durch isolierte Muskelanspannung niemals zu erreichen ist.

Einfach trainieren

Keine komplizierten Choreografien, kein aufwendiges Equipment – die von uns entwickelten Übungen des Functional Trainings sind bewusst sehr einfach gehalten, auch weil sie sich an den natürlichen Bewegungsabläufen des menschlichen Körpers orientieren. Wichtig war uns außerdem, dass das Trainingsprogramm aus sehr kleinen Einheiten besteht, so genannten Minizirkeln (siehe Seite 145), die sich leicht in den Alltag integrieren lassen und nur wenig Zeit benötigen. Mit den einzelnen Übungen dieses Zirkels trainieren Sie jeweils eine ganz bestimmte Körperregion, während die anderen Muskeln Pause machen. So kommt es zum einen nicht zu Überlastungen, zum anderen werden alle wichtigen Muskelgruppen der verschiedenen Körperregionen in nur kurzer Zeit angesprochen – eine sehr effektive Art des Trainings, die noch dazu abwechslungsreich ist.

Rückbesinnung auf ursprüngliche Bewegungsabläufe

Ist es nicht erstaunlich, dass wir in Fitness-Studios ausgiebig im Sitzen trainieren, obwohl die wenigsten Sportarten – vom Rudern, Kanufahren, Segeln und Reiten einmal abgesehen – in dieser Position ausgeübt werden? Im Grunde entspricht die sitzend ausgeführte Übung nicht dem Wesen der meisten Sportarten. Und wäre es nicht viel naheliegender, dass sich ein Sportler beim Training so bewegt, wie er sich auch bei der Ausübung seines Sports bewegen muss?

Aus diesem Grund werden Sie in diesem Buch auch keine punktuellen Trainingsübungen für den Bauch finden – und auch nicht das Versprechen, damit eine schwache Bauchmuskulatur im Handumdrehen in ein strammes Sixpack verwandeln zu können. Die früher einmal modernen Sit-ups sind eben insofern nicht funktional, als sie nur ein kleines Areal unserer Rumpf- und Bauchmuskulatur an-

Fragen & Antworten

1 Sollte man das Kiesertraining oder das Training im Fitness-Studio aufgeben?

Wer Kiesertraining betreibt oder im Fitness-Studio trainiert, muss das nicht komplett aufgeben. Diese Trainingsformen decken allerdings nur Teilaspekte ab und sollten daher möglichst durch Übungen aus dem Functional Training ergänzt werden. Auf diese Weise können sowohl isolierte Muskelgruppen als auch neue Bewegungsmuster trainiert werden. Am besten wechselt man ab: ein Tag Kieser-Training (oder Fitness-Studio), danach ein Tag Functional-Training-Übungen.

2 Sollte man für einen Waschbrettbauch noch Sit-ups machen?

Isolierte Bauchmuskelübungen wie Sit-ups verhelfen nachweislich nicht zu einem Waschbrettbauch. Denn dafür muss auch die Beweglichkeit der Hüftgelenke sowie des ganzen Rumpfbereichs gut trainiert werden, erst dann strafft sich der Bauch. Eine Reihe isolierter Bauchmuskelübungen kann gesundheitlich sogar bedenklich sein, da die Füße dabei unnatürlich fixiert sind. Außerdem werden dabei häufig falsche, weil unnatürliche Bewegungsmuster eingeübt.

3 Wie lange kann man auf einem Balancegerät trainieren?

In jedem Fitness-Studio finden sich Balancegeräte wie Luftkissen oder Kippbretter zum Trainieren des Gleichgewichtssinns. Der beste Effekt wird erzielt, wenn jede Übung weniger als eine Minute dauert und man höchstens zehn Minuten lang trainiert. Sonst wird das zentrale Nervensystem überreizt, wodurch die Steuerung der Muskulatur nachlässt. Die Folge: Bänder und Knorpel werden gereizt.

4 Was bringen Dehnübungen vor dem Training?

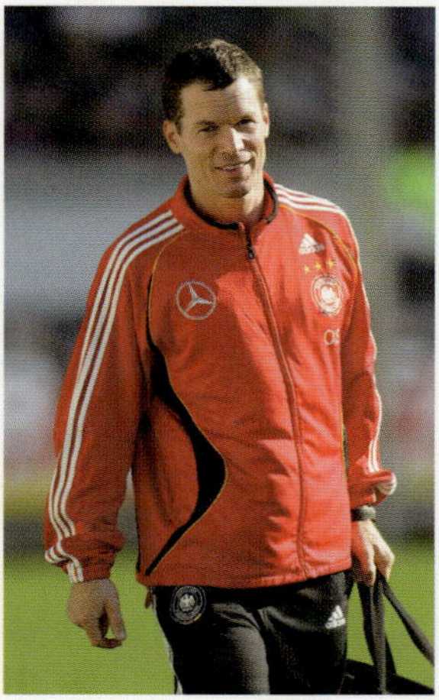

Unser Tipp: Beweglichkeitsübungen vor dem Training sind sinnvoll, gehaltene Dehnübungen nicht. Diese sollten grundsätzlich nur am Ende eines Trainings absolviert werden. Denn mit gehaltenen Dehnübungen wird die Reflexaktivität der Muskulatur, d.h. die Tonusregulation der Muskeln, ausgeschaltet. Da die Grundspannung der Muskeln jetzt fehlt, wird ein anschließendes Training behindert und die Verletzungsgefahr steigt. Zudem setzen zu Beginn eines Trainings ausgeführte Stretching-Übungen für das zentrale Nervensystem ein falsches Signal: Nicht der Anfang eines Trainings wird suggeriert, sondern bereits das Ende, die Entspannung.

5 Ist es richtig, nach Verletzungen besonders lange zu trainieren?

Für den Freizeitsportler gilt: Sobald die Verletzung auskuriert ist, sollten täglich etwa 30 Minuten lang Übungen aus dem Functional-Training-Programm ausgeführt werden, um die frühere Leistungsfähigkeit Schritt für Schritt wiederzugewinnen. Erfahrungsgemäß hilft hier viel nicht viel. Selbst wenn es manchmal heißt, Profisportler würden nach einer Verletzung pro Tag bis zu acht Stunden Rehatraining machen, um wieder fit für den Einsatz zu werden. Tatsache ist, dass auch sie höchstens zwei Trainingseinheiten à 60 bis 90 Minuten am Tag ausführen, den Rest der Zeit umfassen passive Behandlungen und Pausen.

6 Ist das Trainieren an herkömmlichen Kraftgeräten besonders effektiv?

Beim Trainieren an Kraftgeräten werden ganz bestimmte, festgelegte Bewegungsbahnen ausgeführt, dadurch können sehr effektiv isolierte Muskeln trainiert werden, etwa in der Rehabilitation. Insgesamt gesehen ist jedoch für den Körper und dessen Fitness das Functional Training wesentlich effizienter, da durch das Üben von natürlichen Bewegungsabläufen und den Einsatz des Körpers selbst als Trainingsgerät die kinetischen Muskelketten (siehe Seite 65f.) gekräftigt werden können.

7 Kann man Functional Training nur zu Hause machen?

Im Prinzip lässt sich Functional Training überall ausführen. Der besondere Vorteil von Functional-Training-Übungen liegt gerade darin, dass man sie zu Hause problemlos absolvieren kann. Aber nichts spricht dagegen, diese Übungen auch im Fitness-Studio durchzuführen. Dort findet man ebenso die nötigen Utensilien wie Bänder oder Bälle. Zuweilen sind die Voraussetzungen, um diszipliniert zu trainieren, im Fitness-Studio sogar besser.

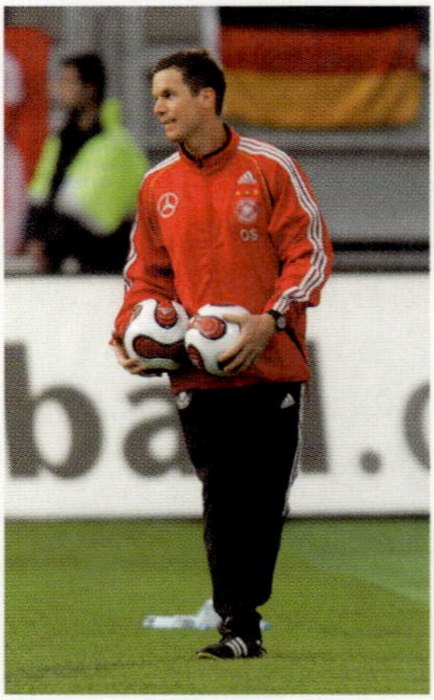

8 Warum reicht es denn nicht, einfach nur zu joggen?

Besser ist es, sich mit Functional Training z.B. auf das Joggen vorzubereiten, indem man zuvor entsprechende Übungen aus dem Functional-Trainings-Programm absolviert. So werden die Bewegungsmuster verbessert und die Knie- und Sprunggelenke sowie der Rumpf stabilisiert, wodurch sich die Verletzungsgefahr verringert. Gelenkschmerzen, die oft beim Laufen auftreten, können erst gar nicht entstehen. Dann macht das Joggen auch mehr Spaß.

sprechen und die umliegenden, nicht minder wichtigen Muskelzonen völlig außer Acht lassen. Wir plädieren für eine Methode, die der Komplexität unseres Bewegungsapparats gerecht wird – und damit zugleich dem uralten genetischen Konzept des menschlichen Körpers. Gerade weil es sich auf die ursprünglichen Bewegungsabläufe besinnt, ist Functional Training auf bahnbrechende Weise modern.

Explosive Beweglichkeit

Was macht einen Spitzensportler aus? Ausdauer natürlich, Kraft, Schnelligkeit und Taktik. Aber das ist nicht alles. Exzellente Sportler zeichnen sich vor allem durch ihre effiziente und explosive Beweglichkeit aus. Ein sehr gutes Beispiel dafür ist der berühmte Torjäger Gerd Müller, der in den Siebzigerjahren in zahllosen Fußball-Länderspielen brillierte. Seine körperliche Gedrungenheit machte Müller durch enorme Beweglichkeit und schnelles Reaktionsvermögen wett. Binnen Bruchteilen von Sekunden, fast im Moment des Erkennens noch konnte er aus einer bestimmten Spielsituation eine Aktion ableiten und auf diese Weise mehr Tore erzielen als jeder andere Spieler zu seiner Zeit.

Beweglichkeit entsteht – der Name sagt es ja – durch stetig wiederkehrende Bewegung. Was diese motorischen Muster angeht, ähnelt ein Profisportler einem Berufsmusiker. Viele tausend Male hat ein Tennis-Champ einen Aufschlag exerziert, ebenso oft übt ein Pianist Akkorde, komplizierte Tonfolgen, Tempiwechsel und dergleichen mehr. Und jede Bewegung wird im Gehirn gespeichert. Aus der Forschung weiß man seit Längerem, dass das der linken Hand zugeordnete Hirnareal bei einem professionellen Violinisten ein Mehrfaches der Fläche einnimmt, die es bei einem normalen Menschen beansprucht – einfach weil diese Hand jeden Tag mehrere Stunden lang trainiert wird und dieser stete Input Spuren im Gehirn hinterlässt. Dieses Bewegungsgedächtnis sorgt auch dafür, dass wir das Fahrradfahren genauso wenig verlernen wie das Federballspielen. Eine Tatsache, die wir uns zunutze machen sollten.

Mehr Effizienz durch Qualität

Es ist vor allem die Mehrdimensionalität des Functional Trainings, die sich förderlich auf die Beweglichkeit auswirkt. Nicht Kraft und Muskelzuwachs sind hier vorrangige Ziele, sondern eine souveräne und effiziente Koordination von Bewegungen. Insofern kommt es auch nicht so sehr darauf an, wie oft eine Bewegung ausgeführt wird, sondern wie präzise. Die Qualität der Bewegung – und dazu gehört das Bewusstmachen der Bewegungsabläufe im Körper – ist das entscheidende Kriterium.

Die konzentrierte und präzise Bewegung dient letztlich der Effizienz. Körperlich wie mental ist ein schludriges Training verhältnismäßig wirkungsarm. Functional Training strebt ein hohes Maß an Effizienz an – bei vergleichsweise geringem Zeitaufwand. Im Idealfall bedeutet dies, dass der Sportler ohne eine einzige überflüssige Bewegung und ohne unnötigen Kraftaufwand trainiert. Das steigert nicht nur seine sportliche Leistung – es erhöht auch den Spaß, den er dabei hat. Nach einer Weile werden Sie erleben, was ich den Schwungrad-Effekt nenne: Das Extra an Erfolg und Effizienz beflügelt die Motivation, was sich wiederum positiv auf die sportliche Performance auswirkt.

Sie selbst sind Ihr Maßstab

Vielleicht joggen Sie schon seit Ihrer Jugend? Dann werden Sie anders trainieren als jemand, der erst vor einem Monat damit begonnen hat. Wenn Sie normalgewichtig sind, wird Ihr Trainingsprogramm anders ausfallen als bei einem übergewichtigen Menschen. Der individuelle Ansatz des Functional Trainings berücksichtigt die Tatsache, dass die körperliche Verfassung eines Menschen höchst unterschiedlich und von Alter, Gesundheitszustand und sportlicher Erfahrung abhängig ist. Wir haben Einstufungstests entwickelt, anhand derer Sie Ihre ganz persönliche Konstitution einschätzen und sich ein darauf abgestimmtes Trainingsprogramm zusammenstellen können (siehe Seite 135). Vor dem eigentlichen Training gibt es zudem eine ganze Reihe von Übungen, die auf Ihre individuellen körperlichen Voraussetzungen ausgerichtet sind, und Sie somit optimal vorbereiten.

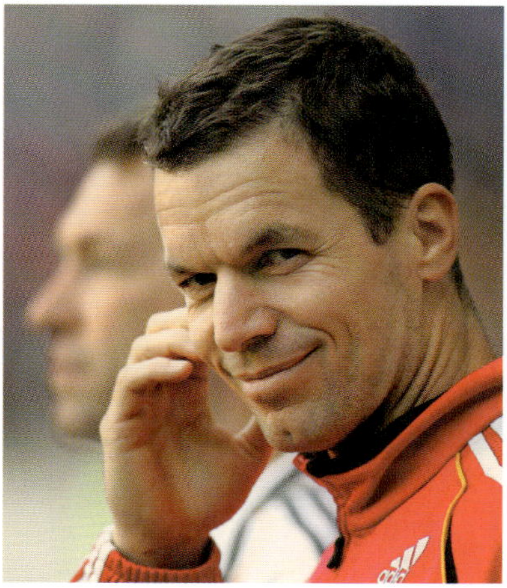

Schwungrad-Effekt: Wer präzise trainiert, hat mehr Erfolg und Spaß. Das wiederum steigert die sportliche Leistung.

Der Weg zu einem besseren Selbst

Im Verlauf des Trainings werden Sie spüren, wie sich Ihre Leistungsfähigkeit kontinuierlich steigert. Entsprechend werden auch die Anforderungen der Übungen langsam etwas intensiver.

Allein zu Hause zu trainieren erfordert natürlich etwas mehr Disziplin als der Besuch eines Sportstudios. Wir sagen Ihnen, wie Sie Ihre Motivation wachhalten und Antriebsschwächen meistern können (ab Seite 261). Keine Angst, Ihr Körper wird Sie nicht im Stich lassen. Er wird Sie unterstützen. Sie werden entdecken, wie viel Kraft in ihm steckt. Stellen Sie sich das nun beginnende Training wie eine Reise vor. Eine Reise zu einem neuen Körpergefühl, zu besserer Kondition und mehr Freude an Ihrer sportlichen Passion. Eine Reise zu Ihrer ganz persönlichen Bestform.

Functional Training auf einen Blick

Functional Training

1. Functional Training hat zum Ziel, Bewegungen im Sport und im Alltagsleben effizienter und schonender zu gestalten. Deshalb werden weniger isolierte Muskeln trainiert als vielmehr Bewegungen und **Bewegungsabläufe**, an denen mehrere Muskeln, Gelenke und Bänder gleichzeitig beteiligt sind. Muskel- und Kraftzuwachs ist eine Folge richtig ausgeführter Bewegungen. Entscheidend ist dabei nicht die Quantität der Bewegung, sondern die Qualität. Durch die mehrdimensionale, also vielseitigere Trainingsmethode, die immer mehrere Körperteile auf einmal beansprucht, wirkt Functional Training viel **effizienter** als herkömmliches Training.

2. Functional Training übt, wie der Name schon sagt, vorwiegend ganz bestimmte **funktionale Bewegungsabläufe**. Als Nebeneffekt des Trainings bekommt der Trainierende mit der Zeit aber auch einen ästhetischeren Körper.

3. Functional Training will dabei helfen, **Verletzungen** zu **vermeiden**. Das kann nur gelingen, wenn der Sportler seine persönlichen körperlichen Schwachpunkte kennt. Nach einem speziellen Test folgt daher beim Functional Training nach dem Aufwärmen und vor dem eigentlichen Training eine Reihe von sogenannten Prähabilitationsübungen, die dem Sportler dabei helfen, Dysbalancen entgegenzuwirken und Verletzungen vorzubeugen.

4. Satt Stabilisatoren außerhalb des Körpers zu benutzen, setzt Functional Training die natürlichen Stabilisatoren des Körpers ein. Das sind vor allem die Muskeln des Rumpfs. Denn der **Rumpf als stabile Säule** des Körpers ist die Voraussetzung für richtige Bewegungen und Bewegungsabläufe, er ist die Basis für die Balance des Körpers und steht deshalb im Mittelpunkt des Trainings.

5. Functional Training kommt fast ohne Geräte aus. Das wichtigste Gerät ist **das eigene Körpergewicht**. Ein Physioball, Kurzhanteln und elastische Bänder reichen als weitere Grundausstattung aus. Functional Training kann also zu Hause von jedermann problemlos betrieben werden.

6. Beim Functional Training ist stets der ganze Mensch, sein Körper und sein Geist gefordert. Es verlangt Konzentration, Aufmerksamkeit und eine genaue Wahrnehmung. Functional Training ist deshalb **anspruchsvoller** als herkömmliches Training, aber auch interessanter, anregender und kreativer.

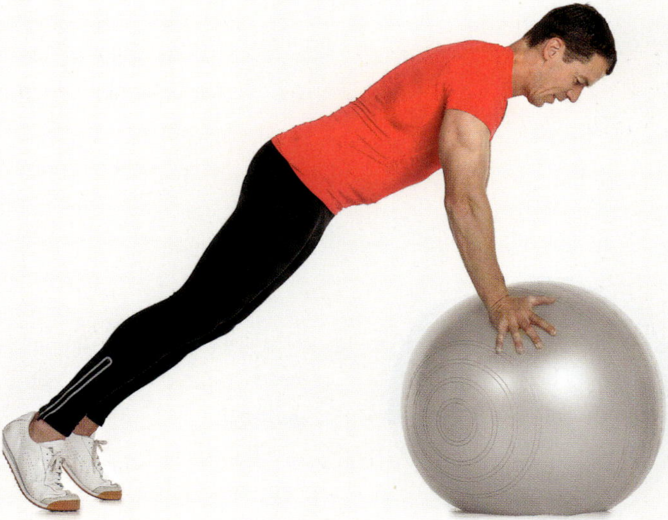

Herkömmliches Training

1. **Kraftzuwachs** ist eines der Ziele von herkömmlichem Training. Dieser wird in der Regel durch eindimensionale Bewegungen und das isolierte Training einzelner Muskeln erreicht. Typisch ist beispielsweise das Heben von Gewichten mit dem Unterschenkel, während man in einem Gerät sitzt, das die Knie fixiert.

2. Ein weiteres Ziel herkömmlichen Trainings besteht nicht selten nur in ästhetischen Gesichtspunkten. Viele Trainierende besuchen ein Fitness-Studio vor allem mit der Absicht, beispielsweise einen flacheren Bauch, straffere Arme oder Beine bzw. einen knackigeren Po zu bekommen. Entsprechend einseitig wird trainiert, um Muskelmasse an den gewünschten Körperregionen aufzubauen.

3. Persönliche Schwachpunkte des Trainierenden und damit **mögliche Verletzungsgefahren** werden beim herkömmlichen Training in den meisten Fällen nicht ausreichend berücksichtigt. Nach dem Aufwärmen folgt in der Regel sogleich das eigentliche Training. Es werden zum Beispiel Crunches absolviert, ohne zu berücksichtigen, dass dadurch die Brustmuskulatur weiter verkürzt wird. Eine verkürzte Brustmuskulatur kann jedoch weitreichende Dysbalancen hervorrufen.

4. Als **Hilfsmittel zur Stabilisation** des Körpers werden im herkömmlichen Training oft externe Stabilisatoren wie Stühle oder Bänke benutzt. Der Rumpf als stabilisierende Säule ist nicht gefragt. Dadurch kann der Körper nicht genügend Gleichgewichtsgefühl oder Balancefähigkeit entwickeln.

5. Kraftmaschinen und andere Maschinen bestimmen nicht selten das herkömmliche Training. Viele Übungen können deshalb vom Trainierenden ausschließlich im **Fitness-Studio** ausgeführt werden.

6. Beim herkömmlichen Training werden viele Trainingseinheiten **rein mechanisch** ausgeführt. Das Absolvieren von 30 Sit-ups z. B. bedarf, anders als wenn eine Bewegung koordiniert und gleichzeitig die Balance gehalten werden muss, nur körperlicher, aber keiner geistiger Anstrengung. Nicht selten wird das Ausführen der Übungen deshalb auch als langweilig und wenig motivierend empfunden.

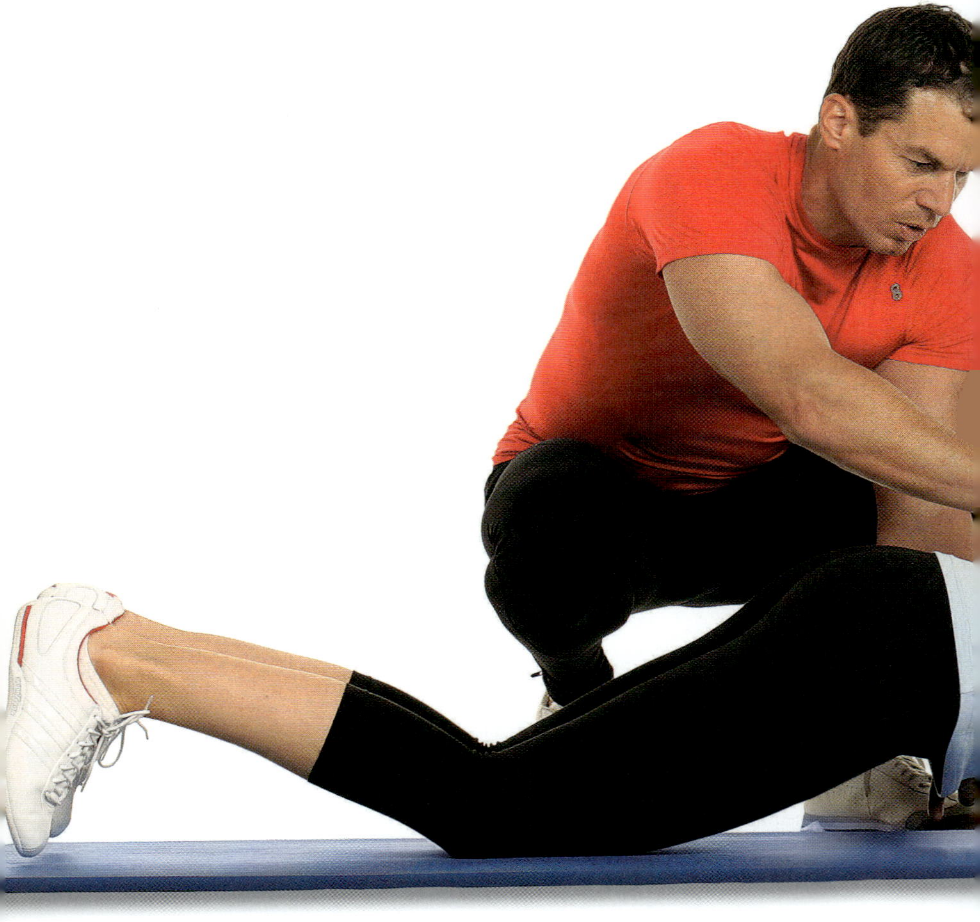

Das Trainingsprogramm

Sie bewegen sich gern und möchten etwas für Ihre Gesundheit tun? Dann ist das Konzept des Functional Trainings genau das Richtige für Sie. Finden Sie mit den Tests heraus, wo Ihre körperlichen Schwachstellen liegen und welches Trainingslevel für Sie optimal ist! So können Sie Ihren ganz persönlichen Trainingsplan zusammenstellen.

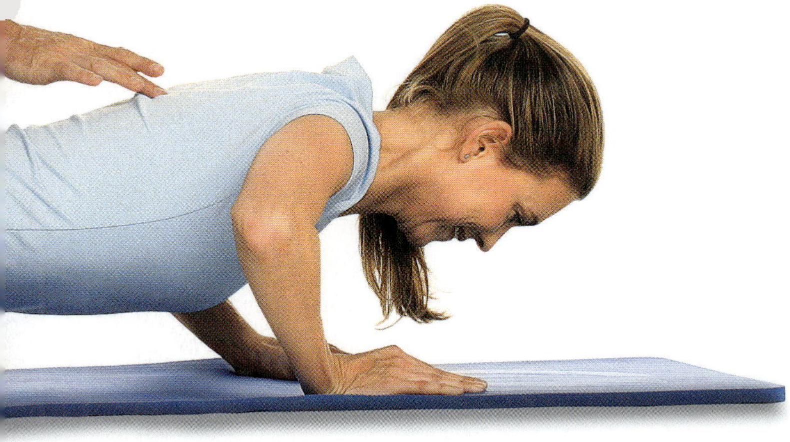

So trainieren Sie richtig

Functional Training ist prinzipiell für alle geeignet, die Sport treiben oder treiben wollen. Für Leistungssportler und Profis genauso wie für Freizeitsportler oder Anfänger, die gerade erst mit ihren sportlichen Aktivitäten beginnen. Auch jeder, der sich im Alltag und in der Freizeit besser und schonender bewegen will und fitter werden möchte, profitiert davon, und zwar unabhängig vom Alter.

Natürlich können Sie, wenn Sie als Sportler Ihr Leben lang regelmäßig Sport getrieben haben, auf einem anderen Niveau in das Training einsteigen, als wenn Sie ein unerfahrener Anfänger sind. Wenn Sie schon älter sind oder gesundheitliche Probleme haben, können Sie Ihren Körper erst allmählich an die Belastung des Trainingsprogramms heranführen. Functional Training fördert vielseitige körperliche Fähigkeiten, wie z. B. die Balancefähigkeit und das Gleichgewicht, die für jeden wichtig sind. Zudem hilft es allen, die nur ganz allgemein fit und beweglich sein wollen, die Bewegungen, die der normale Alltag von ihnen fordert, wie Heben, Tragen, Treppensteigen oder Bücken und Beugen, effizient, funktionell und schonend auszuüben. Functional Training kann also Überlastungen und Abnutzungserscheinungen wirkungsvoll vorbeugen.

Ideal zur Vorbereitung auf viele Sportarten

Ob Fußball, Tennis, Golf, Leichtathletik, Joggen oder Walken – Functional Training ist außerdem besonders zur Vorbereitung für all jene Sportarten geeignet, bei denen der Sportler mit den Füßen auf dem Boden steht und bei denen die Schwerkraft eine Rolle spielt. Denn im Functional Training werden alle Strukturen gestärkt, die auch in der Praxis dieser Sportarten gefordert sind. Probleme mit dem Knie oder anderen Gelenken, wie sie oft bei Menschen auftreten, die mit dem Sport erst spät begonnen haben und deren Muskeln zu schwach sind, um dem Gelenk den nötigen Halt zu geben, können vermieden werden. Dem jungen Sportler, der z. B. in einer Fußballmannschaft spielen will, verhilft Functional Training durch mehr Stabilität zu Kraft und Schnelligkeit und damit zu einer optimalen Form und Leistung.

Für Wassersport und Sportarten wie Radfahren oder Reiten, bei denen Bewegungen nicht gegen die Schwerkraft ausgeübt werden, ist Functional Training dagegen nicht in erster Linie zur Vorbereitung oder zur Leistungssteigerung gedacht. Vor allem beim Fahrradfahren oder Reiten hat es stattdessen hauptsächlich die Aufgabe eines Ausgleichs- und Entlastungstrainings für die hier strapazierten Muskeln, Sehnen und Bänder.

Aufbau des Functional Trainings

Functional Training lässt sich unkompliziert und ohne großen Aufwand zu Hause betreiben. Es ist zwar ein besonders anspruchsvolles Trainingsprogramm, doch Sie sollten in der Lage sein, es ganz allein, ohne Coach oder Trainer, auszuüben. Wie lange und wie intensiv Sie trainieren, hängt von Ihrer körperlichen Verfassung und Ihren persönlichen Zielen ab. Prinzipiell sollte Ihr Training immer nach dem folgenden Schema ablaufen. Wenn Sie nur sehr wenig Zeit haben, reicht es auch, wenn Sie nur das Warm-up und das Präha-Programm (s. u.) machen. So bauen Sie wenigstens gezielt Ihre persönlichen Schwachpunkte ab.

1. **Warm-up:** Jedes Trainingsprogramm beginnt mit dem Warm-up, einem Aufwärmprogramm, das aus wenigen, kurzen Übungen besteht. Diese Übungen bereiten den Körper auf die im Training folgenden Belastungen vor. Die Dauer und die Anzahl der Warm-up-Übungen richten sich nach dem individuellen Bedürfnis des Sportlers, aber auch

nach seiner Befindlichkeit an diesem Tag. In der Regel genügen bereits vier bis fünf Aufwärmübungen.

2. **Präha:** Ganz wichtig ist, dass Sie vor dem eigentlichen Training Ihre persönlichen Präha-Übungen absolvieren. Mit dem Präha-Test (siehe Seite 108f.) können Sie herausfinden, wo Sie Bewegungseinschränkungen haben. Die Übungen helfen Ihnen, diese individuellen Schwachpunkte gezielt abzubauen und so zu vermeiden, dass Sie sich beim Training verletzen.

3. **Trainingsprogramm:** Erst nach dem Warm-up und dem Präha beginnen Sie mit dem eigentlichen Trainingsprogramm. Sie können auf drei unterschiedlichen Leistungsniveaus (Level 1 bis 3) trainieren. Wichtig ist, dass Sie mit dem Kraft- und Stabilitätstest (siehe Seite 136) herausfinden, welches Level der jeweiligen Übungen für Sie das richtige ist. Alle Übungen des Trainingsprogramms basieren auf fundamentalen Bewegungen, die wie Ausfallschritt, Hocke und Kniebeuge zum natürlichen Bewegungsprogramm des Menschen gehören. Die Übungen sollen die wichtigsten Körperregionen – Oberkörper, Beine und Rumpf – stärken.

Oberkörper: Das Trainingsprogramm für den Oberkörper enthält Basisbewegungen wie Drück- und Ziehbewegungen, an denen vor allem Arme und Schultergürtel beteiligt sind.

Beine: Auch für die Hüftregion und die Beine sind Drehen, Drücken oder Ziehen die typischen Basisbewegungen und bilden deshalb die Grundlage für diesen Übungsteil.

Rumpf: Der Rumpf ist die zentrale Säule des menschlichen Körpers, daher ist das Übungsprogramm für den Rumpf am umfangreichsten. Der Schwerpunkt liegt hier auf der Wahrnehmungsschulung der Rumpfmuskulatur. Hinzu kommen Kräftigungs- und Stabilitätsübungen.

4. **Regeneration:** So, wie die Vorbereitung auf das eigentliche Training unerlässlich ist, so wichtig ist es auch, das Training richtig ausklingen zu lassen. Kühlen Sie nach dem Training den erhitzten Kör-

Fitness trotz Zeitmangel

Auch wenn Sie nur wenig Zeit haben, können Sie mit Functional Training Ihre Alltagsfitness steigern und mehr Kraft, Ausdauer und Beweglichkeit entwickeln. Ohne viel Aufwand in den Alltag integrieren lassen sich nämlich die Übungen für das Warm-up und das Präha (siehe Seiten 96 und 104). Maximal 10 Minuten am Tag müssen Sie dafür einplanen. Mit diesem Kurzprogramm wirken Sie gezielt Ihren Bewegungseinschränkungen entgegen und können mit der Zeit Muskeldysbalancen ausgleichen. Letztlich ist ein kurzes, aber regelmäßiges Training effektiver, als sich ein bis zweimal pro Woche auszupowern. Führen Sie die Übungen zum Warm-up und zum Präha-Programm deshalb möglichst täglich aus.

per auf Normaltemperatur ab, und lassen Sie Kreislauf und Puls allmählich ruhiger werden. Diese Abschlussphase des Trainings nennen wir Regeneration (siehe Seite 210).

Persönliche Ziele formulieren

Bevor Sie mit dem Functional Training beginnen und sich Ihr individuelles Programm zusammenstellen, sollten Sie noch ein paar Dinge beachten.

Functional Training bedeutet immer auch sukzessiven und zielgerichteten Trainingsaufbau. Deshalb ist es wichtig, dass Sie sich vor dem Training bereits klar darüber werden, was genau Sie eigentlich erreichen wollen. Wollen Sie Ihre Leistung verbessern, dann können Sie das, indem Sie konsequent das Übungsprogramm durchtrainieren. Haben Sie z. B. auf Level 1 begonnen, so gelingt es Ihnen nach einiger Zeit, auf Level 2 zu trainieren. Wichtig ist dabei aber, dass Sie die Übungen im Level 1 wirklich gut beherrschen, bevor Sie zu dem nächst höheren Level übergehen. Wollen Sie vor allem etwas für Ihre Gesundheit oder Ihre Beweglichkeit tun, ist es ausreichend, wenn Sie sich wenigstens die Zeit für das Warm-up und das Präha nehmen. Lassen Sie sich aber unbedingt beim Arzt durchchecken, bevor Sie mit dem Training beginnen. Er teilt Ihnen mit, wie Sie mit Dysbalancen und Instabilitäten, Haltungsfehlern, Verhärtungen oder alten Verletzungen richtig umgehen. Berücksichtigen Sie das, wenn Sie Ihr individuelles Trainingsprogramm zusammenstellen.

Möglichst wenig Geräte

Unser Grundsatz ist, mit möglichst wenig Geräten auszukommen. Denn teure Sportgeräte und Kraftmaschinen sind meist dazu konstruiert, nur einzelne, ganz bestimmte Muskeln isoliert zu trainieren. Beim Functional Training geht es aber um den Menschen als Ganzes, seine gesamte Muskulatur, seinen ganzen Körper, seinen Geist, seinen Willen, seine Motivation. Vor allem ist bei dieser Form des Trainings aber Körperstabilität gefordert, die sonst durch das Fitnessgerät oder die Kraftmaschine übernommen wird. Das wichtigste »Gerät« beim Functional Training ist deshalb Ihr eigenes Körpergewicht. Es ist immer verfügbar und kostet nichts. Wenn Sie z. B. Ausfallschritte und Liegestützen machen, ist die Bewältigung des eigenen Körpergewichts durchaus eine Herausforderung.

Was Sie benötigen

Zu den Geräten, die wir in diesem Buch einsetzen, gehören außerdem der große Physioball, Kurzhanteln, elastische Bänder und eine Hartschaumrolle.

1. **Großer Physioball:** Für dieses ausgezeichnete Trainingsgerät lohnt es sich, etwas mehr auszugeben. Gute Physiobälle sind etwas strapazierfähiger als die normalen und kosten um die 80 Euro. Bei ei-

Das Fitness-Studio der Zukunft

Functional Training symbolisiert nicht nur eine Denkwende in den Sportwissenschaften, sondern wird unserer Ansicht nach schon in kurzer Zeit Sportvereine, Sportprogramme an den Schulen und Fitness-Studios grundlegend verändern. Lassen Sie uns eine Zeitreise in die Zukunft machen und uns gemeinsam einen Blick in ein Fitness-Studio im Jahr 2015 werfen.

Seile und Bälle animieren zum Spielen

Im Fitness-Studio der Zukunft wird es keine großen Kraftmaschinen geben, die einen an Technik, Schweiß und Arbeit denken lassen, es wird dem Besucher eher vorkommen wie ein Spielplatz für Erwachsene. Manche mag es auch an die Turnhallen aus der Schulzeit erinnern – oder daran, wie sie sich die Turnhalle damals gewünscht hätten.

Es wird hell sein im neuen Fitness-Studio, und luftig. Das Fitness-Studio der Zukunft wird alle Sinne ansprechen, es wird Lust machen auf die ursprünglichen Bewegungen des Functional Trainings, die als genetisches Konzept uns allen vorgegeben sind. Es erinnert auch ein wenig an die natürlichen Gegebenheiten, die unsere Vorfahren in ihrem Alltagsleben bewältigen mussten. Im Fitness-Studio der Zukunft gibt es nämlich vor allem ganz einfache, allen bekannte Sportgeräte. So hängen z. B. viele Seile von der Decke, wie Lianen im Urwald. Sie sind Anreiz und Hilfen, um Höhen aus eigener Kraft zu überwinden, und dienen als Klettergelegenheiten, an denen man wunderbar Greiffunktionen von Händen und Füßen üben kann.

Ganz viele Bälle liegen herum: große wie Medizin- und Physiobälle, kleine zum Werfen. Allein der Anblick von Bällen regt den Spieltrieb und damit die Lust auf Aktivitäten an.

Das Fitness-Studio der Zukunft

Schwebebalken für die Balance

Im Fitness-Studio der Zukunft gibt es Schwebebalken für Erwachsene, die nur 15 Zentimeter über dem Boden angebracht sind und deshalb keine Sturzgefahr bedeuten, aber besonders nützlich für Balanceübungen sind. Sie finden dort höhenverstellbare Kasten wie früher im Turnunterricht, die man zu Treppen und anderen Hindernissen zusammenstellen kann, und Gewichtswesten in verschiedenen Abstufungen. Körpergerechte Hanteln, wie es sie im herkömmlichen Fitness-Studio gibt, muss es auch im Fitness-Studio der Zukunft geben, denn das sind sehr nützliche Trainingsgeräte.

Motivierende Farben und Klänge

Aber es wird nicht nur viele einfache, zu Spiel und Aktivität anregende Geräte geben. Im neuen Fitness-Studio wird es auch sehr farbig zugehen. Der Bereich für Power, also für Kraft und Schnellkraft, wird rote Wände haben, der Bereich für Regeneration und Stretching grüne. Es wird auch Bildschirme geben, die schöne Bilder aus der Welt des Sports zeigen, die motivieren und gute Stimmung machen. Selbstverständlich wird Musik eine große Rolle spielen. Sie wird ebenfalls in den verschiedenen Bereichen unterschiedlich sein, schnell und heiß, wo Kraft und Schnelligkeit trainiert wird, entspannend im Regenerationsbereich.

ner Beschädigung, z. B. einem Nadelstich, darf die Luft nur ganz allmählich entweichen. Für alle, die unter 1,70 Meter groß sind, empfehlen wir für die Übungen einen Ball mit einem Durchmesser von 45 Zentimetern, bei bis zu 1,85 Meter Körpergröße ist ein Ball von 55 Zentimeter Durchmesser ideal. Für noch größere gibt es den Ball mit 65 Zentimeter Durchmesser. Damit weichen wir etwas von den

Herstellerangaben ab, deren Empfehlungen sich in der Regel darauf beziehen, dass der Ball zum Sitzen verwendet wird.

2. **Kurzhanteln:** Das Gewicht der Kurzhanteln sollten Sie von Ihrem ganz persönlichen Können abhängig machen. Für den Anfänger empfiehlt sich zunächst die kleinste Gewichtsstufe. Grundsätzlich optimal für Frauen sind Kurzhanteln mit 1 bis 2 Kilogramm. Für Männer haben sich je nach Trainingsstufe Hanteln zwischen 2 und 4 Kilogramm bewährt. Gerne werden seit Neuestem anstelle der Kurzhanteln auch XCO-Trainer verwendet, das sind speziell angefertigte Aluminiumzylinder, die mit einer losen Masse gefüllt sind und die es in einer Ausführung mit und ohne Griff gibt. Große CXO-Trainer wiegen 1,5 Kilogramm, kleine 630 Gramm.

3. **Miniband:** Dieses ringförmig geschlossene Latexband können Sie in in den meisten gut sortierten Sportgeschäften für wenig Geld kaufen. Alternativ bietet sich auch ein Theraband an, das man zu einem geschlossenen Ring zusammenknotet.

4. **Hartschaumrolle:** Anders als üblicherweise setzen wir die Hartschaumrolle für unser Training als Hilfsmittel zur Mobilisation, z. B. bei der Vorbereitung auf bestimmte Sportarten ein (siehe Seite 220). Statt der Hartschaumrolle können Sie aber auch ein mehrfach gefaltetes Handtuch verwenden.

Warm-up

Jede Trainingsmethode ist nur dann erfolgreich, wenn sie gut vorbereitet wird. Ein Warm-up (Aufwärmen) gehört daher unbedingt dazu. Denn der Körper will eingestimmt sein auf die neuen Aufgaben, die er im Training leisten soll. Das Prinzip jeden Aufwärmtrainings besteht darin, dass man den Körper erst einmal langsam auf Touren bringt. Ganz ähnlich wie beim Autofahren, wo man ja auch nicht gleich mit Vollgas losfährt, weil der Motor erst die volle Leistung bringt, wenn er warm gelaufen ist. Man startet daher beim Warm-up mit Übungen, die den Körper nicht voll auslasten. Diese einfach durchzuführenden Übungen lassen die Körpertemperatur ansteigen und bringen das Herz-Kreislauf-System auf Touren. Dadurch werden die Muskeln besser durchblutet: Sie erwärmen sich und werden besser mit Nährstoffen versorgt. Gleichzeitig verbessert sich ihre Dehn- und Kontraktionsfähigkeit. Sehnen und Bänder werden viel elastischer, wenn sie aufgewärmt sind. Die Gelenke produzieren beim Aufwärmen vermehrt Gelenkschmiere. Die Gelenkknorpel saugen sich voll und werden deutlich dicker. So fördert ein gutes Warm-up-Programm das harmonische Zusammenwirken von Gelenken, Bindegewebe und Muskeln.

Das Prinzip des Warm-ups

Beginnen Sie das Trainingsprogramm immer mit Warm-up-Übungen, und geben Sie so Ihrem Körper Zeit, sich an die neuen Anforderungen zu gewöhnen:

- Der Körper wird schonend auf die nachfolgenden Aufgaben vorbereitet.
- Der Kreislauf kommt auf Touren, Muskeln, Sehnen und Gelenke werden aktiviert.
- Denken Sie daran, dass das Warm-up nur dazu dient, langsam in Schwung zu kommen. Powern Sie sich dabei nicht aus.

Wichtig für die Psyche

Auch für die Psyche ist die Bedeutung des Warm-ups keineswegs zu vernachlässigen. Denn die korrekte Durchführung der Übungen ist auch von der Lernfähigkeit abhängig, also von der Fähigkeit, sich zu konzentrieren. Starke berufliche Belastungen oder familiäre Probleme können die Fähigkeit, sich zu konzentrieren, herabsetzen, sodass es fast nicht mehr möglich ist, den Bewegungsablauf auf Anhieb zu erfassen und die Bewegungen ohne abzusetzen und nachzudenken in ihrer Abfolge auszuführen. Das Warm-up-Programm hilft Ihnen dabei, sich auch mental auf die folgenden Trainingseinheiten einzustellen und allen privaten oder beruflichen Ballast hinter sich zu lassen. Die Übungen, die wir für Sie ausgewählt haben, sollen den gesamten Körper aktivieren und seinen Bewegungsspielraum erweitern, gleichzeitig wird auch die Konzentrationsfähigkeit trainiert.

5 Minuten sind genug

Das Warm-up soll Ihren Körper langsam und schonend auf das eigentliche Trainingsprogramm vorbereiten. Es soll Sie auf keinen Fall ermüden. Lassen Sie sich also Zeit für die Übungen und überdehnen Sie Ihre Muskeln dabei nicht. Es ist völlig ausreichend, wenn Sie bei Ihrem täglichen Trainingsprogramm etwa 5 Minuten für das Warm-up einplanen. Nach einer kurzen Pause können Sie dann mit dem eigentlichen Trainingsprogramm beginnen. Wenn im Laufe der Zeit das Warm-up-Programm zur Routine des Trainingsablaufs gehört, werden Sie merken, wie gut es Ihnen tut.

Rücken und Schultern aufwärmen

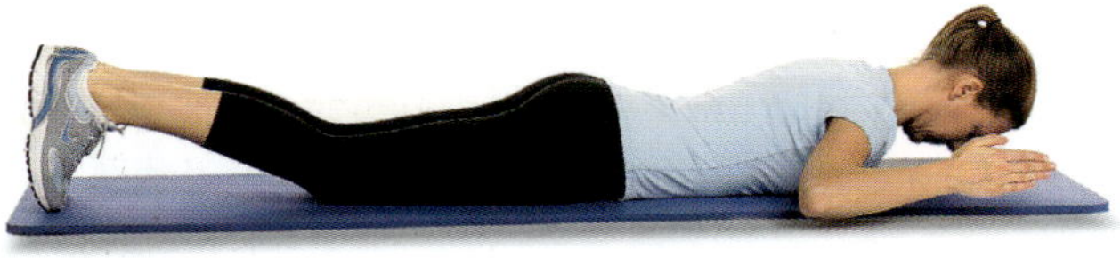

1 In Bauchlage Kopf und Arme leicht anheben. Die Arme seitlich vom Körper wegstrecken und die Ellbogengelenke im 90-Grad-Winkel beugen. Die Finger zeigen nach vorn. Die Beine sind etwa hüftbreit auseinander, die Fußspitzen berühren den Boden.

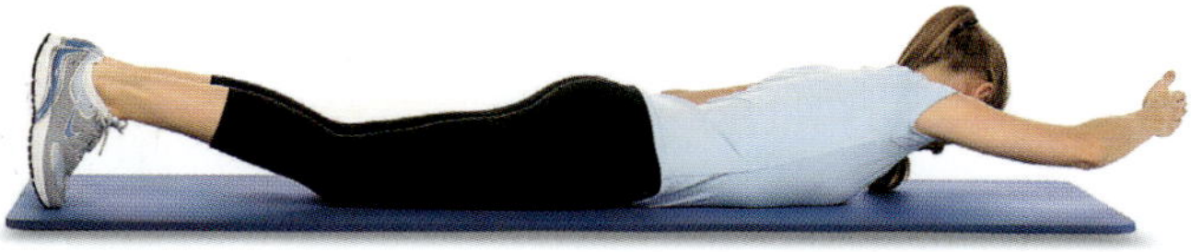

2 Nun den rechten Arm zusammen mit dem Oberkörper nach links bewegen, so, als ob er etwas wegschieben würde. Die Beine bleiben wie in Position 1 liegen.

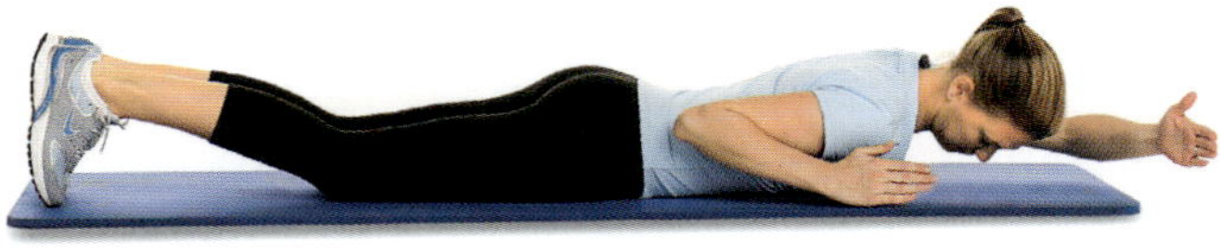

3 Dann den linken Arm zusammen mit dem Oberkörper nach rechts bewegen, so, als ob er etwas wegschieben würde. Dann wieder zurück in Position 1 gehen.
Die Übung 15-mal wiederholen.

WICHTIG: Nur der Oberkörper bewegt sich, die Beine bleiben unbewegt.

Rumpf aufwärmen

1 In Rückenlage beide Beine anheben und in Hüft- und Kniegelenk jeweils im 90-Grad-Winkel beugen. Die Fußspitzen sind angezogen. Die Arme liegen ausgestreckt neben dem Körper, die Handflächen zeigen nach unten. Der Kopf liegt gerade in Verlängerung der Wirbelsäule.

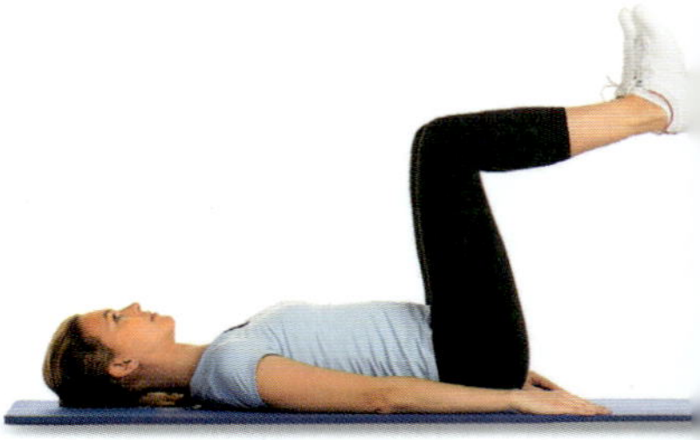

2 Langsam beide Beine parallel zur rechten Seite bewegen, dabei die gebeugte Beinposition halten. Wenn das rechte Bein auf einer gedachten Uhr etwa 14 Uhr anzeigen würde (12 Uhr ist die Körperachse), die Position für etwa 10 Sekunden halten. Der Oberkörper bleibt dabei auf dem Boden liegen. Dann wieder zurück in Position 1 gehen.

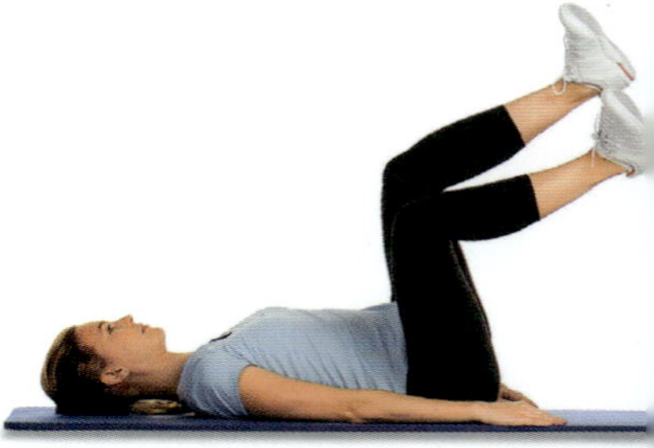

3 Langsam beide Beine parallel zur linken Seite bewegen, dabei die gebeugte Beinposition halten. Wenn das linke Bein auf einer gedachten Uhr etwa 10 Uhr anzeigen würde (12 Uhr ist die Körperachse), die Position für etwa 10 Sekunden halten. Dann wieder zurück in Position 1 gehen. Der Oberkörper bleibt dabei auf dem Boden liegen. Die Übung 2-mal wiederholen.

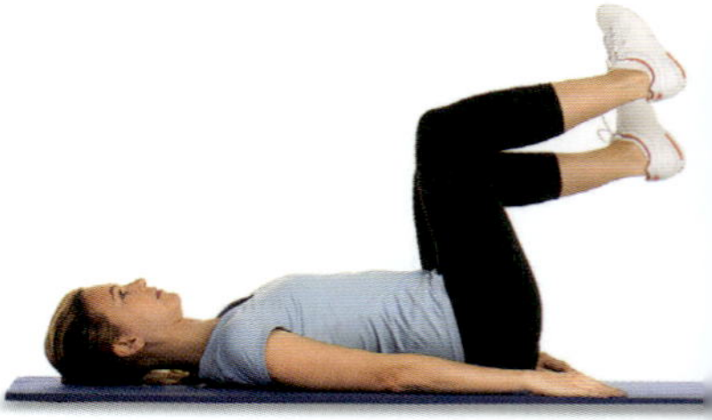

Beine aufwärmen

1 Rückenlage: Der Kopf liegt gerade in Verlängerung der Wirbelsäule. Das rechte Bein auf dem Boden ausstrecken, das linke Bein in Richtung Oberkörper ziehen, bis Oberkörper und Bein möglichst einen 90-Grad-Winkel bilden. Beide Fußspitzen während der Übung anziehen.

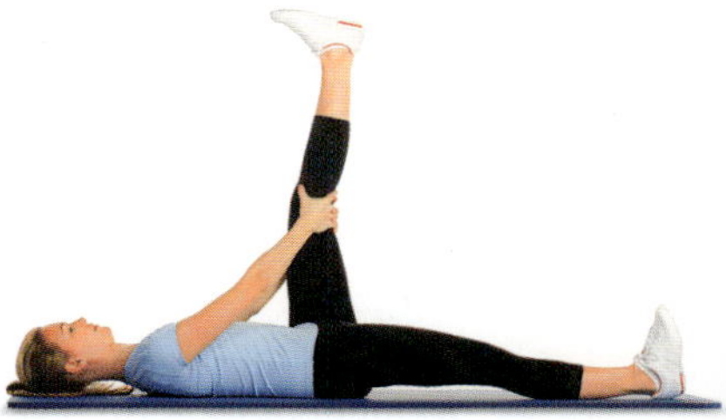

2 Den Oberkörper leicht anheben. Mit beiden Händen in kurz hintereinander gefassten Griffen an dem zur Decke gestreckten Bein so weit wie möglich emporhangeln. Die höchste Position etwa 1 Sekunde halten. Das rechte Bein bleibt während der ganzen Bewegung gestreckt.

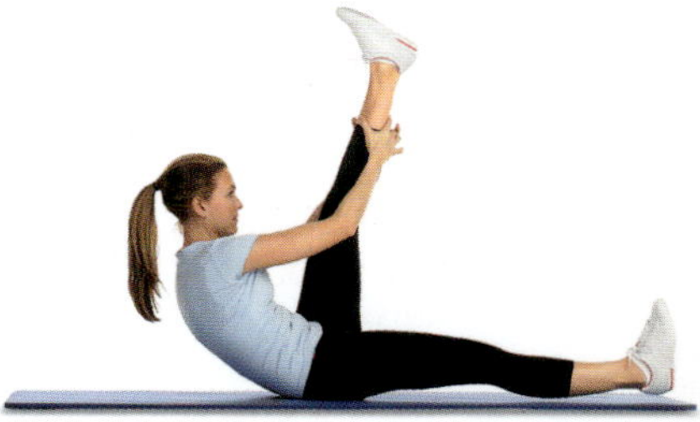

3 Nun mit beiden Händen in kurz hintereinander gefassten Griffen an dem zur Decke gestreckten Bein nach unten wandern. Kopf und Oberkörper dabei senken, bis Position 1 wieder erreicht ist. Das rechte Bein bleibt weiterhin gestreckt.
Die Übung 3-mal wiederholen, dann das Bein wechseln.

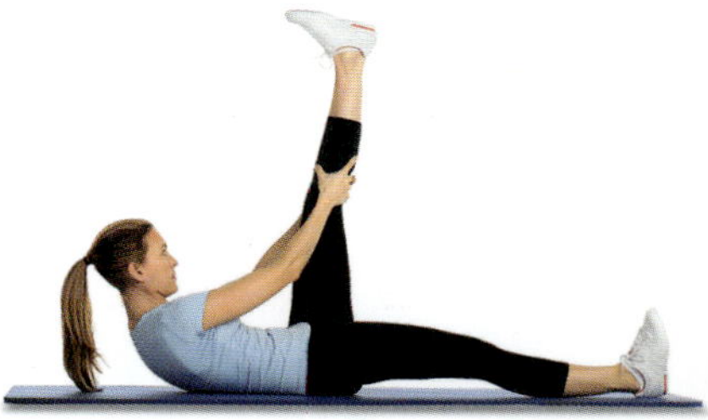

Hüfte, Beine und Arme aufwärmen

Die folgende Aufwärmübung besteht aus einer kombinierten Bewegung, bei der gleichzeitig das vordere Bein gestreckt wird und die Arme nach hinten geführt werden (siehe Schritt 3).

1 In den halben Kniestand gehen, das linke Bein nach vorn aufstellen, das rechte nach hinten abwinkeln, die rechte Fußspitze berührt den Boden. Die Arme sind seitlich neben dem Körper, die Finger zeigen nach unten. Den Oberkörper aufrecht, den Kopf gerade in Verlängerung der Wirbelsäule halten.

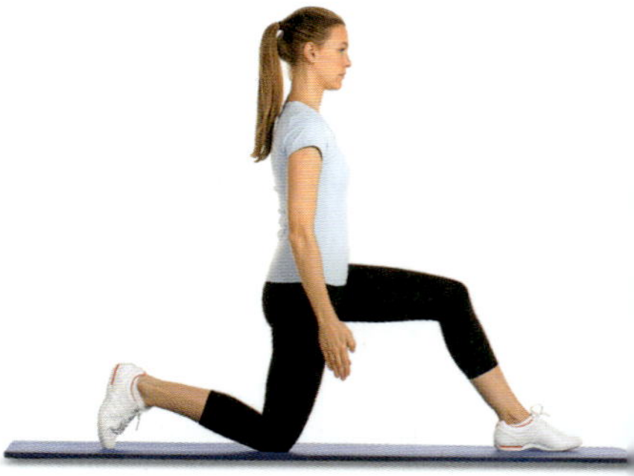

2 Nun das Becken nach vorn kippen und die Hüfte des rechten Beins strecken. Dabei wie in Position 1 das Gesäß anspannen. Die Arme sind seitlich neben dem Körper, die Finger zeigen nach unten. Den Oberkörper aufrecht, den Kopf gerade in Verlängerung der Wirbelsäule halten.

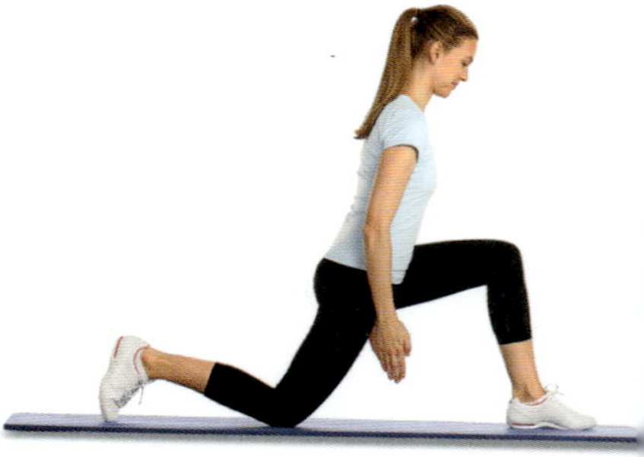

3 Das aufgestellte linke Bein nach vorn strecken. Die Arme auf Schulterhöhe waagerecht zur Seite nehmen und dabei möglichst weit nach hinten bewegen. Die Handflächen zeigen nach oben. Den Oberkörper aufrecht, den Kopf gerade in Verlängerung der Wirbelsäule halten.

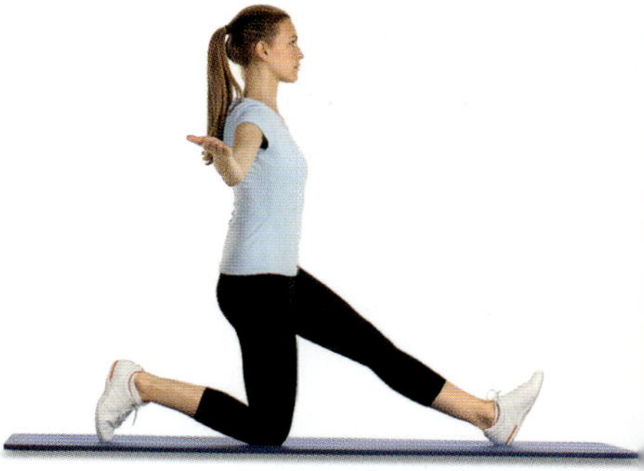

4 Das linke Bein wieder aufstellen. Dabei die Arme nach vorn nehmen und beide Hände auf das angewinkelte Knie legen. Den Oberkörper aufrecht, den Kopf gerade in Verlängerung der Wirbelsäule halten. Dann die Beinstellung wechseln.
Die Übung im Wechsel 4-mal wiederholen.

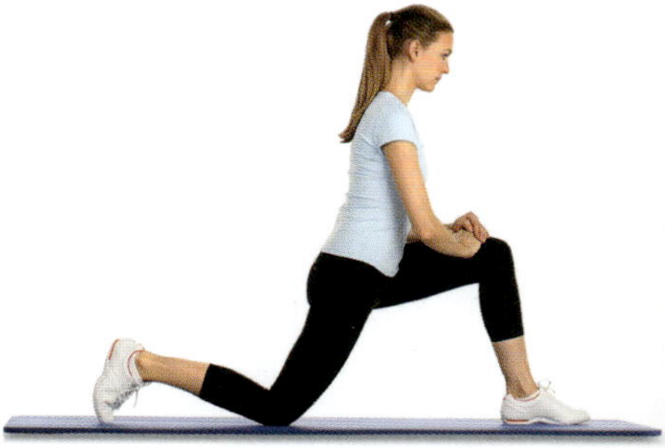

WICHTIG: Prägen Sie sich die Bewegungen gut ein, damit Sie die Übung flüssig durchführen können.

Präha: Muskelverkürzungen erkennen, Verletzungen vorbeugen

Was Rehabilitation bedeutet, weiß jeder, nämlich die Wiederherstellung der Gesundheit eines Menschen nach einer Krankheit, einem Unfall oder einer Verletzung. Einen geschädigten Körper wieder in einen gesunden Zustand zu versetzen, ist meist schwierig und mühsam, denn Muskeln, die nicht ständig bewegt und benutzt werden, schwinden erschreckend schnell. »If you don't use it, you loose it« – was man nicht benutzt, verliert man –, sagen unsere amerikanischen Kollegen, und sie haben völlig recht. Das kann jeder Gesunde leicht bei sich selbst feststellen. Oft reicht es schon, den Arm ein paar Tage lang in einer Schlinge zu tragen, ihn also nicht zu benutzen, um die Muskeln zu schwächen oder schwinden zu lassen. Wie schwerwiegend muss also der Muskelschwund sein, wenn die Muskeln mehrere Wochen oder Monate nach einer Verletzung nicht in Aktion treten konnten! Rehabilitation versucht, die Folgen von Krankheit, Verletzung oder Unfall wieder zu beheben, d.h., den Muskelschwund und die Beeinträchtigung des Bewegungsapparats mithilfe von entsprechenden Übungen rückgängig zu machen und so die Gesundheit und die Bewegungsfähigkeit des Kranken wiederherzustellen.

Besser Vorsorge als Nachsorge

Physiotherapeuten, Mediziner und Trainer haben immer wieder die Erfahrung gemacht, dass mit den Übungen zur Rehabilitation nicht nur die Bewegungsfähigkeit von Kranken wiederhergestellt werden kann. Vielmehr können Verletzungen schon im Vorfeld vermieden werden, indem der Bewegungsapparat ganz gezielt aufgebaut und gestärkt wird. Im Laufe der Zeit entstand daraus ein eigenes Programm zur Prävention, das man analog zur Rehabilitation »Prähabilitation« nannte.

Prävention, also das Vermeiden und das Vorbeugen von Krankheiten bzw. Verletzungen, wird in allen medizinischen Bereichen das Programm der Zukunft sein. Aus der Entstehungsgeschichte beispielsweise von Krebserkrankungen, Zahnkrankheiten, Herz-Kreislauf-Leiden oder Diabetes weiß man heute, welch wichtige Rolle die Vorbeugung insgesamt für den Erhalt der Gesundheit spielt, sei es durch die richtige Ernährung, durch regelmäßige Kontrollen oder durch das Vermeiden schädlicher Einflüsse auf den menschlichen Körper. Um sich die Gesundheit und die Freude am Sport (und besonders auch am Leistungssport) zu erhalten, ist das Wissen darüber, wie man Verletzungen vermeidet, die den an sich gesunden Sport zum Gesundheitsrisiko machen, einfach unerlässlich.

Das neue Präha-Programm

Man muss davon ausgehen, dass jeder Mensch bestimmte körperliche Schwachpunkte besitzt, die erworben oder genetisch bedingt sein können. Meist ist es dem Einzelnen gar nicht bekannt, welche Bewegungseinschränkungen, Dysbalancen, Instabilitäten, Muskelverkürzungen oder Gewebebeschaffenheiten bei ihm vorliegen. Insbesondere wer mit einem Trainingsprogramm oder einer neuen Sportart beginnen möchte, sollte deshalb zunächst eine medizinische Untersuchung absolvieren, um seine individuellen körperlichen Schwachpunkte oder Bewegungseinschränkungen kennenzulernen.

Das neue Prähabilitationsprogramm, kurz Präha genannt, umfasst sowohl ein bestimmtes Trainingsprogramm als auch spezielle Übungstests, mithilfe derer jeder herausfinden kann, welche unterstützenden Übungen er benötigt. Wer nämlich seine Schwachpunkte nicht kennt, benutzt bei bestimmten Bewegungen womöglich ungeeignete Muskeln oder kinetische Muskelketten, um die schwachen oder in der Bewegung eingeschränkten Körperteile zu schonen. Infolge dieser falschen Beanspruchung bzw. Überbeanspruchung können dann schwere Verletzungen auftreten oder sich Spätfolgen wie Gelenkentzündungen entwickeln. Folgendes Beispiel mag das verdeutlichen: Ein Golfspieler leidet unter einer angeborenen Steifheit der Hüfte und dazu an einer erworbenen Bewegungseinschränkung der Schulter – etwa durch eine falsche Körperhaltung. Beim Abschlagen des Golfballs vollzieht der Körper eine dynamische Drehbewegung von etwa 160 bis 180 Grad. Normalerweise sind Hüfte, Brustwirbelsäule und Schulter überwiegend an dieser Drehbewegung beteiligt. Sind diese Körperteile in ihrer Funktion aber beeinträchtigt und können die Drehbewegung nicht ausreichend mitmachen, verlagert sich die Bewegung infolgedessen auf die Lendenwirbel. Jeder der fünf Lendenwirbel verträgt aber nur eine Drehung von maximal fünf Grad. Es ist also abzusehen, dass der Golfspieler langfristig ernsthafte Probleme mit seiner Lendenwirbelsäule bekommen wird, wenn er die Bewegungseinschränkungen nicht beheben kann.

Schmerzen müssen nicht sein

Viele, die Sport treiben, vor allem diejenigen, die in ihrem Sport besonders fortgeschritten sind, leiden nicht selten unter Schmerzen als Folge von Überbeanspruchungen. Häufig entstehen diese Beschwerden aufgrund einseitiger Belastungen. Dem Körper fehlt die Ausgeglichenheit, die Balance. Werden nur isolierte Muskeln trainiert, nicht

Die sechs Präha-Übungen

Das Prähabilitationsprogramm umfasst sechs spezielle Tests samt daraus folgenden Übungen, die die wichtigsten kinetischen Muskelketten berücksichtigen. Führen Sie nacheinander die Tests sorgfältig aus, und entdecken Sie dabei, wie es um Ihre Beweglichkeit in folgenden Muskelbereichen steht:

- Rumpf und Wirbelsäule (siehe Seite 112)
- Hüftstrecker und -beuger (siehe Seite 115, 118)
- Brustwirbelsäule und Schulterbereich (siehe Seite 121)
- Oberschenkel-Vorderseite (siehe Seite 124)
- Oberschenkel-Rückseite (siehe Seite 127)
- Sprunggelenke, Oberkörper (siehe Seite 130)

aber auch diejenigen, die ebenfalls für die Funktion des Sports wichtig sind, entsteht ein Ungleichgewicht beim Muskelaufbau. Vereinfacht ausgedrückt, kann zum Beispiel ein zu schwacher Haltemuskel einen überentwickelten Bewegungsmuskel »nicht mehr halten«. Die Kräfte sind unausgewogen und ein Körper, der nicht in der Balance ist, wird vermehrt von Schmerzen geplagt. Letztere sind aber immer ein zuverlässiges Zeichen für eine Dysbalance.

Eine aktuelle Studie aus den USA zeigt, wie wichtig es ist, solche vernachlässigten Muskelpartien und kinetische Ketten zu trainieren: Studenten, die Sport trieben, wurden in zwei Gruppen eingeteilt. Eine bestand aus Studenten, die sich beim Sport verletzt hatten, die andere aus Studenten, die unverletzt geblieben waren. Beide Gruppen wurden körperlich eingehend untersucht. Dabei zeigte es sich, dass die Gruppe, die Sportverletzungen am Bein aufwies, eine signifikant schwächere Außenrotationsmuskulatur der Hüfte besaß. Bei der Gruppe, die sich nicht verletzt hatte, war die Muskulatur an den

Hüften und am Gesäß deutlich kräftiger. Die Kräftigung bestimmter Muskelgruppen war also unerlässlich, um Verletzungen beim Training zu vermeiden. Gerade die Bedeutung des Gesäßmuskels wird in vielen Trainingsprogrammen unterschätzt.

Erst testen, dann üben

Alle Präha-Übungen sind stets auf die jeweils persönliche Verfassung, auf den persönlichen Fitness-Grad und auf die körperlichen Schwachpunkte des Trainierenden ausgerichtet. Damit Sie herausfinden können, welche Übungen zu Ihrem Vor-Trainingsprogramm gehören sollten, stellen wir Ihnen im Folgenden sechs Präha-Tests vor, die Sie am besten sorgfältig nacheinander durchführen. Das jeweilige Testergebnis zeigt Ihnen dann ganz konkret, wo Ihre körperlichen Schwachpunkte liegen, also wo Sie etwa Muskelverkürzungen haben oder welche Gelenke in der Beweglichkeit eingeschränkt sind. Das Testergebnis weist Sie zudem darauf hin, mithilfe welcher Übungen Sie eventuelle Bewegungseinschränkungen, Dysbalancen sowie Dysfunktionen aufheben und deren Auswirkungen stark vermindern können, indem Sie die für Sie wichtigen Körperpartien kräftigen.

Finden Sie zum Beispiel aufgrund eines Tests heraus, dass Ihre Oberschenkel-Vorderseite oder auch Ihre Schulterpartie kraftlos oder nur schwach ausgebildet ist, so führen Sie die zur Kräftigung des Oberschenkels (siehe Seite 126) oder der Schulterpartie (siehe Seite 123) angegebene Übung aus. Gerade wenn Sie mit einem bestimmten

---

WICHTIG: Bei keinem der Präha-Tests dürfen irgendwelche Schmerzen in einem Körperteil auftreten, leichte Dehngefühle sind dagegen normal. Treten jedoch Schmerzen auf, ist der Test sofort abzubrechen. Wenden Sie sich in diesem Fall an Ihren Arzt.

Trainingsprogramm beginnen möchten, ist es empfehlenswert, die entsprechenden Präha-Übungen zu absolvieren. In der Regel werden schon einige wenige Übungen ausreichen, die Sie möglichst regelmäßig vor Ihrem eigentlichen Training durchführen sollten. Häufig genügt es sogar, ein- oder zweimal die jeweilige Präha-Übung zu absolvieren. Es kann sein, dass sich Ihre Präha-Übungen im Verlauf des Trainingsprogramms ändern, je nach den Fortschritten, die Sie machen. Es kann aber ebenso sein, dass die Übungen immer gleich bleiben müssen, beispielsweise wenn Sie unter einer angeborenen Steifheit der Hüfte leiden sollten. Wie viele und welche Übungen Ihr Präha-Programm umfasst, hängt, wie schon erwähnt, von Ihrem jeweiligen Testergebnis ab.

Sich richtig bewegen lernen

Selbst wenn Sie nicht vorhaben, in ein bestimmtes Trainingsprogramm einzusteigen, sind die Präha-Übungen überaus empfehlenswert. Denn mithilfe dieser Übungen können Sie nicht nur Ihre individuellen Schwachpunkte beheben und Verletzungen vorbeugen, sondern Sie können insgesamt für mehr Beweglichkeit sorgen. Und das wird Ihnen sowohl im Sport als auch im alltäglichen Leben sehr zupasskommen. Denn Sie lernen, die geeigneten Muskeln zu benutzen, das heißt, sich richtig zu bewegen, richtig zu tragen, zu heben oder Treppen zu steigen. Damit schonen Sie Ihren Bewegungsapparat, werden insgesamt viel beweglicher und bleiben es auch länger.

Selbst wenn Sie bereits älter oder ungeübt sind und vorwiegend aus Gründen der Gesundheit und/oder des Wohlbefindens wandern, walken, joggen, bergwandern, golfen oder Tennis spielen, sollten Sie regelmäßig Ihre jeweiligen Präha-Übungen durchführen. Und bald schon werden Sie feststellen können, dass Ihnen diese Übungen helfen, ohne viel Aufwand fitter zu werden.

Tragende Säule des Körpers – der Rumpf

Tief in unserem Rumpf liegen viele kleine Muskeln, die für die Stabilität des Körpers eine unschätzbare Aufgabe haben.
So muss z. B. bei einem Speerwurf die Kontraktion der Rumpfmuskeln und die der Arm- und Beinmuskeln genau aufeinander abgestimmt werden. Dabei gilt es, sowohl die Körperachse und die beteiligten Gelenke zu stabilisieren als auch dem Speer durch die gezielte Bewegung von Armen und Beinen die notwendige Geschwindigkeit mitzugeben.

Im Unterschied zu den Arm- und Beinmuskeln werden die Muskeln des Rumpfs nicht nur von einer primären und einer sekundären Nervenverbindung versorgt. Bis zu neun verschiedene Nerven, die unterschiedlichen Segmenten des Rückenmarks von der Brust- bis zur Lendenwirbelsäule entstammen, steuern die Rumpfmuskeln an. Gibt das Gehirn das entsprechende Signal, übertragen sogenannte efferente Nervenfasern die Erregung auf die Muskeln und bewirken, dass sie sich kontrahieren. Die Vielzahl dieser Nerven, die jeden einzelnen Rumpfmuskel innervieren, macht allein schon deutlich, wie wichtig eine genaue Steuerung der Rumpfmuskulatur ist. Daneben erklärt sich dieser erhöhte Aufwand auch aus der besonderen, vitalen Bedeutung der Bauchhöhle: Im Bauchraum befinden sich immerhin so zentrale Organe wie die Lunge, das Herz und die Verdauungsorgane. Informationen wie Schmerzen oder Temperaturempfinden leiten dann afferente Nervenfasern von den Rumpfmuskeln zurück zum Gehirn.

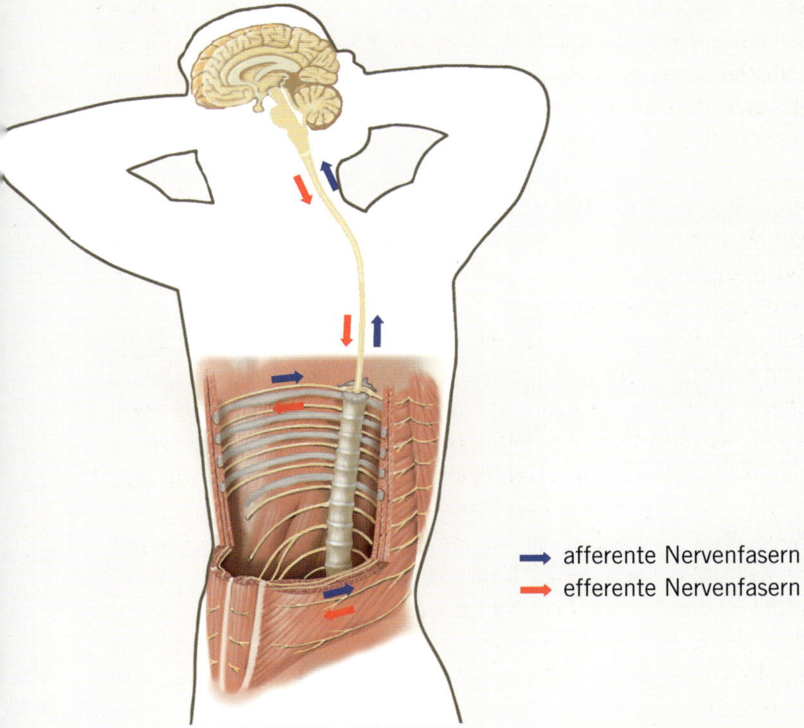
afferente Nervenfasern
efferente Nervenfasern

Rumpf und Wirbelsäule

Der Test

Testen Sie mit dieser Übung Ihre Fähigkeit, die Wirbelsäule ganz aufzurichten und dabei zugleich die tiefe Rumpfmuskulatur bewusst wahrzunehmen und zu kontrollieren.

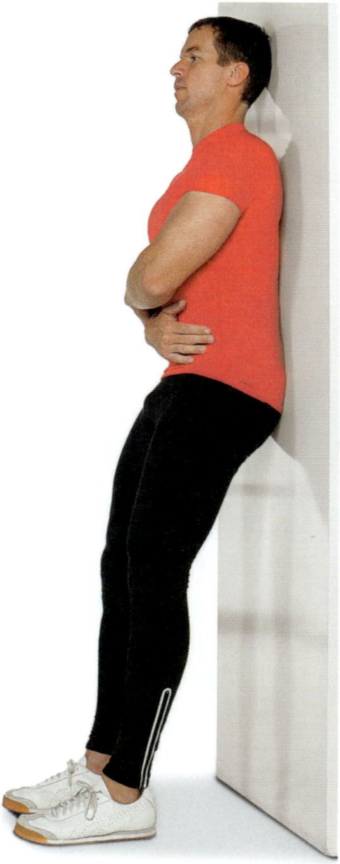

Ausgangsposition: Im Abstand von etwa einer Fußlänge mit dem Rücken vor eine Wand oder einen Türstock stellen, die Füße stehen parallel und etwa hüftbreit auseinander. Die Kniegelenke sind gestreckt. Oberkörper und Kopf sind an die Wand gelehnt.

Nun den Hinterkopf, beide Schultern und den unteren Teil der Wirbelsäule an die Wand pressen. Die Hände dabei auf die Region des Bauchnabels legen.

☺ Es gelingt Ihnen problemlos, den Hinterkopf, beide Schultern und die untere Wirbelsäule an die Wand zu pressen.

☹ Es gelingt Ihnen nicht, den Hinterkopf, beide Schultern und die untere Wirbelsäule gleichzeitig an die Wand zu pressen.

Auswertung

Berühren alle Bereiche des Rückens die Wand?

✔ **Berühren sowohl Hinterkopf, beide Schultern als auch die untere Wirbelsäule gleichzeitig die Wand,** sind Ihre Bauchmuskeln ausreichend trainiert und die Wirbelsäule kann ohne Probleme aufgerichtet werden.

> Prima, Sie können auf die nachfolgende Übung (siehe Seite 114) verzichten.

✔ **Berühren Hinterkopf, beide Schultern sowie der untere Teil der Wirbelsäule nicht gleichzeitig die Wand,** können Sie Ihre tiefe Bauchmuskulatur nur schwer kontrollieren und Ihre Wirbelsäule nur eingeschränkt aufrichten.

> Um sowohl die Bauchmuskulatur als auch die Wirbelsäule zu trainieren, gehört die Übung (siehe Seite 114) in Ihr persönliches Präha-Programm.

Die Übung

Mit dieser Übung lernen Sie, die tiefe horizontale Bauchmuskulatur bewusst wahrzunehmen und gleichzeitig zu trainieren.

Im Abstand von eineinhalb bis zwei Fußlängen mit dem Rücken vor eine Wand oder einen Türstock stellen, die Füße stehen parallel und etwa hüftbreit auseinander, die Kniegelenke sind leicht gebeugt. Die Hände auf den Bauch legen. Den Hinterkopf, beide Schultern und den unteren Teil der Wirbelsäule an die Wand pressen. Die tiefe Rumpfmuskulatur anspannen und den Bauchnabel in Richtung Wirbelsäule ziehen. Die Spannung 1 bis 2 Sekunden halten, danach wieder locker lassen.
Die Übung 10-mal wiederholen.

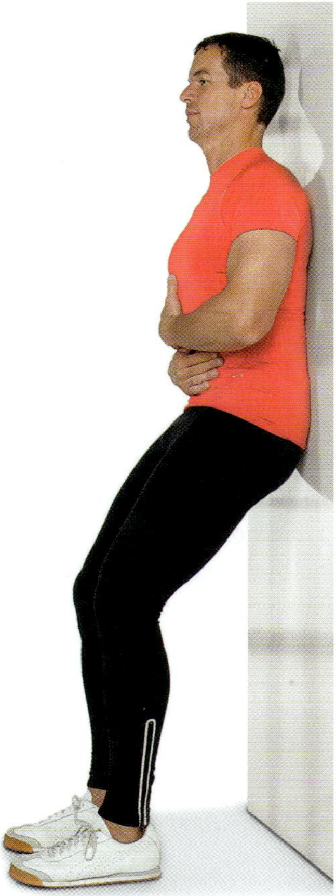

Diese Muskelgruppen trainieren Sie

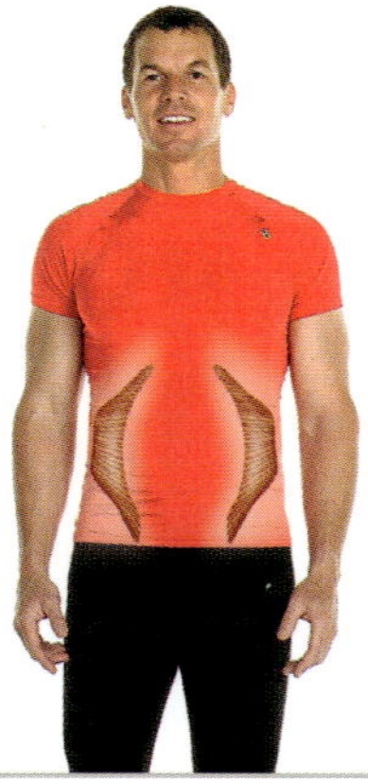

Hüftstrecker

Der Test

Mithilfe dieses Tests erfahren Sie anhand des gebeugten Beins, wie es um die Beweglichkeit Ihrer Hüftstreckmuskulatur am Gesäß steht:

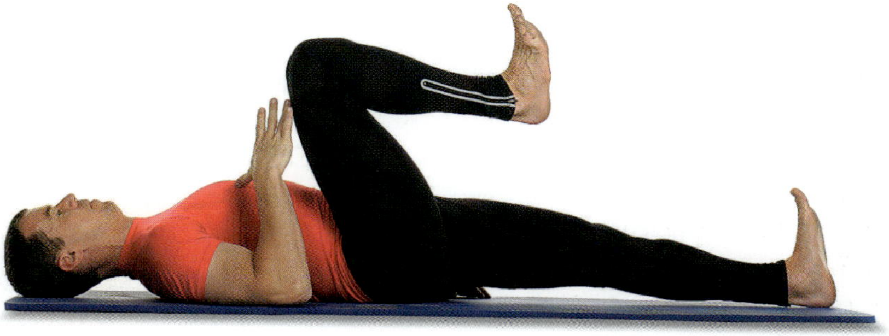

In Rückenlage das rechte Bein anheben und das Kniegelenk beugen. Die Füße sind jeweils angewinkelt. Den Kopf gerade in Verlängerung der Wirbelsäule halten. Nun das rechte Knie ohne Zuhilfenahme der Hände möglichst nah (näher als eine Handspanne Abstand) an den Bauch ziehen.

☺ Es gelingt Ihnen problemlos, das rechte Knie weniger als eine Handspanne nah an den Bauch zu ziehen.

☹ Es gelingt Ihnen nicht, das rechte Knie nah an den Bauch zu ziehen. Wiederholen Sie den Test anschließend auch mit dem linken Knie.

Auswertung

Wie groß ist der Abstand zwischen Knie und Bauch?

✔ **Ist das rechte bzw. das linke Knie weniger als eine Handspanne vom Bauch entfernt,** ist Ihre Hüftstreckmuskulatur am Gesäß auf beiden Seiten ausreichend beweglich.

> Prima, Sie können auf die nachfolgende Übung (siehe Seite 117) für die rechte Seite verzichten.

✔ **Ist das rechte Knie mehr als eine Handspanne vom Bauch entfernt,** hat die Hüftstreckmuskulatur am Gesäß die Beweglichkeit verloren.

> Um die rechte Hüftstreckmuskulatur am Gesäß zu trainieren, sollte unbedingt die Übung (siehe Seite 117) für das gebeugte rechte Bein zu Ihrem Präha-Programm gehören.

✔ **Ist das linke Knie mehr als eine Handspanne vom Bauch entfernt,** hat die Hüftstreckmuskulatur am Gesäß die Beweglichkeit verloren.

> Um die linke Hüftstreckmuskulatur am Gesäß zu trainieren, sollte unbedingt die Übung (siehe Seite 117) für das gebeugte linke Bein zu Ihrem Präha-Programm gehören.

Die Übung

Mit dieser Übung sorgen Sie für mehr Beweglichkeit Ihrer Hüftstreckmuskulatur und mobilisieren gleichzeitig Ihr Hüftgelenk.

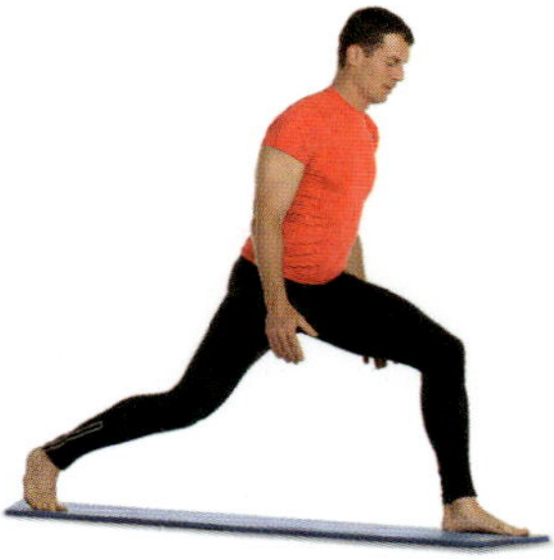

1. Mit dem linken Bein einen großen Ausfallschritt nach vorn machen. Das rechte hintere Bein strecken, nur die Fußspitze berührt den Boden, die Ferse wird nicht abgesetzt.

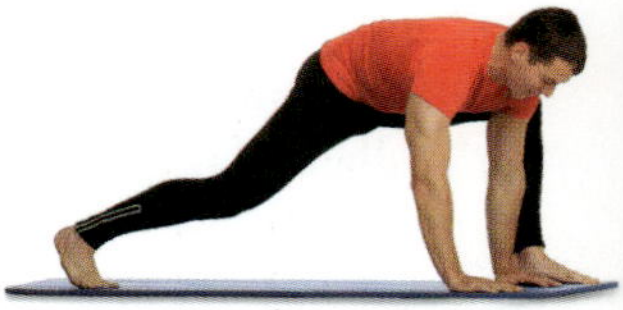

2. Den Oberkörper nach vorn beugen, dabei beide Arme nach vorn nehmen. Die Hände neben dem vorderen Fuß auf den Boden stützen.

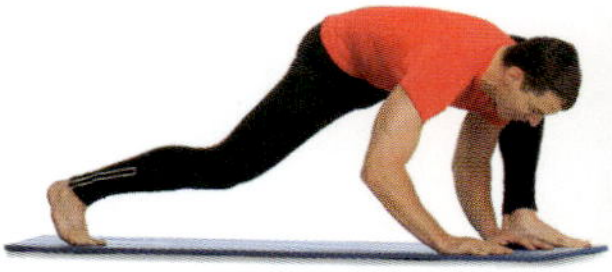

3. Nun, wie beim Liegestütz, die Ellbogengelenke beugen. Diese Position etwa einen Atemzug lang halten.
Die Übung 10-mal wiederholen, dann die Seite wechseln.

Diese Muskelgruppen trainieren Sie

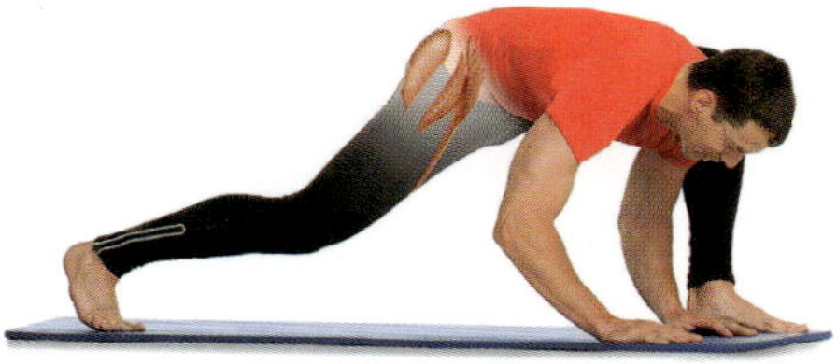

Hüftbeuger

Der Test

Ob und inwieweit Ihre Hüftbeugemuskeln am vorderen Oberschenkel und an der Hüfte verkürzt sind, erfahren Sie mithilfe dieses Tests.

In Rückenlage das rechte Bein anheben und das Kniegelenk beugen. Nun das rechte Knie möglichst weit in Richtung Bauch ziehen. Die Hände umfassen dabei das rechte Knie. Das linke Bein sollte so gestreckt wie möglich auf dem Boden liegen bleiben.

☺ Es gelingt Ihnen problemlos, das gestreckte linke Bein während der Testbewegung am Boden zu halten.

☹ Es gelingt Ihnen nicht, das gestreckte linke Bein am Boden zu halten. Wiederholen Sie den Test anschließend auch mit dem rechten Bein.

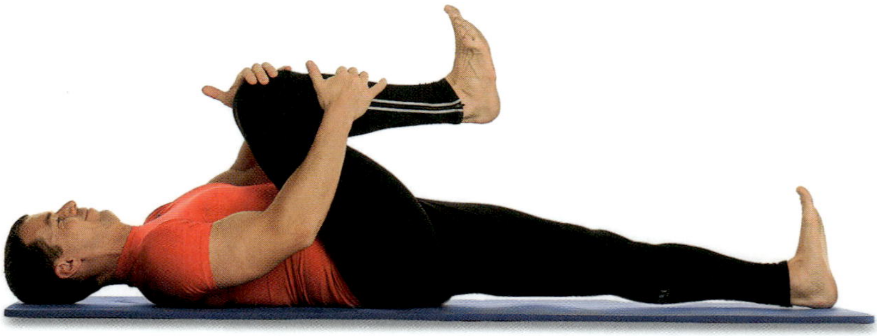

Auswertung

Bleiben Ferse und Wade am Boden liegen?

✔ **Heben sich die linke bzw. rechte Ferse oder Wade des gestreckten Beins bei der Testbewegung nicht vom Boden ab,** ist die Hüftbeugemuskulatur am vorderen linken bzw. rechten Oberschenkel und an der Hüfte nicht verkürzt.

> Prima, Sie können auf die nachfolgende Übung (siehe Seite 120) verzichten.

✔ **Heben sich die linke Ferse oder Wade des gestreckten Beins bei der Testbewegung vom Boden ab,** ist die linke Hüftbeugemuskulatur am vorderen Oberschenkel und an der Hüfte verkürzt.

> Um die linken Hüftbeugemuskeln an Oberschenkel und Hüfte zu trainieren, sollten Sie die Übung (siehe Seite 120) für das linke Bein ausführen.

✔ **Heben sich die rechte Ferse oder Wade des gestreckten Beins bei der Testbewegung vom Boden ab,** ist die rechte Hüftbeugemuskulatur am vorderen Oberschenkel und an der Hüfte verkürzt.

> Um die rechten Hüftbeugemuskeln an Oberschenkel und Hüfte zu trainieren, sollten Sie die Übung (siehe Seite 120) für das rechte gestreckte Bein ausführen.

Die Übung

Diese Übung hilft Ihnen, die verkürzte Hüftbeugemuskulatur am vorderen Oberschenkel und an der Hüfte wieder zu dehnen.

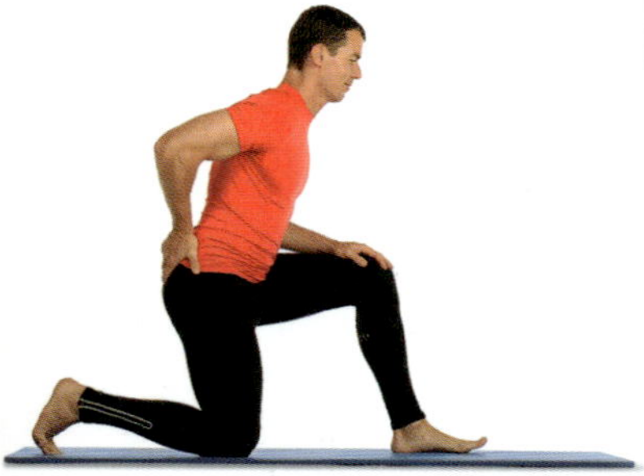

1 In den halben Kniestand gehen, das linke Bein nach vorn aufstellen, das rechte nach hinten abwinkeln, die rechte Fußspitze berührt den Boden. Der Oberkörper ist aufgerichtet, der Rücken gerade. Den Kopf gerade in Verlängerung der Wirbelsäule halten. Die linke Hand auf den linken Oberschenkel legen, die rechte Hand auf die rechte Hüfte.

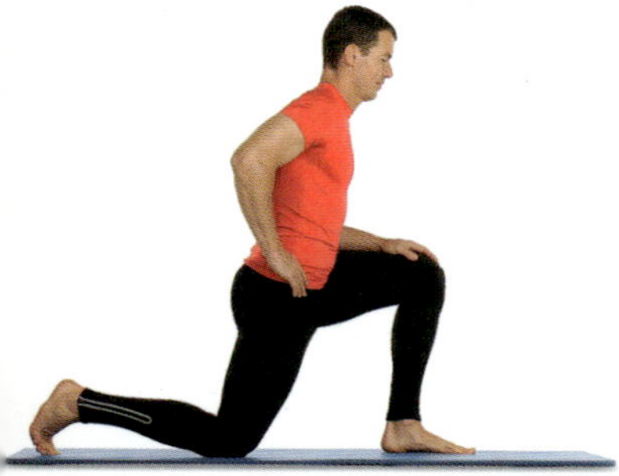

2 Nun das Gesäß anspannen und die Spannung 1 bis 2 Sekunden halten, danach wieder locker lassen. Die Übung 10-mal wiederholen, dann die Seite wechseln.

Diese Muskelgruppen trainieren Sie

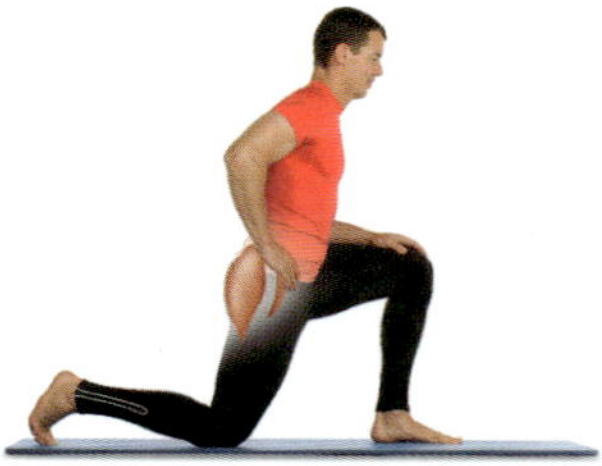

Brustwirbelsäule und Schulterbereich

Der Test

Mit diesem Test lässt sich sowohl die Dreh-Beweglichkeit der Brustwirbelsäule testen als auch die Flexibilität der Muskulatur im Brust- und im vorderen Schulterbereich. Sie benötigen dafür eine Matte und ein Kissen.

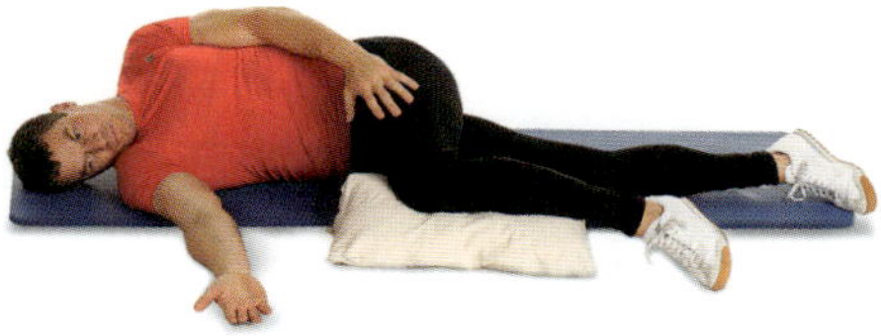

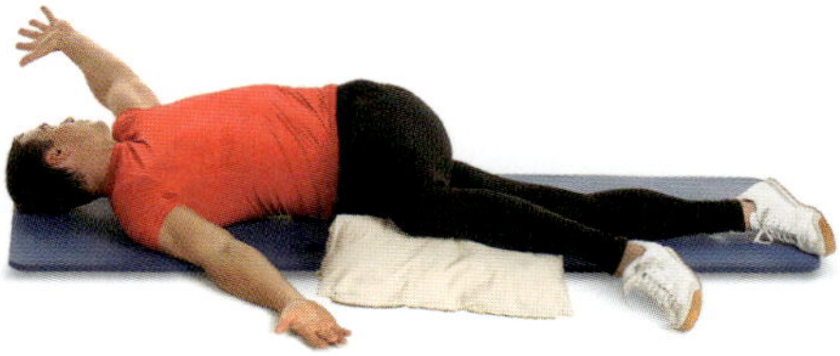

Ausgangsposition: In Rückenlage den Oberkörper und die linke Hüfte nach rechts drehen, dabei das linke Bein anwinkeln und in Hüfthöhe auf der rechten Seite auf ein Kissen ablegen. Das rechte Bein ist gestreckt. Der linke Arm liegt auf dem linken Oberschenkel.

☺ Es gelingt Ihnen problemlos, den linken Arm so weit nach links außen zu führen, dass er den Boden berührt. Der Oberkörper dreht sich mit, die Hüfte nicht. Das linke Knie ist in das Kissen gedrückt. Der rechte Arm bleibt gestreckt auf dem Boden.

☹ Es gelingt Ihnen nicht, den linken Arm so weit nach links außen zu führen, dass er den Boden berührt.
Wiederholen Sie den Test auch auf der anderen Seite.

Auswertung

Wie weit kommt Ihr Arm?

✔ **Berührt der Arm während der ganzen Bewegung den Boden,** sind Ihre Brustwirbelsäule sowie Ihr Schulter- und Brustbereich gut beweglich.

> Prima, Sie können auf die nachfolgende Übung (siehe Seite 123) verzichten.

✔ **Berührt Ihr Arm während der ganzen Bewegung den Boden nicht,** sind die Dreh-Beweglichkeit Ihrer Brustwirbelsäule sowie die Flexibilität Ihres Schulter- und Brustbereichs eingeschränkt.

> Um die Dreh-Beweglichkeit Ihrer Brustwirbelsäule und die Flexibilität Ihres Schulter- und Brustbereichs wieder zu verbessern, sollten Sie unbedingt trainieren und die Übung (siehe Seite 123) aus dem Präha-Programm ausführen.

Die Übung

Mit dieser Übung verbessern Sie die Dreh-Beweglichkeit der Brustwirbelsäule sowie die Flexibilität des Schulter- und Brustbereichs.

1 Aus dem Vierfüßlerstand die Hände mit den gestreckten Armen weit nach vorn schieben. Den Oberkörper möglichst tief in Richtung Boden bewegen. Der Rücken ist gerade, den Kopf in Verlängerung der Wirbelsäule halten.

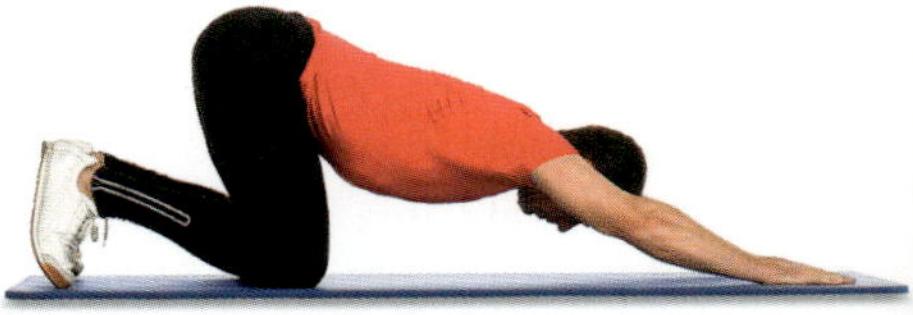

2 Nun den rechten Arm beugen und die rechte Hand auf den Hinterkopf legen.

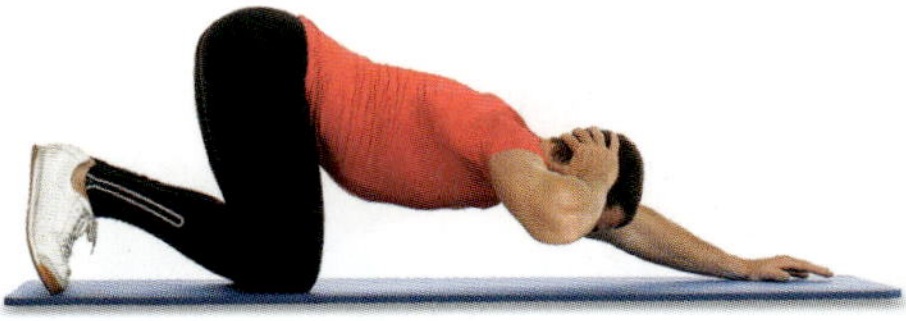

3 Dann den Ellbogen nach oben führen und den Kopf nach rechts drehen. Das Brustbein bleibt dabei möglichst nah am Boden, der linke Arm bleibt nach vorn gestreckt.
Die Übung 10-mal wiederholen, dann die Seite wechseln.

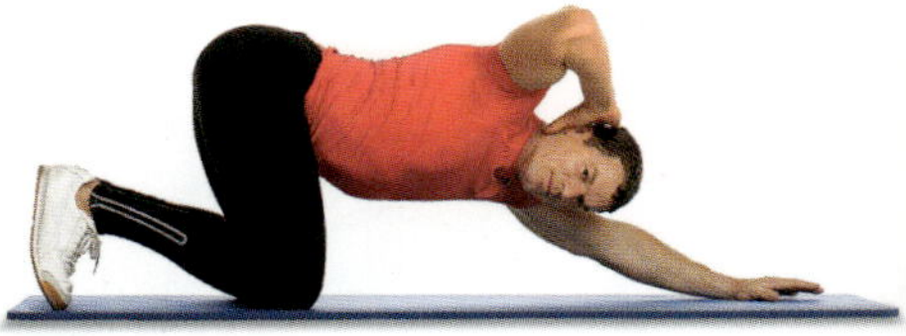

Diese Muskelgruppen trainieren Sie

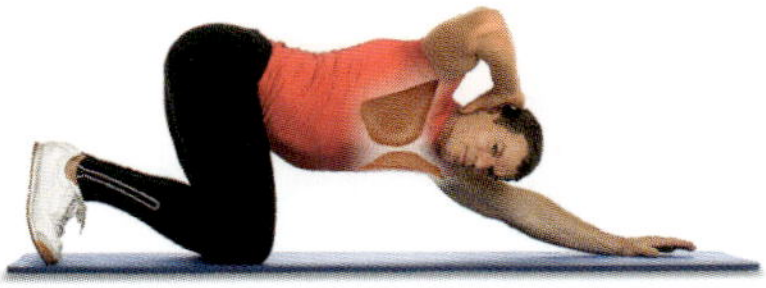

Oberschenkel-Vorderseite

Der Test

Anhand dieses Tests erfahren Sie, ob die Muskeln an der Vorderseite des Oberschenkels verkürzt sind.

Ausgangsposition: Auf den Bauch legen, die tiefe Rumpfmuskulatur anspannen und den Bauchnabel in Richtung Wirbelsäule ziehen. Die linke Hand unter die Stirn legen, die rechte mit dem Handrücken auf das Gesäß.

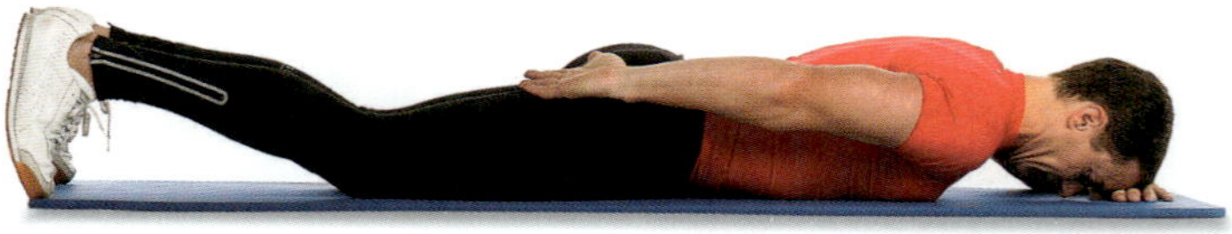

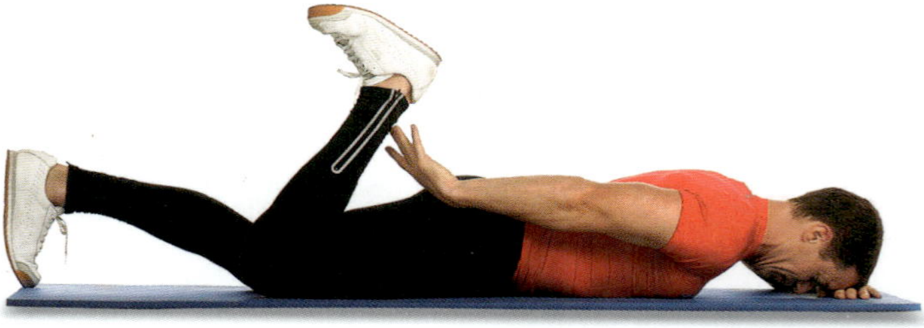

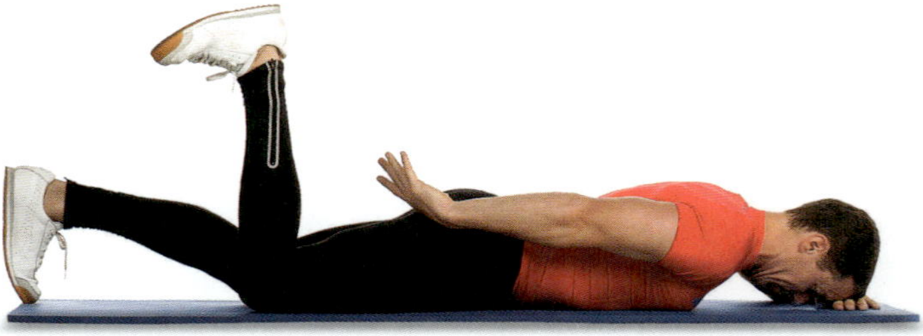

Das rechte Bein langsam so weit wie möglich zum Gesäß ziehen, bis die Fingerspitzen den Unterschenkel berühren. Die Rumpfmuskulatur während der ganzen Bewegung eingezogen lassen.

☺ Es gelingt Ihnen problemlos, mit den Fingerspitzen den rechten Unterschenkel zu berühren.

☹ Es gelingt Ihnen nicht, den rechten Fuß so weit zum Gesäß zu ziehen, dass Ihre Fingerspitzen den Unterschenkel berühren.

Wiederholen Sie den Test auch auf der anderen Seite.

Auswertung

Wie groß ist der Abstand zwischen Gesäß und Fuß des gebeugten Beins?

✔ **Ist Ihr rechter bzw. linker Fuß weniger als eine Handspanne vom Gesäß entfernt,** haben die Muskeln an der Oberschenkel-Vorderseite ihre ursprüngliche Beweglichkeit behalten.

> Prima, Sie können auf die nachfolgende Übung (siehe Seite 126) verzichten.

✔ **Ist Ihr rechter bzw. linker Fuß mehr als eine Handspanne vom Gesäß entfernt,** hat die Muskulatur der Oberschenkel-Vorderseite ihre ursprüngliche Beweglichkeit verloren.

> Um die Muskeln der Oberschenkel-Vorderseite zu dehnen, sollte die nachfolgende Übung (siehe Seite 126) zu Ihrem Präha-Programm gehören.

Die Übung

Mit der folgenden Übung können Sie Ihre Oberschenkel-Vorderseite dehnen. Sie benötigen für diese Übung ein weiches Kissen und einen Stuhl.

1 Aus dem halben Kniestand (siehe Seite 120) – das linke Bein ist im Kniegelenk gebeugt, der rechte Unterschenkel liegt auf dem Kissen – mit dem Gesäß auf die rechte Ferse absetzen. Die Oberarme leicht beugen, die Unterarme stützen sich hinten auf den Stuhl. Der Oberkörper ist gerade, den Kopf in Verlängerung der Wirbelsäule halten.

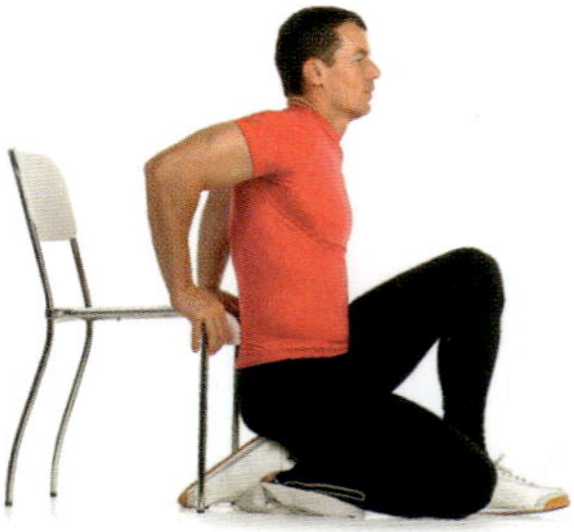

2 Aus dieser Stellung heraus das Becken heben und nach vorn schieben. Die Position kurz halten. Dann wieder locker lassen und das Becken senken.
Die Übung 10-mal wiederholen, dann die Seite wechseln.

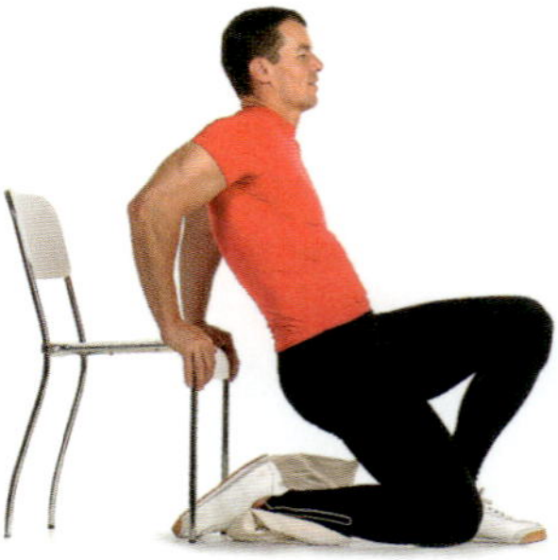

Diese Muskelgruppen trainieren Sie

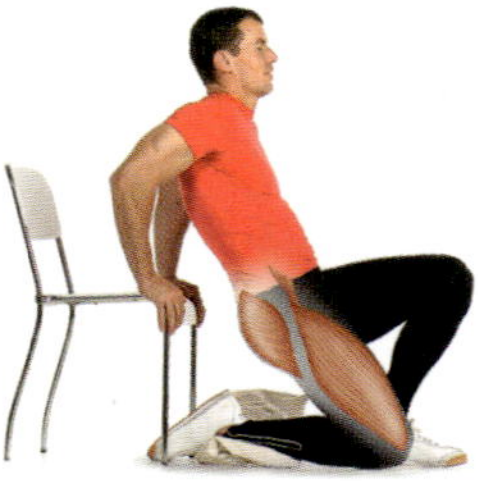

Oberschenkel-Rückseite

Der Test

Mithilfe dieses einfachen Tests erfahren Sie, wie beweglich die Muskeln, Bänder und Sehnen Ihrer Oberschenkel-Rückseite sind. Sie benötigen dafür lediglich ein dünnes Seil (z. B. ein Springseil) oder eine Schnur von etwa 1,20 Meter Länge.

In Rückenlage die Schnur zwischen den ersten und den zweiten Zeh des linken Beins klemmen. Das linke Bein mit der Schnur strecken und so weit wie möglich anheben. Das rechte Bein bleibt ausgestreckt am Boden. Die Schnur hängt nach unten. Nun mit den Händen fühlen, wie groß der Abstand zwischen Gesäß und Schnur ist.

☺ Es gelingt Ihnen problemlos, das Bein so weit anzuheben, dass der Abstand zwischen Schnur und Gesäß weniger als eine Handspanne beträgt.

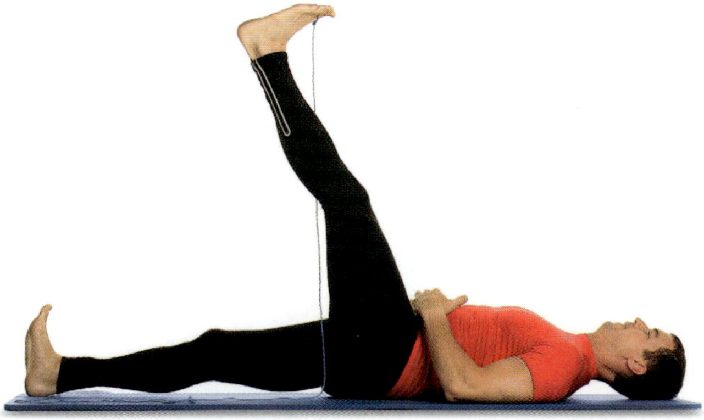

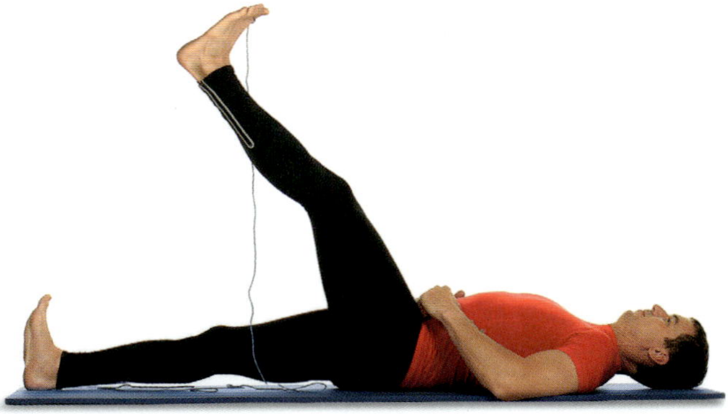

☹ Es gelingt Ihnen nicht, das linke Bein mit der Schnur weiter anzuheben. Der Abstand zwischen Schnur und Gesäß beträgt mehr als eine Handspanne.

Wiederholen Sie den Test mit dem rechten Bein. Messen Sie auch hier den Abstand zwischen Schnur und Gesäß.

Auswertung

Wie groß ist der Abstand zwischen Gesäß und herabhängender Schnur?

✔ **Ist die Schnur weniger als eine Handspanne vom Gesäß entfernt,** sind Muskeln, Bänder und Sehnen Ihrer Oberschenkel-Rückseite nicht verkürzt.

> Prima, Sie können auf die nachfolgende Übung (siehe Seite 129) verzichten.

✔ **Ist die Schnur mehr als eine Handspanne vom Gesäß entfernt,** sind die Muskeln, Bänder und Sehnen Ihrer Oberschenkel-Rückseite verkürzt.

> Damit die Oberschenkel-Rückseite wieder beweglich wird, sollten Sie trainieren und die Übung (siehe Seite 129) aus dem Präha-Programm ausführen.

>Auch wenn die Muskulatur nur eines Ihrer Beine verkürzt ist, sollten Sie die Übung (siehe Seite 129) jeweils mit jedem Bein ausführen.

Die Übung

Mit dieser Übung trainieren Sie die Beweglichkeit der Muskeln und wirken einer Verkürzung der Oberschenkel-Rückseite entgegen.

1 In den halben Kniestand gehen, das linke Bein ist im Kniegelenk leicht gebeugt und nach vorn aufgestellt. Die Ferse berührt den Boden. Der rechte Fuß ist aufgestellt und berührt mit den Zehen den Boden. Den Oberkörper mit gerader Wirbelsäule etwas nach vorn beugen, sodass im linken Bein hinten ein leichtes Dehngefühl entsteht.

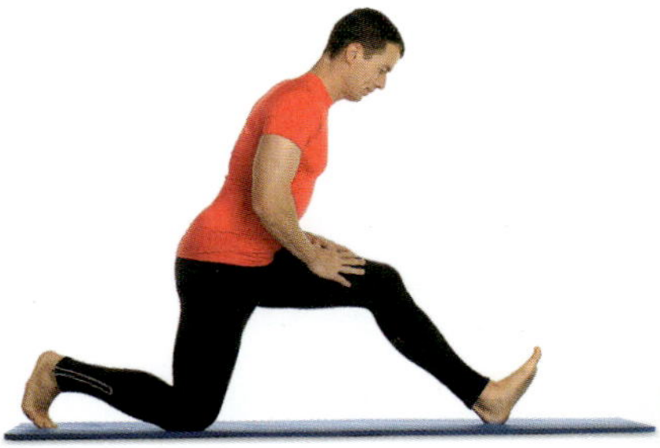

2 Die Kniestreckmuskeln anspannen und 1 bis 2 Sekunden halten. Die Hände können auf dem linken Oberschenkel abgelegt werden.
Die Übung 10-mal wiederholen, dann die Seite wechseln.

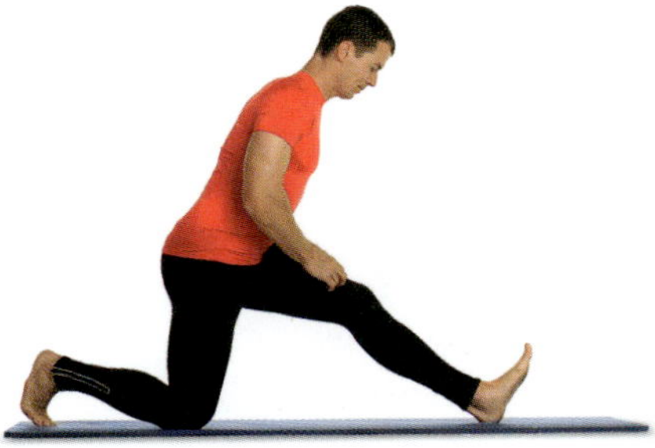

Diese Muskelgruppen trainieren Sie

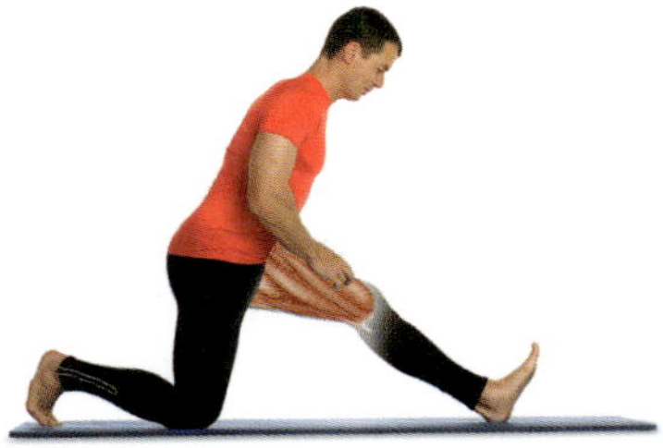

Sprunggelenke und Oberkörper

Der Test

Mithilfe dieses Tests erfahren Sie, wie beweglich Ihre Sprunggelenke sind und wie es um die Streckfähigkeit Ihres Schultergürtels und Ihrer Brustwirbelsäule steht. Sie benötigen dafür einen etwa 1,20 Meter langen Stab (z. B. einen Besenstiel).

Ausgangsposition: Die Füße stehen hüftbreit und parallel. Den Stab (schulterbreit) in beide Hände nehmen, mit gestreckten Armen über den Kopf halten. Eine tiefe Kniebeuge ausführen.

☺ Es gelingt Ihnen problemlos, mit dem Hüftgelenk unter die Kniegelenke zu kommen und die Fersen auf dem Boden zu halten.

☹ Es gelingt Ihnen nicht, die Fersen am Boden zu halten. Der Oberkörper kommt nach vorn, die Arme ragen über die Knie hinaus.

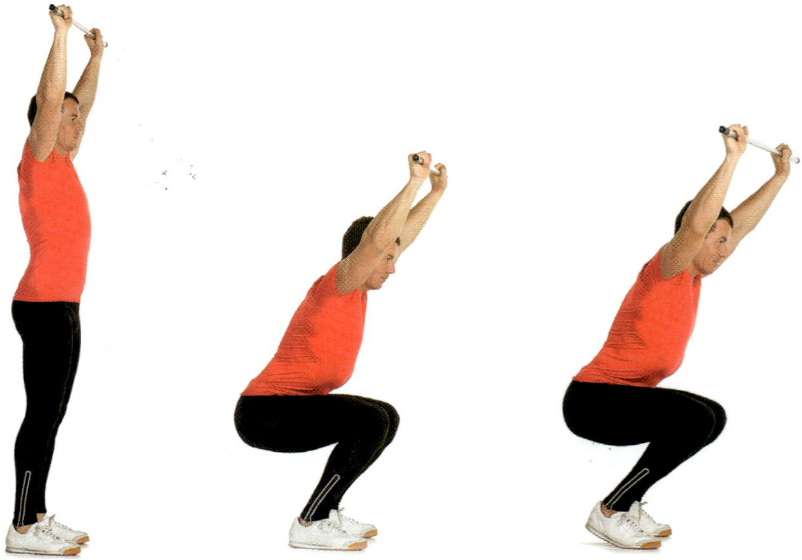

Auswertung

Was geschieht mit den Fersen, den Armen und dem Oberkörper?

✔ **Heben sich die Fersen bei der Kniebeuge nicht vom Boden ab,** sind Ihre Sprunggelenke beweglich.

> Prima, Sie können auf die Übungen verzichten.

✔ **Heben sich die Fersen bei der Kniebeuge vom Boden ab,** sind Ihre Sprunggelenke unbeweglich.

> Ihre Sprunggelenke werden beweglich, wenn Sie die Übungen I und II (siehe Seite 132, 133) ausführen.

✔ **Kommt der Oberkörper so weit nach vorn, dass der Stab über die Kniegelenke hinausragt,** hat die Streckfähigkeit Ihres Schultergürtels und Ihrer Brustwirbelsäule nachgelassen.

> Die Streckfähigkeit von Schultergürtel und Brustwirbelsäule können Sie trainieren, indem Sie die Übung III (siehe Seite 134) ausführen.

Die Übung I

Mit folgender Übung verbessern Sie die Beweglichkeit Ihrer Sprunggelenke. Sie benötigen dafür einen Stuhl oder eine Bank.

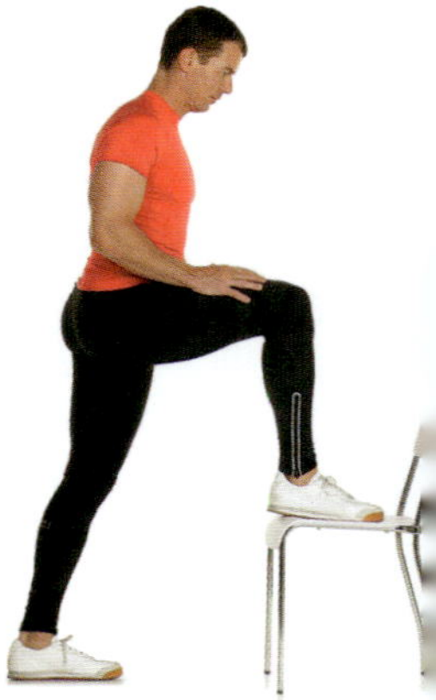

1 Einen Ausfallschritt nach vorn machen, dabei den rechten Fuß auf einen Stuhl stellen. Das linke Bein gestreckt halten. Der linke Fuß steht fest auf dem Boden. Die Hände liegen auf dem rechten Oberschenkel. Der Oberkörper ist gerade, den Kopf in Verlängerung der Wirbelsäule halten.

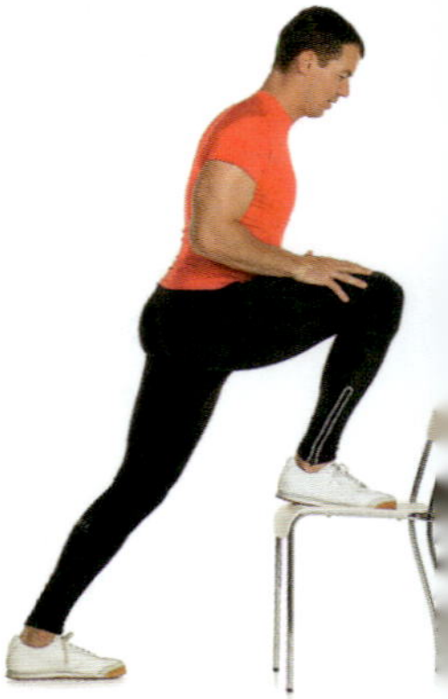

2 Das rechte Kniegelenk beugen und dabei so weit nach vorn schieben, dass es über die Fußspitze hinausragt. Das linke Bein bleibt gestreckt, die linke Ferse hebt sich nicht vom Boden ab.
Die Übung 15-mal wiederholen, dann die Seite wechseln.

Diese Muskelgruppen trainieren Sie

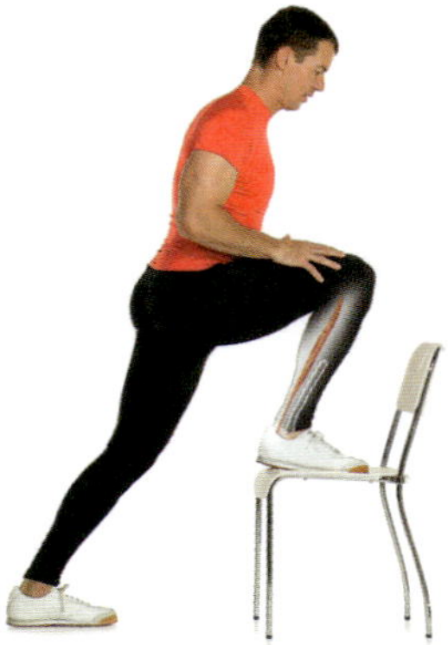

Die Übung II

Die Muskulatur des mobilisierten Sprunggelenks muss nach der vorangegangenen Übung unbedingt gedehnt werden. Daher sollten Sie die Übungen I und II immer nacheinander ausführen.

1 Den Oberkörper nach vorn beugen und die Hände mit gestreckten Armen auf dem Boden abstützen. Das rechte Bein ist gestreckt und mit dem Fuß möglichst ganz auf dem Boden. Das linke Bein liegt auf dem Unterschenkel des gestreckten Beins.

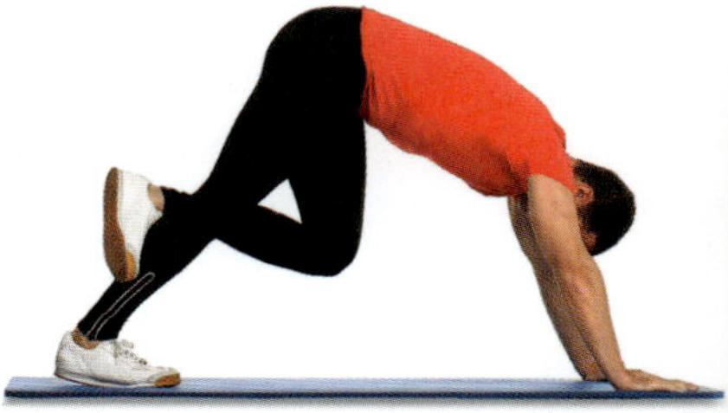

2 Die Ferse des gestreckten Beins vom Boden abheben. Diese Position 1 bis 2 Sekunden halten, dann die Ferse wieder absetzen und versuchen, die Fußspitze hochzuziehen.
Die Übung 10-mal wiederholen, dann die Seite wechseln.

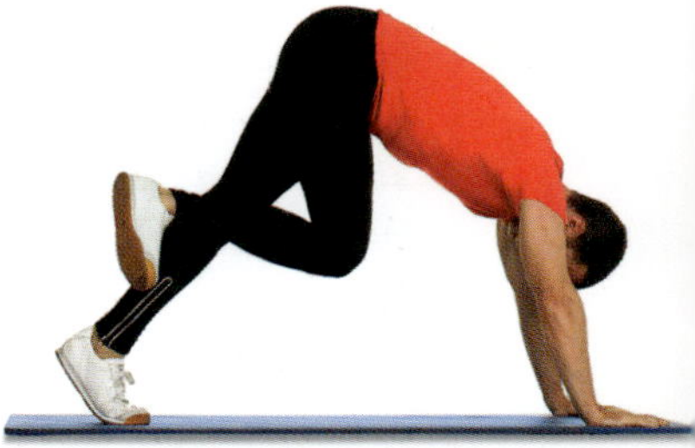

Diese Muskelgruppen trainieren Sie

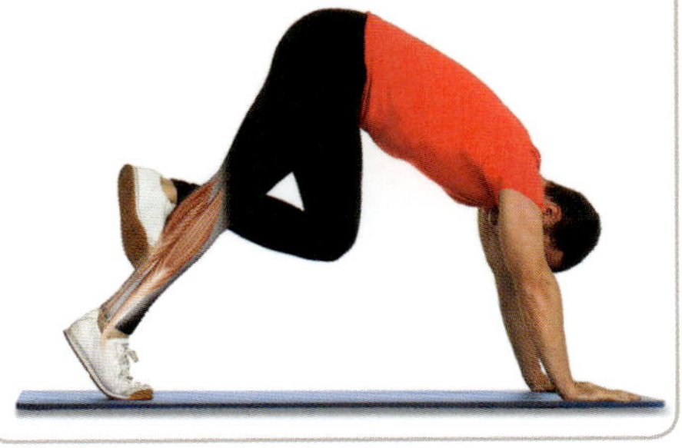

Die Übung III

Mit dieser Übung verbessern Sie die Beweglichkeit und die Kraft Ihrer Brustwirbelsäule.

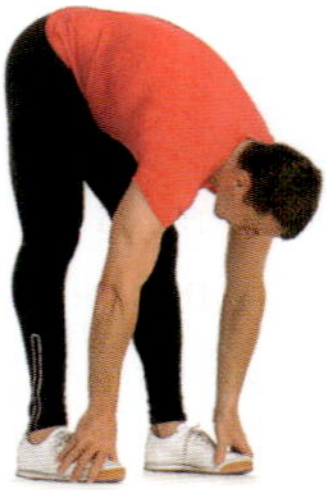

1 Hüftbreit hinstellen, die Füße sind parallel. Den Oberkörper mit den Armen voran nach vorn beugen und mit den Händen an die Fußspitzen fassen. Die Kniegelenke sind leicht gebeugt.

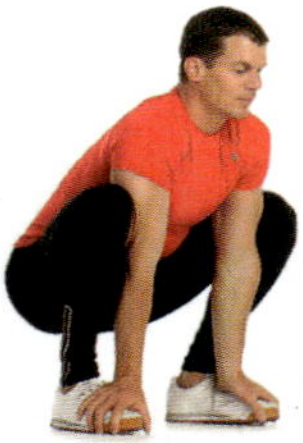

2 Dann die Kniegelenke beugen und das Gesäß so weit wie möglich nach unten nehmen. Die Arme berühren die Innenseite der Kniegelenke und sind gestreckt, die Hände umfassen die Fußspitzen.

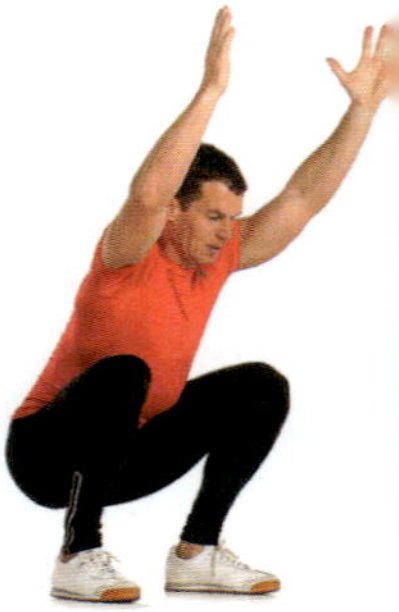

3 Zuerst den rechten Arm, dann den linken möglichst weit über den Kopf strecken, sodass der Rücken gerade wird. Die Beine wieder strecken. Dann aus dem Stand mit gestreckten Armen über dem Kopf wieder zurück in in Position 1 gehen.
Die Übung 10-mal wiederholen.

Diese Muskelgruppen trainieren Sie

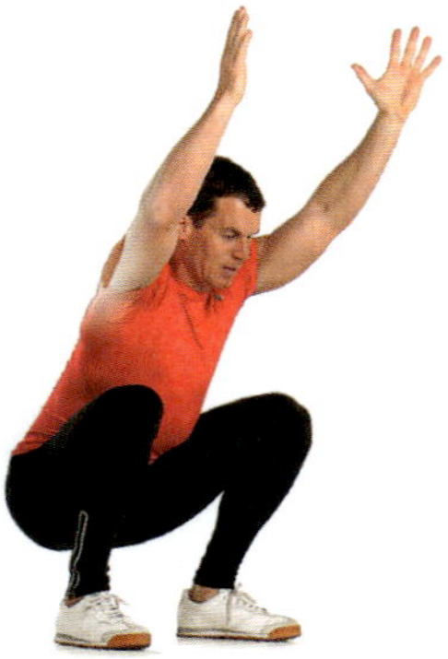

Der individuelle Test: Wie trainiert sind Sie wirklich?

Um optimal zu trainieren, sollten Sie zunächst einmal Ihre ganz persönliche Leistungsfähigkeit richtig einschätzen können. Wie empfinden Sie selbst Ihre Situation: Fühlen Sie sich gesund und stark, trainieren Sie regelmäßig, und bewegen Sie sich häufig? Oder verrichten Sie eine Arbeit, bei der Sie die meiste Zeit auf einem Stuhl sitzen müssen? Haben Sie auch in Ihrer Freizeit keine Möglichkeit, sich ausgiebig zu bewegen? Dann haben Ihre Muskeln möglicherweise im Lauf der Zeit einiges von der Kraft verloren, die sie früher einmal gehabt haben. Denn im Alltag werden bei den meisten Menschen in der Regel nur sehr wenige Muskeln beansprucht. Die Muskulatur von Bauch und Rücken beispielsweise ist häufig nur noch wichtig, um den Körper bei sitzenden Tätigkeiten zu unterstützen. Werden Muskeln jedoch nicht gebraucht und nicht trainiert, so verlieren sie ihre Kraft oder zeigen sich schließlich verkürzt.

Aber nicht nur die Muskelkraft schwindet, wenn wir uns wenig oder nur einseitig bewegen, auch die Koordinationsfähigkeit lässt allmählich nach. Nur wer sich viel bewegt, ist auch geschickt und lässt sich nicht so leicht aus dem Gleichgewicht bringen. Denn jede Bewegung wird von unserem Zentralnervensystem (das sind Gehirn und Rückenmark) koordiniert. Hier werden die Informationen verarbeitet und das Zusammenspiel der Muskeln wird so gesteuert, dass es in harmonische, sinnvolle Bewegungen mündet. Bei Bewegungsarmut lassen also auch Koordinationsfähigkeit, Balancegefühl und Geschicklichkeit nach, da sie von Gehirn und Rückenmark nicht mehr gefördert werden. Und aus diesem Grund dauert es auch immer länger, bis wir neue Bewegungsabläufe erlernen können. Kraft und Balance hängen also ganz wesentlich vom Lebensstil ab. Damit Sie sich besser einschätzen können, haben wir unserem Trainingsprogramm einen Kraft- und Balancetest vorangestellt. Dieser Test soll Ihnen helfen, herauszufinden, wie kräftig Ihr Oberschenkel-, Rumpf-, Brust- und Schulterbereich wirklich ist und wie es um Ihre Koordinationsfähigkeit steht. So können Sie sich das nachfolgende Trainingsprogramm ganz nach Ihren persönlichen Fähigkeiten zusammenstellen und jede Körperregion auf Ihrem persönlichen Niveau trainieren.

So funktioniert der Test

Die Übungen des Tests sind so zusammengestellt, dass Sie diese leicht und mit geringem Aufwand zu Hause durchführen können. Die Bewertung erfolgt in drei verschiedenen Levels. Die Einstufungen, die sich aus den einzelnen Testübungen ergeben, finden Sie bei den jeweiligen Übungen im Trainingsprogramm wieder. Wählen Sie für sich im Trainingsprogramm jeweils die Übung aus dem für Sie passenden Level aus, die sich aus dem Test für die betreffende Körperregion ergeben hat. Seien Sie besonders nach längerer Trainingspause auf keinen Fall zu ehrgeizig, nur um eine bessere Einstufung im Test zu erzielen. Nach einigen Wochen können Sie den Test wiederholen. Möglicherweise sehen Sie dann schon den ersten Trainingserfolg und können auf höherem Niveau weitertrainieren. Sollten Sie bei einer Übung Schmerzen empfinden, dann brechen Sie diese bitte ab.

Was Sie für den Test benötigen

Um den Kraft- und Balancetest auszuführen, benötigen Sie eine Gymnastikmatte, einen Physioball, zwei Tennisbälle, zwei Kurzhanteln mit einem Gewicht von 1 bis 2 Kilogramm für Frauen bzw. 2 bis 4 Kilogramm für Männer sowie eine Stoppuhr bzw. Uhr mit Sekundenzeiger.

Level 1

Wie gut ist Ihre Koordination?

Einbeinstand

Anhand der folgenden Testübungen in drei verschiedenen Schwierigkeitsgraden erfahren Sie, wie gut Sie die Balance halten können und wie es um Ihre Koordinationsfähigkeit steht. Führen Sie die drei Übungen hintereinander aus, und notieren Sie sich, welches Level Sie gerade nicht schaffen. Entsprechend gehört zu Ihrem Trainingsprogramm (siehe Seite 148) die Übung auf einem Level darunter.

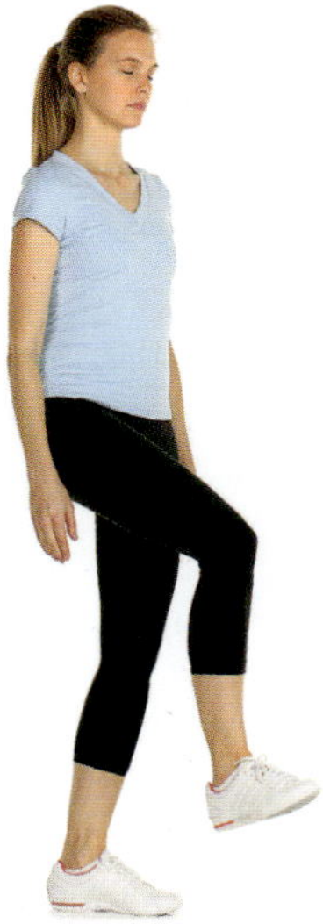

Einbeinstand links: Oberkörper gerade halten, den Blick nach vorn richten, die Arme hängen entspannt nach unten. Dann die Augen schließen – nur so können Sie Ihre wahre Balancefähigkeit testen – und so lange stehen bleiben, wie das Bein ruhig gehalten werden kann.

Anschließend den Test auch auf der anderen Seite wiederholen.

☺ Es gelingt Ihnen, diese Position 30 Sekunden auf beiden Seiten zu halten. Dann machen Sie gleich den Test für Level 2 (siehe Seite 138).

☹ Es gelingt Ihnen nicht, diese Position auf beiden Seiten 30 Sekunden zu halten. Die Balanceübung auf Level 1 sollte zu Ihrem Trainingsprogramm (siehe Seite 152) gehören.

WICHTIG: Falls es einen Unterschied zwischen der rechten und der linken Seite gibt, sollten Sie die Einstufung immer nach der schwächeren Seite vornehmen.

Level 2

Einbeinstand bewegt

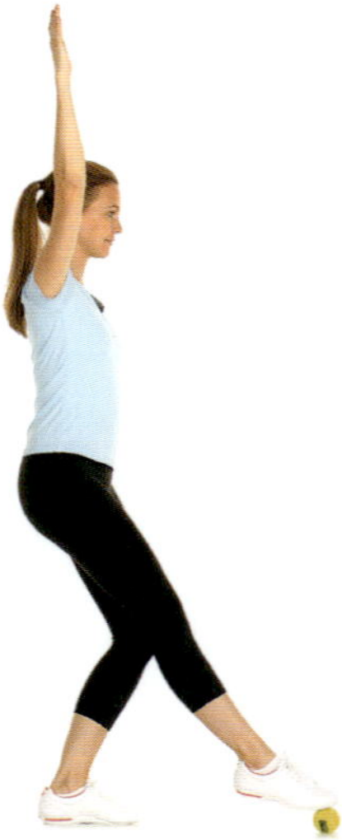

Diese Testübung erfordert gegenüber der ersten Übung eine etwas höhere Geschicklichkeit, da zusätzlich eine Schwerpunktverlagerung der Körperachse ausgeführt wird.

Einen Ball auf den Boden legen. Etwa zwei Fußlängen vor den Ball stellen. Einbeinstand links, den rechten Arm nach oben strecken und mit dem rechten Fuß den Ball berühren. Dann nach vorn beugen und mit der rechten Hand den Ball berühren.

Den Test auch mit der anderen Seite ausführen und die Einstufung anschließend nach der schwächeren Seite vornehmen.

☺ Es gelingt Ihnen, den Ball 4-mal mit dem Fuß und 4-mal mit der Hand im Wechsel zu berühren, ohne abzusetzen. Machen Sie gleich den Test für Level 3 (siehe Seite 139).

☹ Es gelingt Ihnen nicht, den Ball abwechselnd 4-mal mit dem Fuß und der Hand zu berühren. Die Balanceübung auf Level 2 (siehe Seite 153) sollte zu Ihrem Trainingsprogramm gehören.

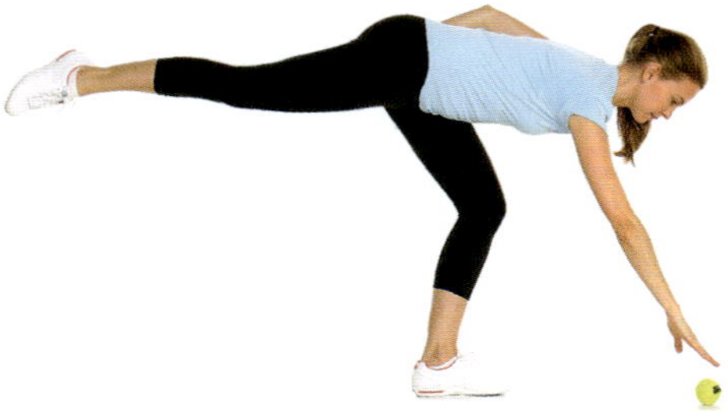

Level 3

Einbeinstand bewegt, schwer

Wenn Ihnen diese schwierige Übung problemlos gelingt, verfügen Sie über eine ausgeprägte Balance- und Koordinationsfähgkeit.

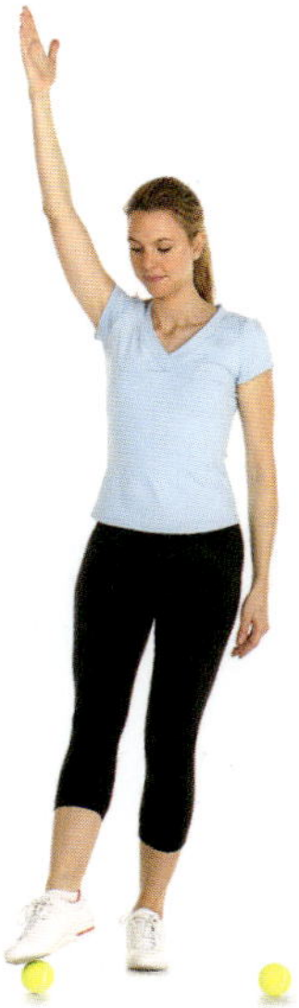

Zwei Bälle mit einem seitlichen Abstand von zwei Fußlängen als Markierung auf den Boden legen. Etwa zwei Fußlängen vor die Bälle stellen. Einbeinstand links, den rechten Arm nach oben strecken. Auf dem linken Bein stehend nach vorn beugen und mit der rechten Hand und dem rechten Fuß im Wechsel die beiden Bälle berühren, ohne abzusetzen.

Den Test auch mit der anderen Seite ausführen und die Einstufung anschließend nach der schwächeren Seiten vornehmen.

☺ Es gelingt Ihnen, jeweils 8-mal im Wechsel die beiden Bälle mit dem Fuß und mit der Hand zu berühren. Sie sind schon sehr gut. Versuchen Sie, dieses Niveau zu halten und trainieren Sie weiter auf Level 3 (siehe Seite 154).

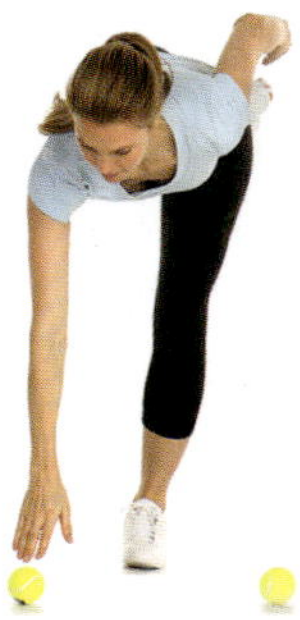

☹ Es gelingt Ihnen noch nicht, jeweils 8-mal hintereinander im Wechsel die Bälle mit dem Fuß und der Hand zu berühren. Sie sollten Ihre Koordinationsfähigkeit weiter trainieren. Zu Ihrem Trainingsprogramm gehört die Balanceübung auf Level 2 (siehe Seite 153).

Wie kräftig ist Ihr vorderer Oberschenkelbereich?

Kniebeuge an der Wand

Bei dieser einfachen Testübung erfahren Sie, welche Kraft und Ausdauer Sie in Ihren vorderen Oberschenkeln besitzen.

Im Abstand von etwa einer Fußlänge vor eine Wand stellen. Die Füße sind dabei etwa hüftbreit auseinander. Die Hände stützen sich auf die Hüfte. Nun die Kniegelenke so beugen, dass das Gesäß die Wand berührt. Den Oberkörper gerade und gespannt halten, ohne Kontakt zur Wand. Diese Position möglichst lange halten.

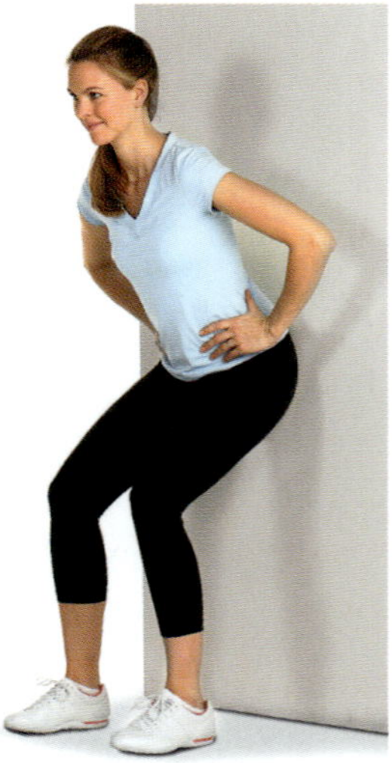

Auswertung

Wie lange halten Sie diese Position?

Dauer	Trainingsniveau
bis zu 20 Sekunden	Level 1
20–60 Sekunden	Level 2
länger als 60 Sekunden	Level 3

Wie kräftig ist Ihr hinterer Oberschenkelbereich?

Schulterbrücke bewegt

Wie es um die Kraft Ihrer hinteren Oberschenkelmuskeln steht, zeigt Ihnen diese Testübung.

In Rückenlage die Beine anheben und die Füße mit den Unterschenkeln auf den Physioball legen. Das Becken anheben, den Oberkörper anspannen. Die Arme liegen neben dem Körper. Bei angehobenem Becken die Kniegelenke beugen, sodass die Fersen den Ball berühren. Die Beine wieder strecken, dabei das Becken ruhig halten. Diese Bewegung so oft wie möglich wiederholen.

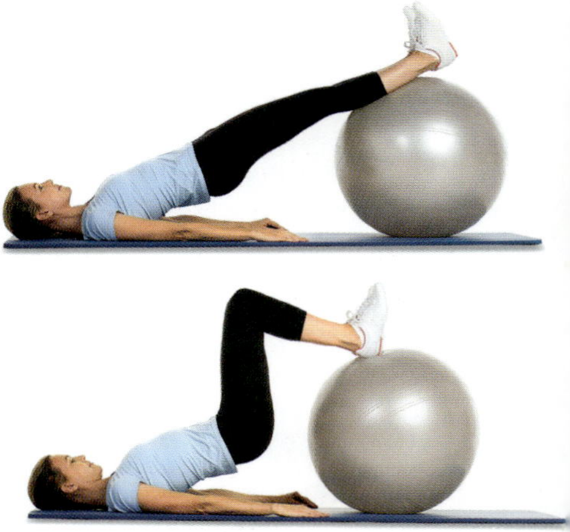

Auswertung

Wie viele Wiederholungen schaffen Sie?

Anzahl Wiederholungen	Trainingsniveau
bis zu 10 Wiederholungen	Level 1
bis zu 20 Wiederholungen	Level 2
mehr als 20 Wiederholungen	Level 3

Wie kräftig ist Ihre Rumpfmuskulatur?

Seitstütz einbeinig

Gelingt Ihnen diese anspruchsvolle Testübung mühelos, können Sie sich über stabile Rumpfmuskeln freuen.

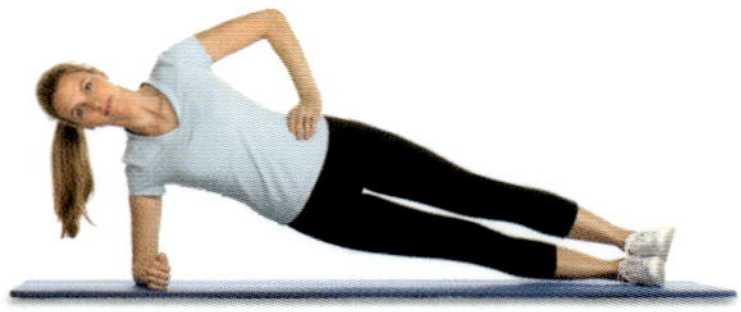

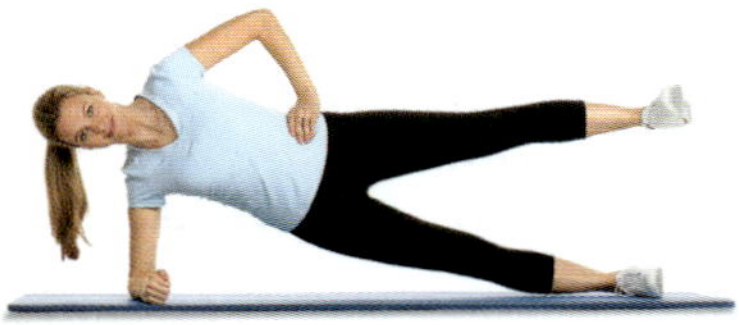

Für Level 1 und 2 in die Seitstützposition gehen, rechter Ellbogen und Unteram unterstützen dabei den Oberkörper. Beine, Becken und Oberkörper bilden eine Linie. Den Kopf gerade in Verlängerung der Wirbelsäule halten. Den linken Arm mit der Hand auf die Hüfte stützen. Die Beine sind parallel und gestreckt. Die Position möglichst lange halten.
Für Level 3 das linke Bein hüftbreit und gestreckt nach oben abspreizen und so lange wie möglich diese Position halten.
Die Seite wechseln und den Test für jedes Level wiederholen.

Auswertung

Wie lange halten Sie diese Position?

Dauer	Trainingsniveau
bis zu 30 Sekunden	Level 1
30–45 Sekunden	Level 2
20 Sekunden mit angehobenem oberen Bein	Level 3

Wie kräftig ist Ihr Brust- und Schulterbereich?

Liegestütz auf Physioball

Eine kräftige Brust-, aber auch Armmuskulatur erfordert diese Testübung auf dem Ball.

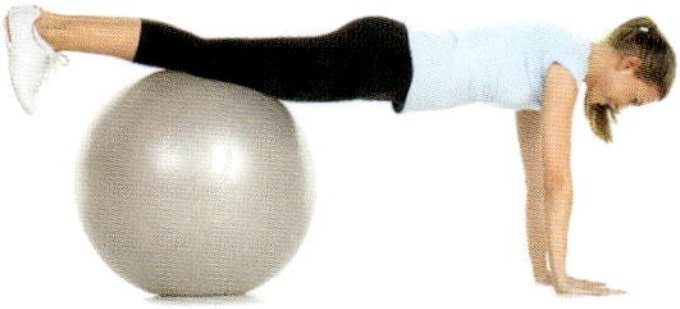

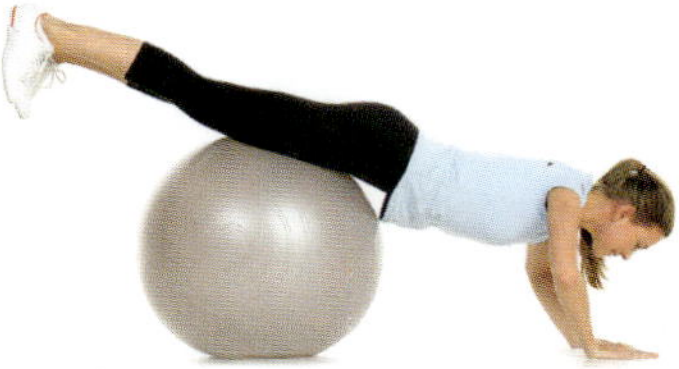

Liegestützposition auf dem Physioball, dabei liegen die Oberschenkel auf dem Ball. Die Beine sind gestreckt, die Arme vor dem Ball auf den Boden gestüzt. Die Hände sind schulterbreit auseinander, die Finger zeigen nach vorn. Den Kopf gerade in Verlängerung der Wirbelsäule halten. Aus dieser Stellung heraus die Ellbogengelenke beugen. Vorsichtig versuchen, mit der Nase möglichst nah an den Boden zu kommen. Die Körperspannung halten. Das Gesäß ist angespannt. Dann die Ellbogengelenke wieder strecken. Die Übung möglichst oft wiederholen.

Auswertung

Wie viele Wiederholungen schaffen Sie?

Anzahl Wiederholungen	Trainingsniveau
bis zu 4-mal	Level 1
4- bis 8-mal	Level 2
mehr als 8-mal	Level 3

Wie kräftig sind Ihre Arme und Ihre hintere Schulterpartie?

Seitheben auf Physioball

Mithilfe dieses Tests erfahren Sie, wie belastbar Ihr Schulterbereich ist und wie kräftig Ihre Arme sind.

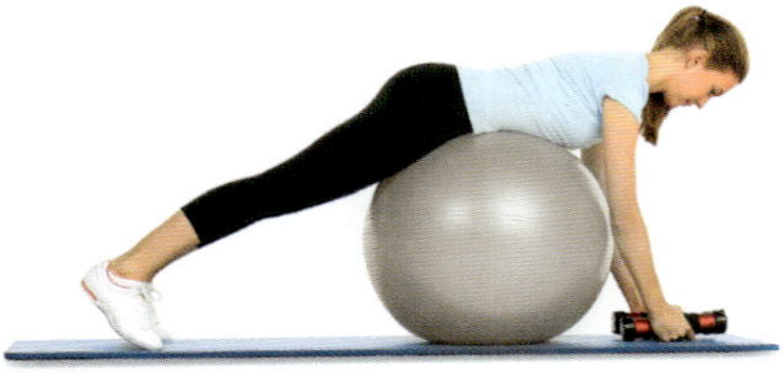

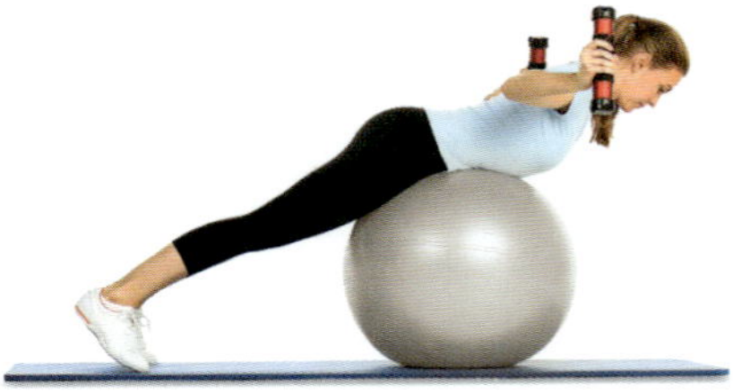

Bauchlage auf dem Physioball. Die Arme vor dem Physioball nach unten strecken und in beide Hände eine Kurzhantel nehmen. Die Beine sind gestreckt und auf die Fußspitzen gestützt. Der Rücken ist gerade, den Kopf in Verlängerung der Wirbelsäule halten. Körper und Gesäß sind angespannt. Nun die beiden gestreckten Arme langsam und gleichmäßig zur Seite heben, bis sie mit dem Schulterblatt eine Linie bilden. Diese Position möglichst lange halten.

Auswertung

Wie lange gelingt Ihnen das Seitheben?

Dauer	Trainingsniveau
bis zu 10 Sekunden	Level 1
10–20 Sekunden	Level 2
länger als 20 Sekunden	Level 3

Der individuelle Trainingsplan

Nachdem Ihnen die Test-Übungen gezeigt haben, auf welchem Niveau Sie am besten trainieren, können Sie sich nun Ihren persönlichen Trainingsplan zusammenstellen.

Abwechslung motiviert

Damit Sie die Übungen auch über einen längeren Zeitraum gerne und motiviert durchführen, hat es sich bewährt, nach zwei verschiedenen Trainingsplänen vorzugehen, nach denen Sie abwechselnd trainieren können. Wir haben für Sie hier zwei verschiedene Trainingsvorschläge zusammengestellt, einen Trainingsplan A, nach dem Sie z. B. montags und donnerstags trainieren und einen Trainingsplan B für dienstags und freitags. Das hat den Vorteil, dass Sie sich alle Trainingsinhalte in einer Woche vornehmen können und trotzdem pro Trainingseinheit nur wenig Zeit benötigen. Sobald Ihnen die Bewegungsabläufe vertraut sind, benötigen Sie für einen kompletten Trainingsdurchlauf von Plan A oder B weniger als 30 Minuten. Daneben hat die Abwechslung positive Auswirkungen auf den Trainingserfolg, denn sie verhindert, dass sich der Körper an immer denselben Reiz durch dieselben beanspruchten Muskeln gewöhnt.

Jedes Trainingsprogramm beginnt mit dem Warm-up und dem Präha-Programm (siehe Seite 96). Anfangs dauert es möglicherweise fünf Minuten oder länger, diese Übungen durchzuführen. Wenn Sie etwas mehr Routine haben, bewältigen Sie die Übungen in noch kürzerer Zeit.

Trainingsplan A

Der erste Minizirkel besteht aus vier Übungen: Nach den Balance-Übungen folgen Stabilitäts-Übungen für den Rumpf (Seite 188). Dann trainieren Sie mit den einbeinigen Kniebeugen Oberschenkel-Vorderseite und Gesäßmuskeln (Beine drücken, Seite 156). Die anschließenden Liegestütze auf dem Physioball kräftigen Brust und Arme (Oberkörper drücken, Seite 194). Absolvieren Sie diese vier Übungen zügig nacheinander, dann können Sie eine kurze Verschnaufpause einlegen. Am besten trinken Sie jetzt etwas, mindestens ein Glas Wasser, um Ihren Flüssigkeitshaushalt wieder auszugleichen. Je nach Verfassung können Sie alle Übungen dieses Trainingszirkels noch einmal wiederholen oder gleich mit Minizirkel 2 weitermachen.

Minizirkel 2 besteht aus drei Übungen: Mit dem Seitheben kräftigen Sie Schulter und obere Rückenpartie (Oberkörper ziehen, Seite 201) und die anschließenden Draw-in-Übungen dienen der Stärkung und besseren Wahrnehmung der Rumpfmuskulatur (Seite 170). Nach der Schulterbrücke für Oberschenkel-Rückseite und unteren Rücken (Beine ziehen, Seite 162), können Sie sportartspezifische Übungen (Seite 220) einfügen. Beenden Sie das Übungsprogramm mit Stretching-Übungen.

Trainingsplan B

Diese Variante enthält, genau wie das Trainingsprogramm A, Übungen für den gesamten Körper. Neu sind die Hüftstreck-Übungen, die den gesamten Hüftbereich, also die Muskeln der Oberschenkelrückseite, die Gesäßmuskeln und die unteren Rückenmuskeln trainieren. Außerdem enthält das Programm Übungen für den Rumpf, die gezielt die quer verlaufenden Bauchmuskeln stärken.

Der Wochenplan

Trainieren Sie etwa drei Wochen nach diesem Programm, dann machen Sie eine Woche Pause. Für die Trainingspraxis im Alltag ist es hilfreich, wenn Sie sich einen Wochenplan machen, auf dem Sie genau eintragen, wie viel Sie an jedem Tag trainieren wollen. Planen Sie in Ihr Trainingsprogramm auf jeden Fall trainingsfreie Tage ein, auch Pausen sind für den Trainingserfolg wichtig.

Trainingsplan A

	Anfänger Level 1	Mittleres Niveau Level 2	Fort-geschrittene Level 3
Warm-up	komplettes Warm-up-Programm (ab Seite 96)	komplettes Warm-up-Programm (ab Seite 96)	komplettes Warm-up-Programm (ab Seite 96)
Präha	individuelles Programm (ab Seite 104)	individuelles Programm (ab Seite 104)	individuelles Programm (ab Seite 104)
Balance	Einbeinstand (Seite 152), je 8-mal	Einbeinstand bewegt (Seite 153), je 1-mal	Einbeinstand Master (Seite 154), je 3-mal
Rumpf stabilisieren	Seitstütz mit Armbewegung (Seite 188), je 10-mal	Seitstütz gestreckt (Seite 190), je 10-mal	Seitstütz mit abgehobenem Bein (Seite 192), je 8-mal
Beine drücken	Einbein-Kniebeuge (Seite 156), 10-mal	Einbein-Kniebeuge unterstützt (Seite 158), 8-mal	Einbein-Kniebeuge/Gewicht (Seite 160), 8-mal
Oberkörper drücken	Liegestütz/ Physioball einfach (Seite 194), 8-mal	Liegestütz/ Physioball mittel (Seite 197), 10-mal	Liegestütz/ Physioball schwer (Seite 199), 8-mal
Kurze Pause	Pause	Pause	Pause

Minizirkel 1

Minizirkel 2

Oberkörper ziehen	Seitheben einarmig (Seite 201), je 8-mal	Seitheben/Physioball (Seite 203), 10-mal	Lift/Physioball (Seite 206), 12-mal
Rumpf stärken	Draw-in im Liegen (Seite 170), 10-mal	Draw-in im Sitzen (Seite 174), 10-mal	Liegestütz/ Rumpfdrehung (Seite 180), 8-mal
Beine ziehen	Schulterbrücke (Seite 162), 10-mal	Schulterbrücke bewegt (Seite 163), 10-mal	Schulterbrücke einbeinig (Seite 164), 8-mal
Sportart-spezifische Übungen	individuelles Programm (ab Seite 220)	individuelles Programm (ab Seite 220)	individuelles Programm (ab Seite 220)
Stretching	Stretching-Programm (ab Seite 214)	Stretching-Programm (ab Seite 214)	Stretching-Programm (ab Seite 214)

Trainingsplan B

Minizirkel 1

	Anfänger Level 1	Mittleres Niveau Level 2	Fortgeschrittene Level 3
Warm-up	komplettes Warm-up-Programm (ab Seite 96)	komplettes Warm-up-Programm (ab Seite 96)	komplettes Warm-up-Programm (ab Seite 96)
Präha	individuelles Programm (ab Seite 104)	individuelles Programm (ab Seite 104)	individuelles Programm (ab Seite 104)
Balance	Einbeinstand (Seite 152), je 8-mal	Einbeinstand bewegt (Seite 153), je 1-mal	Einbeinstand Master (Seite 154), je 3-mal
Hüfte strecken	Brücke mit einem Bein (Seite 166), je 8-mal	Brücke/Physioball (Seite 167), 8-mal	Hüftstreckung/Physioball im Wechsel (Seite 168), 10-mal
Oberkörper ziehen	Ruderbewegung beidhändig (Seite 202), 10-mal	Ruderbewegung einhändig (Seite 204), 10-mal	Ruderbewegung Master (Seite 208), 8-mal
Rumpf stärken	Draw-in/Vierfüßlerstand (Seite 171), 10-mal	Draw-in/Stehen (Seite 176), 10-mal	Crunch mit Ball (Seite 182), 10-mal
Kurze Pause	Pause	Pause	Pause

Minizirkel 2

Oberkörper drücken	Liegestütz einfach (Seite 194), 8-mal	Liegestütz mittel (Seite 197), 10-mal	Liegestütz Master (Seite 200), 8-mal
Rumpf stärken	Draw-in in Bauchlage (Seite 172), 10-mal	Draw-in in Rückenlage (Seite 178), 10-mal	Russian Twist/ Hanteln (Seite 184), 10-mal
Beine drücken	Einbein-Kniebeuge (Seite 156), 10-mal	Einbein-Kniebeuge unterstützt (Seite 158), 8-mal	Einbein-Kniebeuge/Gewicht (Seite 160), 8-mal
Rumpf stärken	Umgekehrter Crunch (Seite 173), 8-mal	Russian Twist (Seite 179), 10-mal	Seitliches Bandziehen (Seite 186), 10-mal
Sportartspezifische Übungen	individuelles Programm (ab Seite 220)	individuelles Programm (ab Seite 220)	individuelles Programm (ab Seite 220)
Stretching	Stretching-Programm (ab Seite 214)	Stretching-Programm (ab Seite 214)	Stretching-Programm (ab Seite 214)

Level 1

Einbeinstand

Einfache Balance, Koordination

Die folgenden Balanceübungen verbessern nicht nur Ihr Gleichgewichtsgefühl und Ihr Koordinationsvermögen, sondern schulen auch Ihre Fähigkeit, neue Bewegungen zu erlernen. Auf Level 1 ist die Balance bzw. Koordination noch weniger anspruchsvoll, da dabei nur eine kleine Beinbewegung ausgeführt wird.

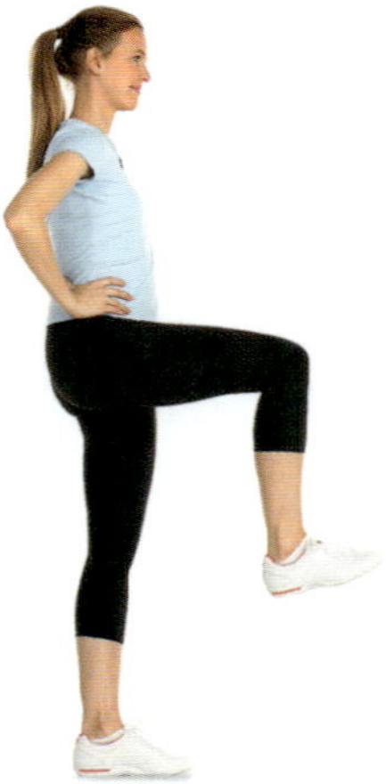

1 Einbeinstand links, das rechte Bein mit gebeugtem Knie nach oben ziehen, bis das Knie auf Hüfthöhe ist. Das Standbein ist gestreckt. Dabei den Oberkörper aufrecht und den Kopf gerade in Verlängerung der Wirbelsäule halten. Die Hände stützen sich auf die Hüften.

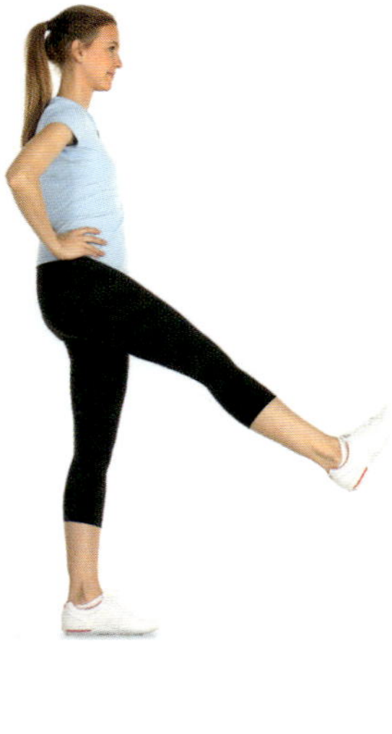

2 Das rechte Bein ausstrecken, der Fuß ist angewinkelt. Danach das Kniegelenk wieder beugen (siehe Position 1). Die Übung 8-mal wiederholen. Dann das Standbein wechseln und die Übung mit dem linken Bein wiederholen.

Level 2

Einbeinstand bewegt

Balance, Koordination

Diese Übung fördert noch mehr das Balancegefühl, da Sie auf einem Bein stehen bleiben und dabei gleichzeitig mit dem anderen Bein Bewegungen in einer Ebene ausführen. Legen Sie für die Übung zwei Tennisbälle jeweils im Abstand von etwa eineinhalb Fußlängen schräg rechts vor und schräg rechts hinter sich als Markierung auf den Boden.

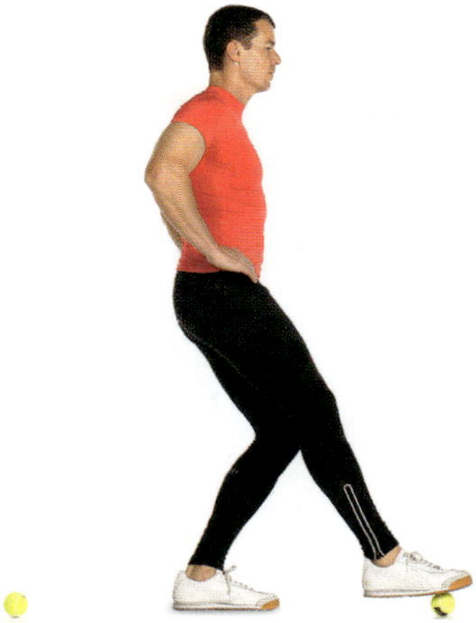

1 Einbeinstand links, das Standbein ist leicht gebeugt. Das rechte Bein locker nach vorn bewegen, bis die rechte Fußspitze die vordere Markierung berührt. Dabei den Oberkörper aufrecht und den Kopf gerade in Verlängerung der Wirbelsäule halten. Die Hände stützen sich auf die Hüften.

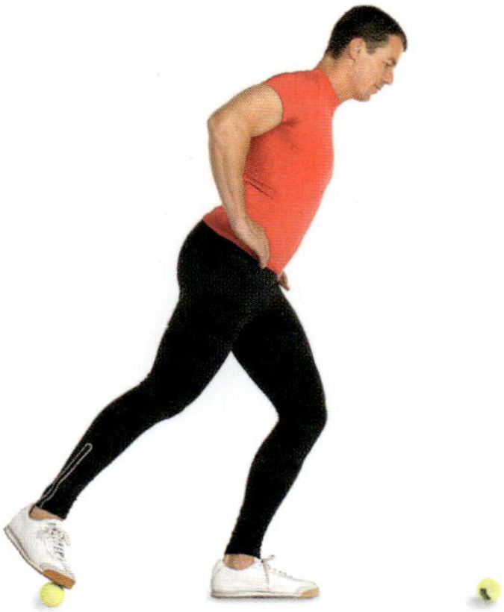

2 Das rechte Bein locker nach hinten bewegen, bis die Fußspitze die hintere Markierung berührt. Die Bewegungen möglichst flüssig ausführen, ohne das Bein auf dem Boden abzusetzen.
Jede Markierung im Wechsel 5-mal berühren. Dann das Standbein wechseln und die Übung mit dem linken Bein wiederholen.

Level 3

Einbeinstand Master

Balance, Koordination

Diese Übung zur Förderung von Balance und Koordination stellt bereits sehr hohe Anforderungen an Ihre Fähigkeiten. Denn auf einem Bein stehend, müssen Sie nun Beinbewegungen in mehreren Ebenen ausführen, die es jeweils auszubalancieren gilt. Legen Sie für diese Balanceübung vier Tennisbälle als Markierung halbkreisförmig auf den Boden.

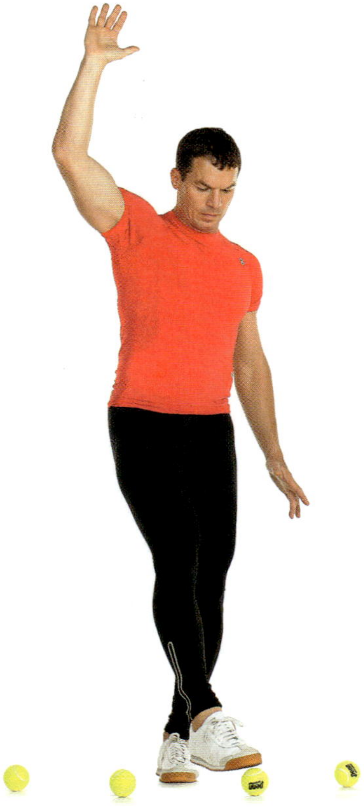

1 Im Abstand von etwa zwei Fußlängen zu den Markierungen in die Mitte des Halbkreises stellen. Einbeinstand links. Das rechte Bein locker nach vorn bewegen, bis die Fußspitze die Markierung ganz links berührt. Der rechte Arm ist dabei nach oben gestreckt, der linke Arm hängt nach unten. Den Kopf gerade in Verlängerung der Wirbelsäule halten.

2 Den Oberkörper nach vorn beugen und dieselbe Markierung mit der rechten Hand berühren, dabei den Fuß nicht absetzen. Den Oberkörper wieder aufrichten und wie in Position 1 die nächste Markierung mit der Fußspitze berühren. Nacheinander mit dem rechten Fuß und der rechten Hand abwechselnd alle Markierungen berühren.
Die Übung 3-mal wiederholen, dann die Seite wechseln.

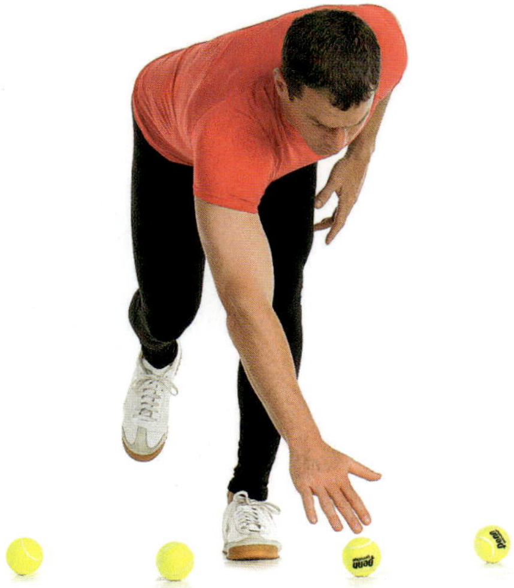

Level 1

Einbein-Kniebeuge

Kräftigung: Oberschenkel-Vorder- und -Rückseite, Gesäß

Die folgenden drei Übungen trainieren vor allem die vorderen Oberschenkel- und die Gesäßmuskeln. Sie werden z. B. beim Treppensteigen, Bücken, Aufstehen oder Laufen benötigt. Während der Gesäßmuskel mithilft, den Körper gerade zu halten, stabilisieren die vorderen und die hinteren Oberschenkelmuskeln zusammen mit den Gesäßmuskeln das Kniegelenk.

1 Schrittstellung mit dem linken Bein nach vorn. Die Schrittweite beträgt etwa zweieinhalb Fußlängen, die Füße stehen hüftbreit auseinander. Den Oberkörper aufrecht, den Kopf gerade in Verlängerung der Wirbelsäule halten. Die Arme seitlich neben dem Körper nach unten strecken, mit den Handflächen nach vorne.

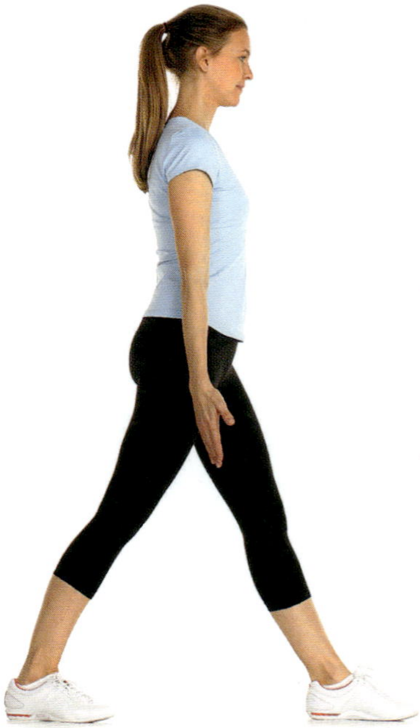

2 Beide Kniegelenke beugen, bis das hintere Knie fast den Boden berührt. Die Hauptlast trägt das linke, vordere Bein. Die Gesäßmuskeln sind angespannt. Bewusst darauf achten, dass auch die Gesäßmuskeln auf der rechten Seite angespannt sind. Den Oberkörper aufrecht, den Kopf gerade in Verlängerung der Wirbelsäule halten. Die Übung 10-mal wiederholen, dann die Seite wechseln.

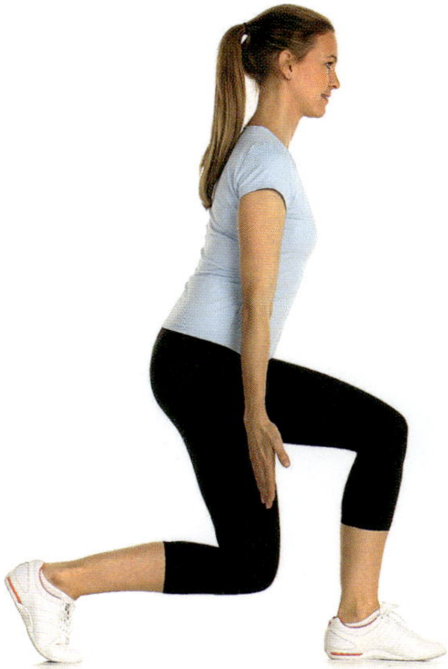

WICHTIG: Das vordere Knie bei der Bewegung nicht über die Fußspitze hinausragen lassen.

Diese Muskelgruppen trainieren Sie

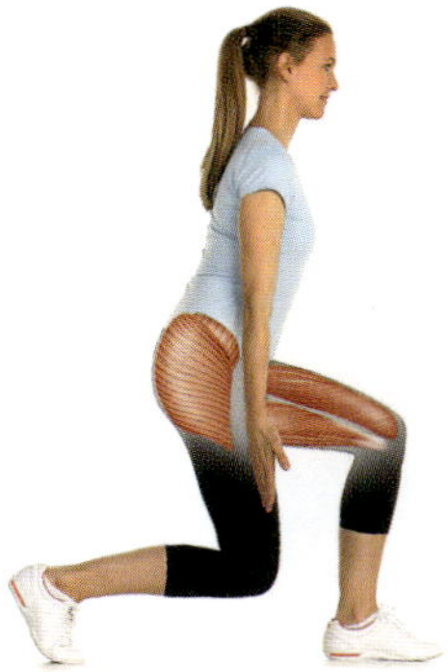

Level 2

Einbein-Kniebeuge unterstützt

Kräftigung: Oberschenkel-Vorder- und -Rückseite, Gesäß

Bei dieser Übung, ebenfalls zur Kräftigung des Oberschenkels und des Gesäßes, wird das hintere Bein auf dem Stuhl abgelegt. Dadurch wird die Wirkung der Übung noch verstärkt. Sie benötigen hierfür einen stabilen Stuhl oder einen kleinen Kasten, den Sie dicht hinter sich stellen.

1 Schrittstellung mit dem linken Bein nach vorn. Die Schrittweite beträgt etwa zweieinhalb Fußlängen. Den Fußrücken des rechten Beins auf einem stabilen Stuhl oder Kasten ablegen. Den Oberkörper aufrecht, den Kopf gerade in Verlängerung der Wirbelsäule halten. Die Arme seitlich neben dem Körper nach unten strecken, mit den Händflächen nach vorn.

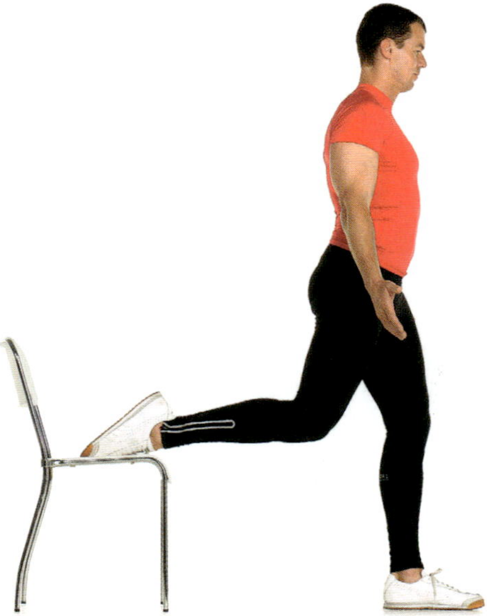

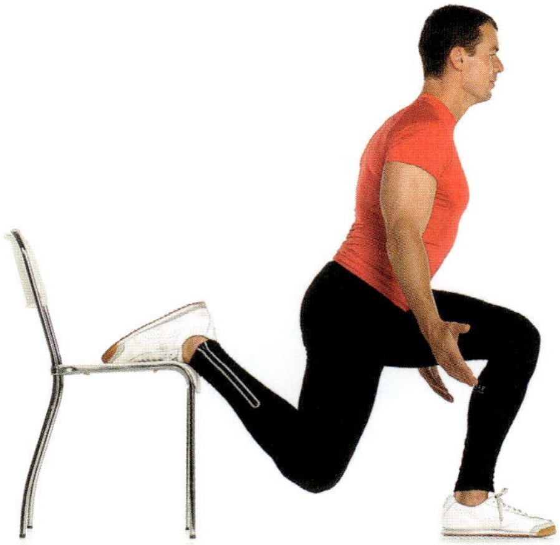

2 Das Knie des linken Beins so tief beugen, dass Ober- und Unterschenkel einen rechten Winkel bilden. Die Hauptlast trägt das linke, vordere Bein. Die Gesäßmuskeln sind angespannt. Bewusst darauf achten, dass auch die Gesäßmuskeln auf der linken Seite angespannt sind. Den Oberkörper aufrecht, den Kopf gerade in Verlängerung der Wirbelsäule halten.
Die Übung 8-mal wiederholen, dann die Seite wechseln.

WICHTIG: Das vordere Knie nicht über die Fußspitze hinausragen lassen.

Diese Muskelgruppen trainieren Sie

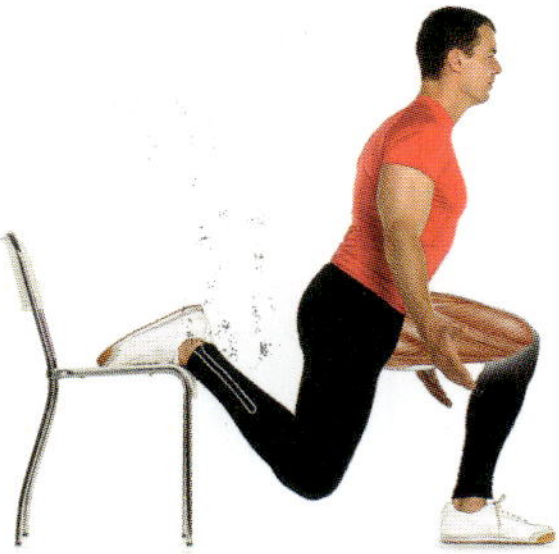

Level 3

Einbein-Kniebeuge mit Gewicht

Kräftigung: Oberschenkel-Vorder- und -Rückseite, Gesäß

Da die Last hier nur auf dem Standbein ruht, steigern Sie mit dieser Übung die Intensität der Gesäß- und Oberschenkelkräftigung gegenüber Level 2. Außerdem muss die Armbewegung koordiniert werden. Die Gewichte erleichtern die korrekte Ausführung, da sie den Schwerpunkt des Körpers nach vorn verlagern. Sie benötigen einen stabilen Stuhl, den Sie dicht hinter sich stellen, und Kurzhanteln.

1 Einbeinstand links vor einem stabilen Stuhl oder Kasten. Den rechten Fuß knapp über dem Boden halten. Die Arme seitlich neben dem Körper nach unten strecken. In jede Hand eine Kurzhantel nehmen. Den Oberkörper aufrecht, den Kopf gerade in Verlängerung der Wirbelsäule halten.

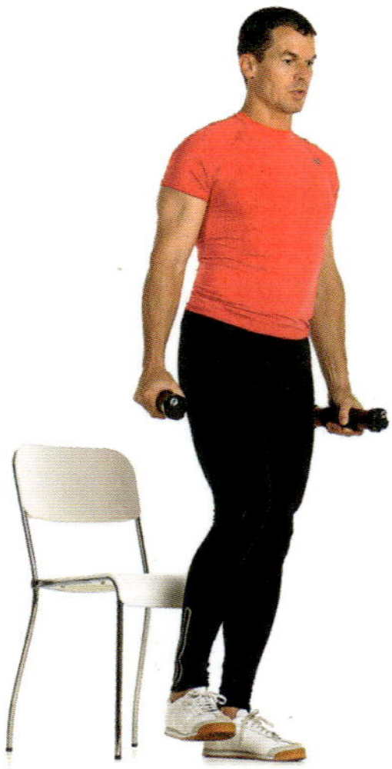

2 Das Kniegelenk des linken Beins so weit beugen, bis das Gesäß beinahe die Sitzfläche des Stuhls berührt. Den rechten Fuß neben dem Standbein halten. Den Oberkörper mit geradem Rücken nach vorn neigen. Zum Ausbalancieren beide Arme gestreckt nach vorn führen. Dann zurück in Position 1 gehen. Die Übung 8-mal wiederholen, dann die Seite wechseln.

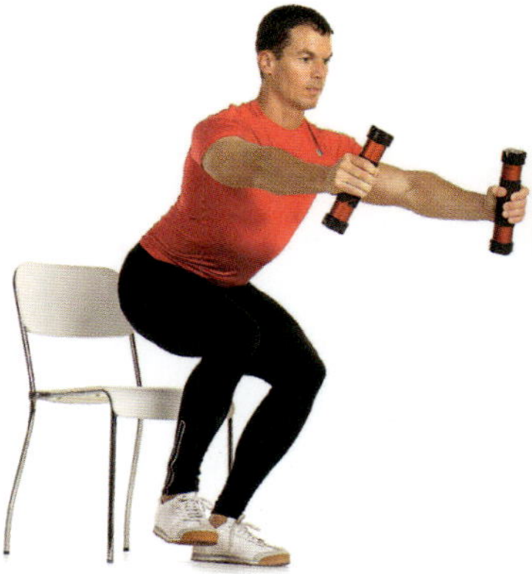

TIPP: Bei der Übung hilft die Vorstellung, man würde sich auf den bereitgestellten Stuhl setzen. Knapp über der Sitzfläche die Bewegung umkehren, das Standbein strecken und den Oberkörper wieder aufrichten.

Diese Muskelgruppen trainieren Sie

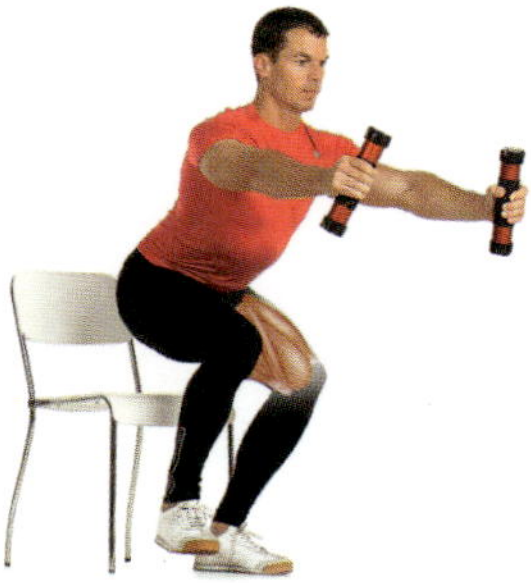

Level 1

Schulterbrücke

Stärkung: Oberschenkel-Rückseite, Gesäß, unterer Rückenstrecker

Die folgenden Ziehübungen der Beine stärken hauptsächlich die Oberschenkel-Rückseite, das Gesäß und die unteren Rückenstrecker. Insbesondere die Oberschenkel- und Gesäßmuskeln werden für alle Sprint- und Absprungbewegungen benötigt. Eine kräftige Oberschenkelmuskulatur entlastet zudem die Knie und kann gerade bei Ballsportarten das Verletzungsrisiko senken. Für die Übung benötigen Sie einen Physioball.

1 Rückenlage, die Arme liegen ausgestreckt neben dem Körper, der Kopf ist gerade in Verlängerung der Wirbelsäule. Nun beide Unterschenkel parallel nebeneinander auf den Physioball legen. Dabei die Kniegelenke strecken und die Fußspitzen Richtung Körper ziehen.

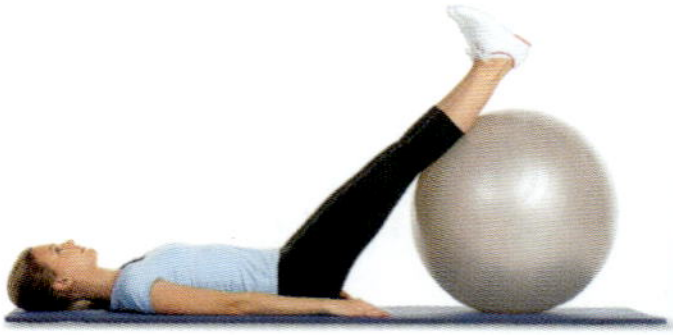

2 Das Becken langsam so weit vom Boden abheben, bis es mit Oberkörper und Oberschenkel eine Linie bildet. Dabei entsteht eine deutliche Spannung in der Oberschenkel-Rückseite. Diese Position etwa 2 Sekunden halten. Dann das Becken wieder senken und zurück in Position 1 gehen. Die Übung 10-mal wiederholen.

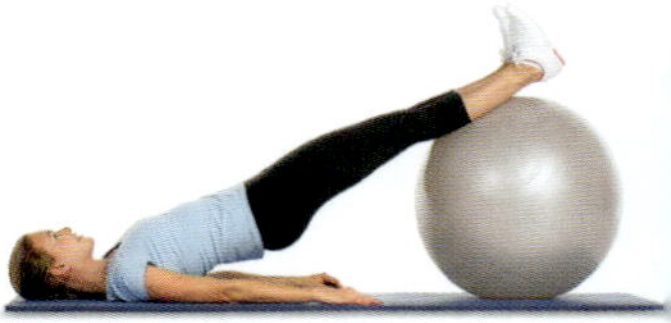

Diese Muskelgruppen trainieren Sie

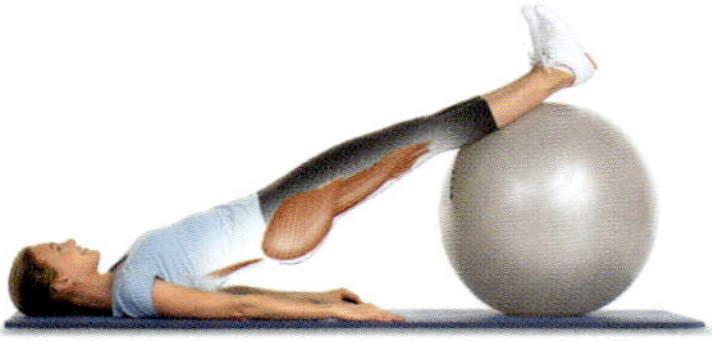

Level 2

Schulterbrücke bewegt

Stärkung: Oberschenkel-Rückseite, Gesäß, unterer Rückenstrecker

Die Stärkung der Oberschenkel-Rückseite können Sie mit der folgenden Übung noch intensivieren, indem Sie den Physioball mit beiden Füßen heranholen und ihn dann wieder wegrollen.

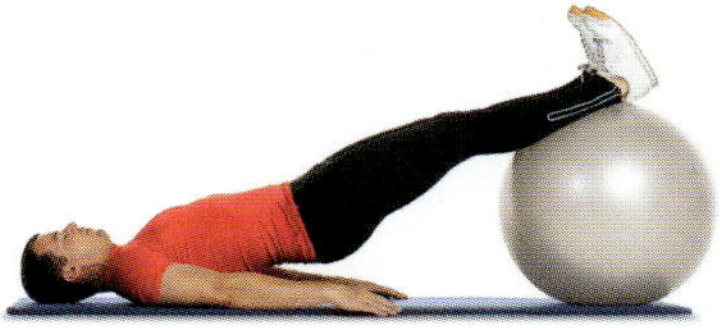

1 Rückenlage, die Arme liegen ausgestreckt neben dem Körper, der Kopf ist gerade in Verlängerung der Wirbelsäule. Beide Unterschenkel nebeneinander auf den Physioball legen. Die Kniegelenke strecken, die Fußspitzen Richtung Körper ziehen. Das Becken anheben, bis es mit Oberkörper und Oberschenkel eine Linie bildet.

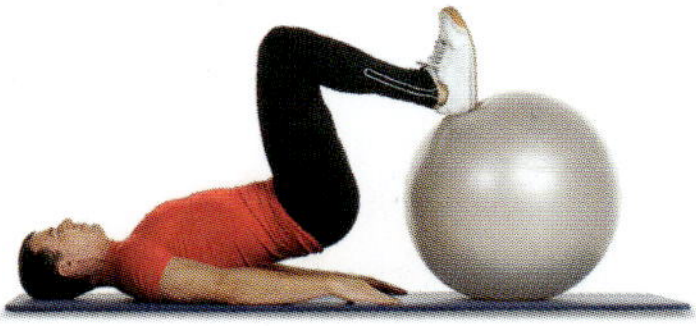

2 Mit angehobenem Becken die Kniegelenke beugen. Die Füße und mit ihnen der Ball werden zum Körper herangezogen. Dann die Beine wieder strecken und dabei den Ball vom Körper wegrollen (siehe Position1). Der Körper bleibt stabil. Die Arme liegen ausgestreckt neben dem Körper, der Kopf ist gerade in Verlängerung der Wirbelsäule. Die Übung 10-mal wiederholen.

Diese Muskelgruppen trainieren Sie

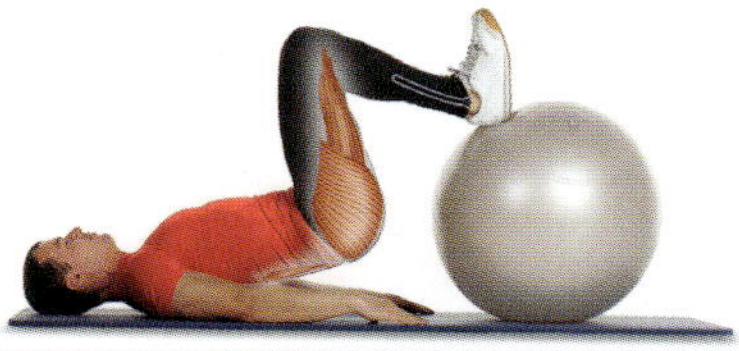

Level 3

Schulterbrücke einbeinig

Stärkung: Oberschenkel-Rückseite, Gesäß, unterer Rückenstrecker

Als ambitionierter und fortgeschrittener Sportler können Sie die Oberschenkel-Rückseite intensiv trainieren, indem Sie den Ball nur mit einem Fuß heranholen und ihn dann wieder mit einem Fuß wegrollen. Das andere Knie wird währenddessen an die Brust gezogen. Für diese Übung benötigen Sie einen Physioball.

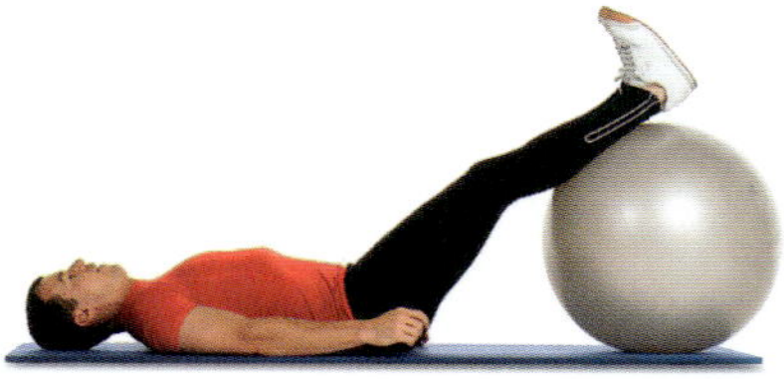

1 Rückenlage, die Arme liegen ausgestreckt neben dem Körper, der Kopf ist gerade in Verlängerung der Wirbelsäule. Nun beide Unterschenkel nebeneinander auf den Physioball legen. Dabei die Kniegelenke strecken und die Fußspitzen Richtung Körper ziehen.

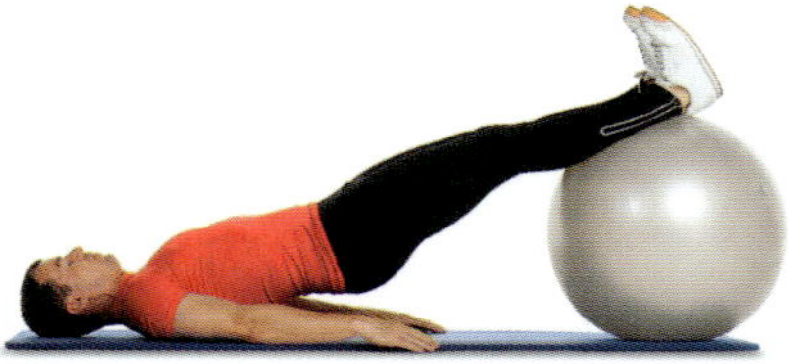

2 Das Becken langsam so weit vom Boden abheben, bis es mit Oberkörper und Oberschenkel eine Linie bildet. Dabei entsteht eine deutliche Spannung in der Oberschenkel-Rückseite.

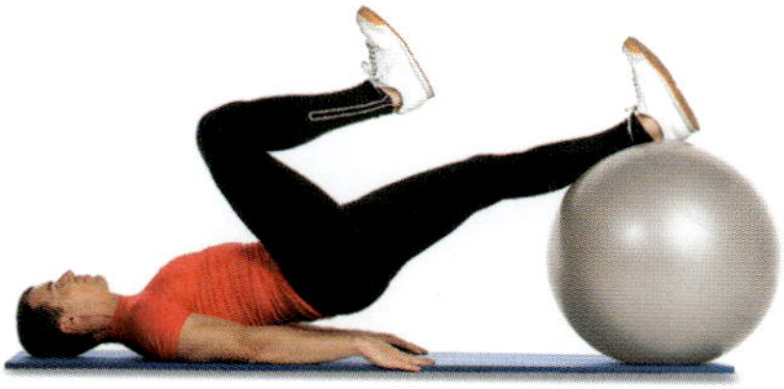

3 Das rechte Bein anheben und in Hüft- und Kniegelenk jeweils im 90-Grad-Winkel beugen. Das linke Bein gestreckt halten. Der Körper bleibt möglichst stabil, das Becken bleibt angehoben.

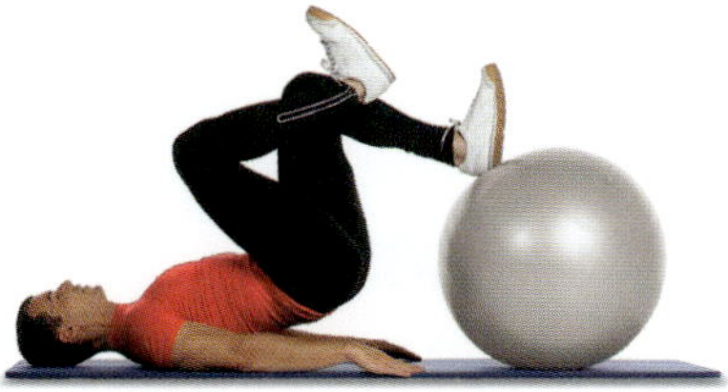

4 Nun das linke Kniegelenk beugen und dabei den Ball zum Körper rollen. Diese Position etwa 8 Sekunden halten. Dann das Bein wieder strecken und den Ball vom Körper wegrollen (siehe Position 3). Die Übung ab Position 3 mit abgehobenem Becken 8-mal wiederholen, dann die Seite wechseln.

Diese Muskelgruppen trainieren Sie

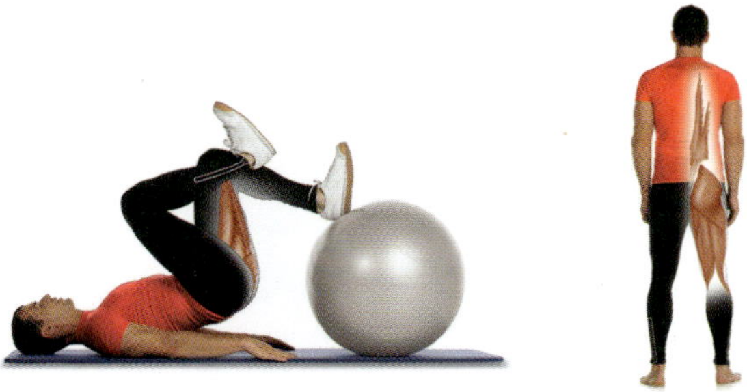

Level 1

Brücke mit einem Bein

Kräftigung: Gesäß, Oberschenkel-Rückseite, untere Rückenpartie

Diese und die folgenden Übungen kräftigen den Hüftbereich, stärken die Muskeln der Oberschenkel-Rückseite, die unteren Rückenmuskeln, aber auch den großen Gesäßmuskel, der bei fast allen Bewegungen im Alltag benötigt wird, etwa beim Laufen oder Treppensteigen. Dieser Muskel stabilisiert vor allem das Becken und verhindert zudem, dass der Oberkörper nach vorn kippt.

1 In Rückenlage das linke Bein etwa eineinhalb Fußlängen vom Gesäß entfernt mit der Ferse aufstellen. Die Fußspitze nach oben ziehen. Nun das rechte Bein in Hüft- und Kniegelenk beugen und in Richtung Brust ziehen. Die Arme liegen ausgestreckt neben dem Körper, der Kopf ist gerade in Verlängerung der Wirbelsäule.

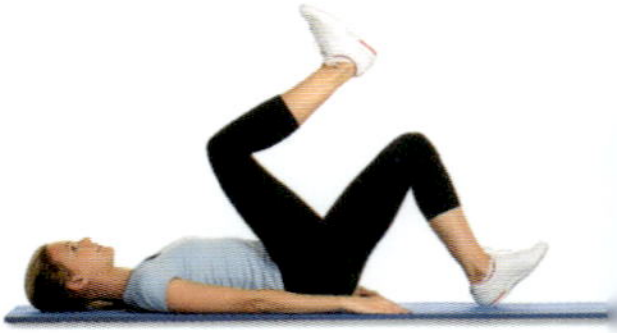

2 Das Becken langsam vom Boden abheben, bis der linke Oberschenkel und der Oberkörper eine Linie bilden. Das rechte Bein bleibt gebeugt und in Richtung Brust gezogen. Das Becken wieder senken, bis es unmittelbar über dem Boden ist, aber nicht ablegen. Dann wieder anheben wie in Position 1. Die Übung 8-mal wiederholen, dann die Seite wechseln.

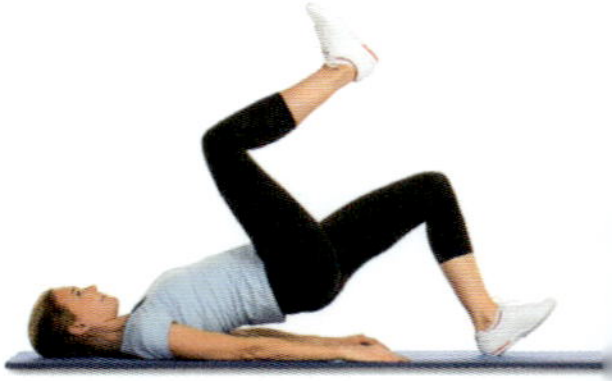

Diese Muskelgruppen trainieren Sie

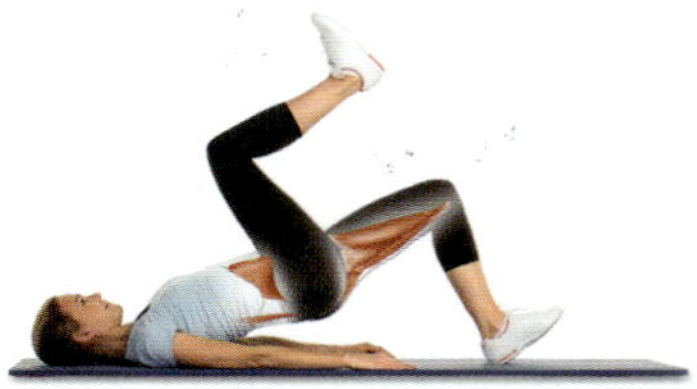

Level 2

Brücke auf dem Physioball

Kräftigung: Gesäß, OberschenkelRückseite, untere Rückenpartie

Um Oberschenkel-Rückseite und Hüftbereich auf beiden Seiten noch intensiver zu fördern, stellen Sie bei Level 2 die Füße auf den Physioball, um dann aus dieser Position das Becken zu heben und zu senken.

1 In Rückenlage beide Beine in Hüft- und Kniegelenk beugen (jeweils möglichst im 90-Grad-Winkel) und die Füße auf den Physioball stellen. Die Arme liegen ausgestreckt neben dem Körper, der Kopf ist gerade in Verlängerung der Wirbelsäule.

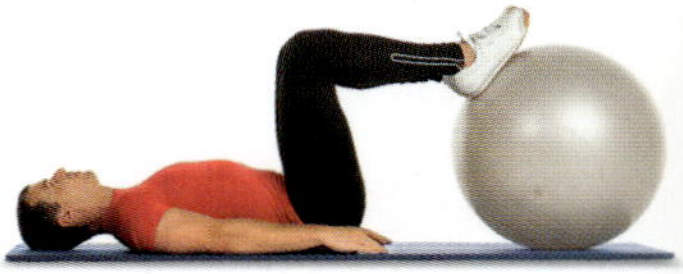

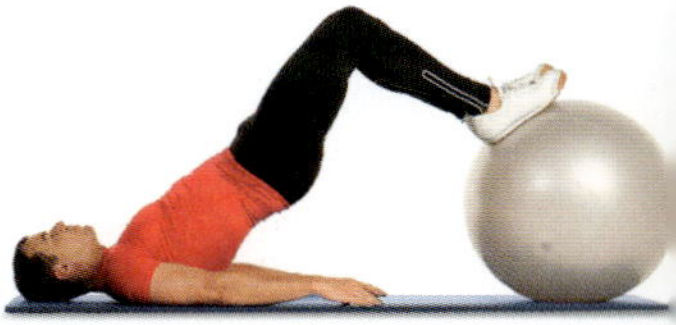

2 Das Becken langsam vom Boden abheben, bis Oberschenkel und Oberkörper eine Linie bilden. Das Becken wieder senken, bis es unmittelbar über dem Boden ist, aber nicht ablegen. Die Arme liegen ausgestreckt neben dem Körper, der Kopf ist gerade in Verlängerung der Wirbelsäule.
Die Übung 8-mal wiederholen.

Diese Muskelgruppen trainieren Sie

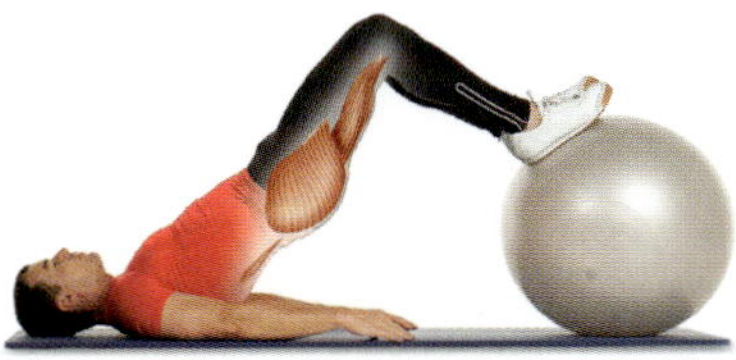

Level 3

Hüftstreckung auf dem Ball

Kräftigung: Gesäß, Oberschenkel-Rückseite

Diese den Hüftstrecker (Oberschenkel-Rückseiten- und Gesäßmuskulatur) trainierende Übung ist besonders intensiv, da sie die Stabilität des gesamten Körpers voraussetzt. Hier ist eine gute Körperwahrnehmung gefragt, was die Übung zusätzlich anspruchsvoll macht.

1 Mit dem Bauch auf den Physioball legen. Der Ball unterstützt dabei den Körper in der Hüft-Becken-Region. Arme und Hände stützen den Oberkörper, die Finger zeigen nach vorn. Oberkörper und Beine sind gestreckt und bilden eine Linie. Beine und Füße ragen nach oben, Kopf und Nasenspitze berühren fast den Boden.

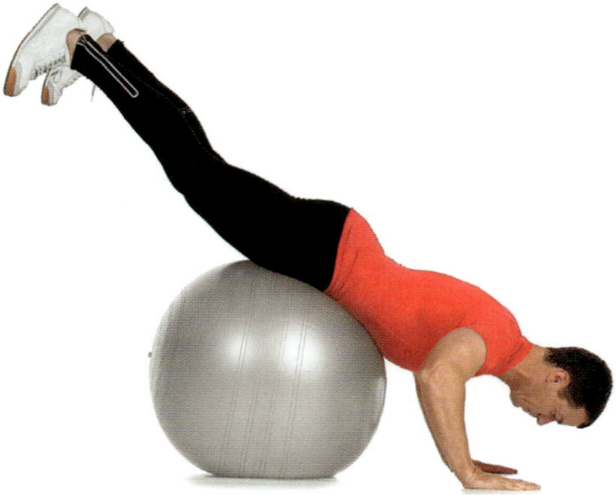

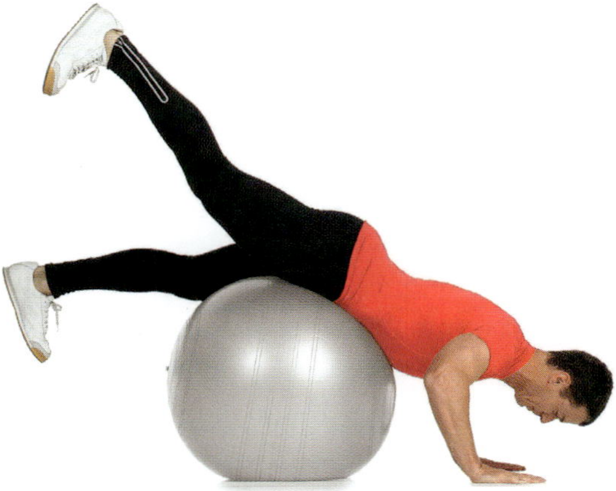

2 Aus dieser Stellung heraus das linke Bein so weit wie möglich in Richtung Boden führen, dabei die Fußspitzen anziehen. Das rechte Bein bleibt in seiner Position. Das linke Bein wieder wie in Position 1 neben das rechte Bein führen.
Die Übung mit beiden Beinen im Wechsel 10-mal wiederholen.

WICHTIG: Ein Bein bleibt immer oben. Sonst ist die Übung zu einfach!

Diese Muskelgruppen trainieren Sie

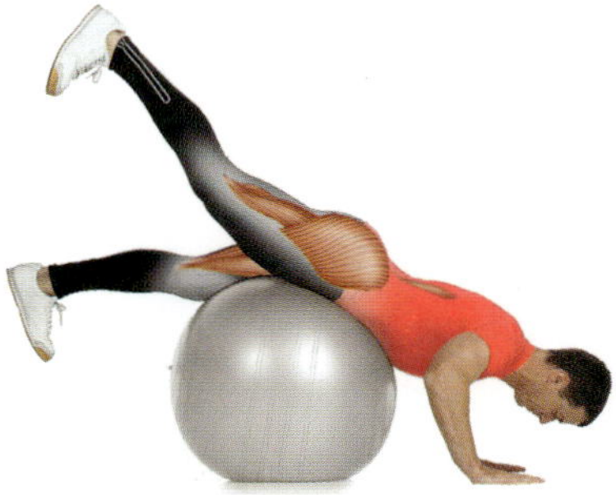

Level 1

Draw-in im Liegen

Wahrnehmungsschulung und Stärkung: tiefer Rumpfbereich

Der Rumpf stellt die Mitte des Körpers dar und verbindet als starke kräftige Achse die Bewegungen der Arme und der Beine. Viele Menschen haben aber das Gefühl für ihre Rumpfmuskulatur verloren. Die folgenden Übungen sollen Ihnen dabei helfen, das Gefühl für diese Muskulatur wiederzuerlangen. Bei den Einziehübungen werden die tief liegende Rumpfmuskulatur und vor allem die quer verlaufenden Bauchmuskeln trainiert.

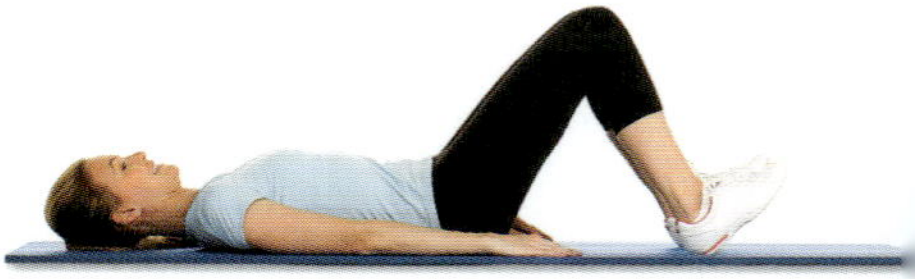

1 In Rückenlage beide Beine etwa eineinhalb Fußlängen vom Gesäß entfernt mit der Ferse aufstellen. Die Arme liegen seitlich neben dem Körper. Die tief liegende Rumpfmuskulatur anspannen und den Bauchnabel in Richtung Wirbelsäule ziehen. Dabei verlängert sich die Wirbelsäule etwas. Die Spannung 1 bis 2 Sekunden halten und dann lösen.
Die Übung 10-mal wiederholen.

Diese Muskelgruppen trainieren Sie

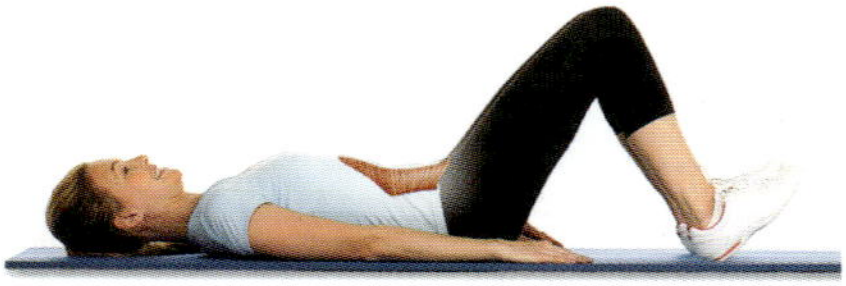

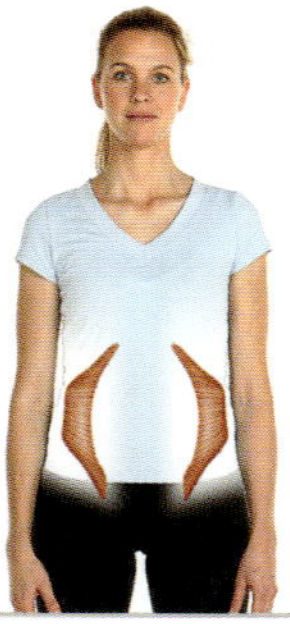

TIPP:
Wenn Sie eine Gewichtsscheibe unterhalb des Nabels auf den Bauch legen, fällt es Ihnen leichter, die Muskelbewegung tief im Bauch zu erspüren.

Level 1

Draw-in im Vierfüßlerstand

Wahrnehmungsschulung und Stärkung: tiefer Rumpfbereich

Bei dieser Übung werden gleichzeitig die tief liegenden Rumpfmuskeln und die Muskeln im Bereich der Lendenwirbelsäule angesprochen. Sie sind wichtig für die Stabilität der Wirbelsäule und die Kontrolle der Haltung.

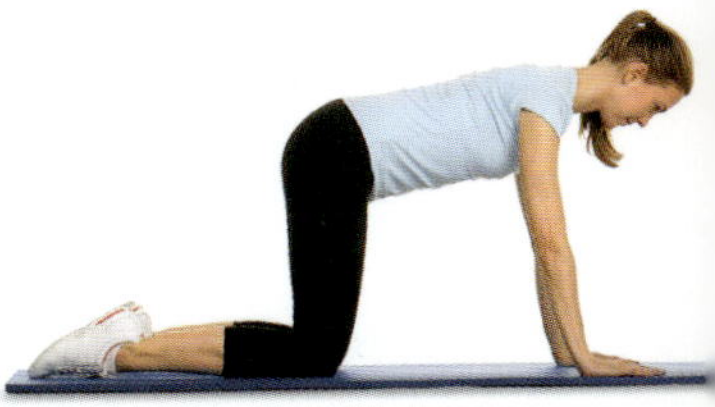

1 In den Vierfüßlerstand gehen, beide Unterschenkel liegen auf dem Boden. Die gestreckten Arme stützen den Oberkörper, die Hände sind etwa schulterbreit auseinander. Den Rücken und den Kopf gerade in Verlängerung der Wirbelsäule halten. Die tiefe Rumpfmuskulatur anspannen und den Bauchnabel in Richtung Wirbelsäule ziehen. Die Übung 10-mal wiederholen.

WICHTIG: Dabei werden nur sehr kleine Bewegungen im unteren Rücken ausgeführt, die anderen Wirbelsäulenabschnitte bleiben unbewegt.

Diese Muskelgruppen trainieren Sie

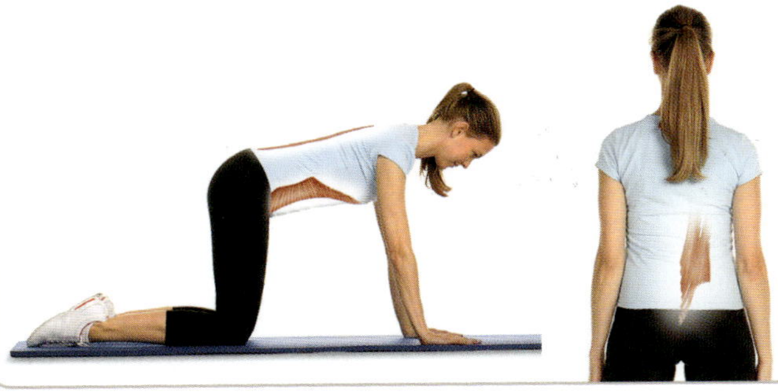

Draw-in in Bauchlage

Wahrnehmungsschulung und Stärkung: tiefer Rumpfbereich

Mithilfe dieser Übung kann die tiefe Rumpfmuskulatur, insbesondere die quer verlaufende Bauchmuskulatur, wahrgenommen und trainiert werden. Es handelt sich dabei ebenfalls um sehr kleine, von außen kaum wahrnehmbare Bewegungen.

1 Bauchlage, den Kopf gerade in Verlängerung der Wirbelsäule halten. Die Beine sind gestreckt, die Fußspitzen berühren den Boden. Beide Hände liegen unterhalb des Nabels. Die tiefe Rumpfmuskulatur anspannen und den Bauchnabel in Richtung Wirbelsäule ziehen, bis der Bauch den Boden gerade nicht mehr berührt. Die Spannung einen Atemzug lang halten, dann wieder locker lassen. Die Übung 10-mal wiederholen.

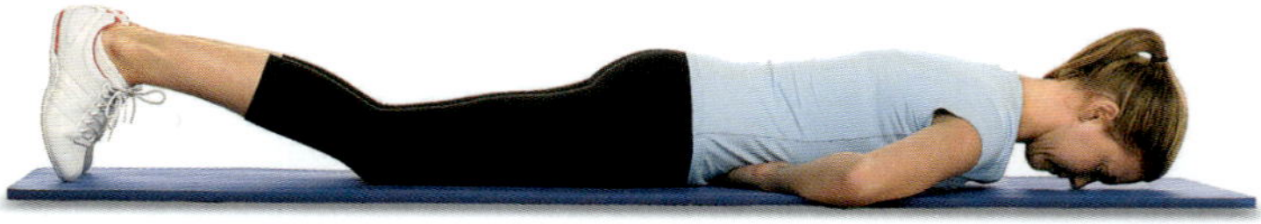

Diese Muskelgruppen trainieren Sie

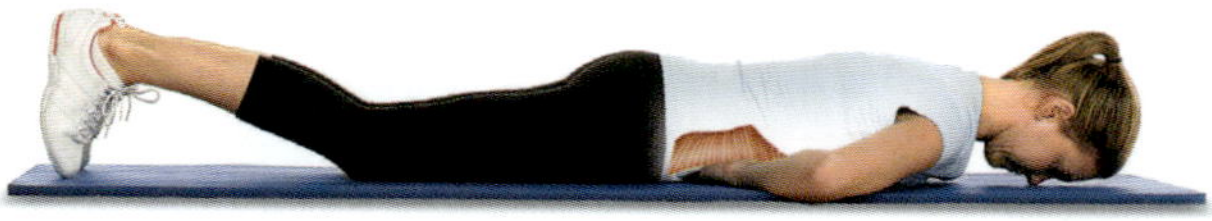

Level 1

Umgekehrter Crunch

Stärkung: unterer und tiefer Rumpfbereich

Die folgende Übung fördert insbesondere den unteren Bereich des geraden Bauchmuskels. Sie benötigen für diese Übung einen stabilen Gegenstand (z. B. einen schweren Tisch oder einen Heizkörper).

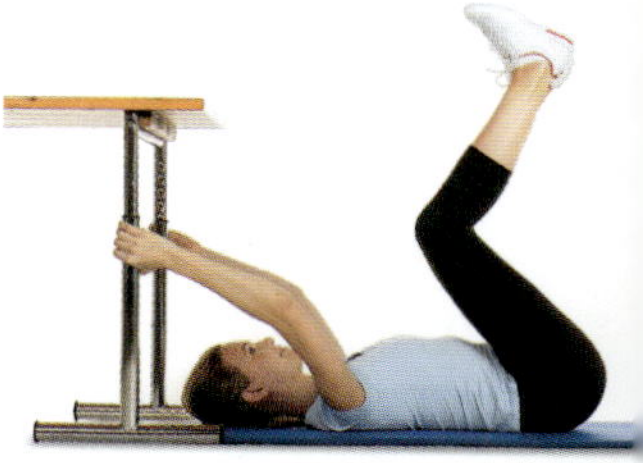

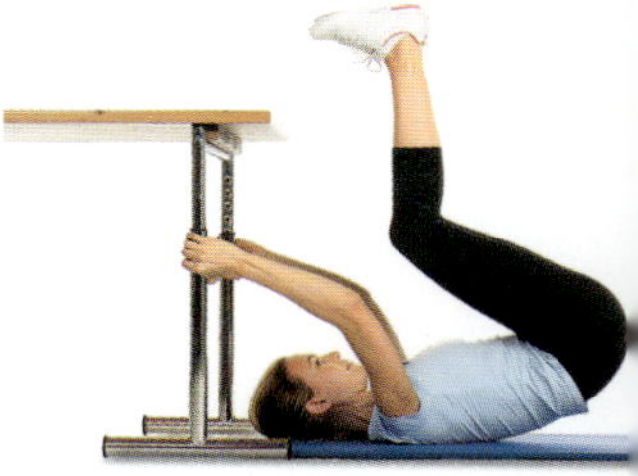

1 Mit dem Rücken auf den Boden legen, und zwar in die Nähe eines stabilen Gegenstands, der als Halt dienen kann. Die Beine parallel nach oben strecken und die Kniegelenke im 90-Grad-Winkel beugen. Mit den Händen über dem Kopf den Gegenstand umgreifen. Den Kopf gerade in Verlängerung der Wirbelsäule halten.

2 Aus dieser Lage heraus die Kniegelenke schräg in Richtung Brust ziehen und sich an dem Gegenstand festhalten. Dabei hebt sich das Becken ein wenig vom Boden ab. Die Bewegung langsam und ohne Schwung ausführen, dabei besonders auf die Muskulatur im unteren Rumpfbereich achten. Die Übung 8-mal wiederholen.

Diese Muskelgruppen trainieren Sie

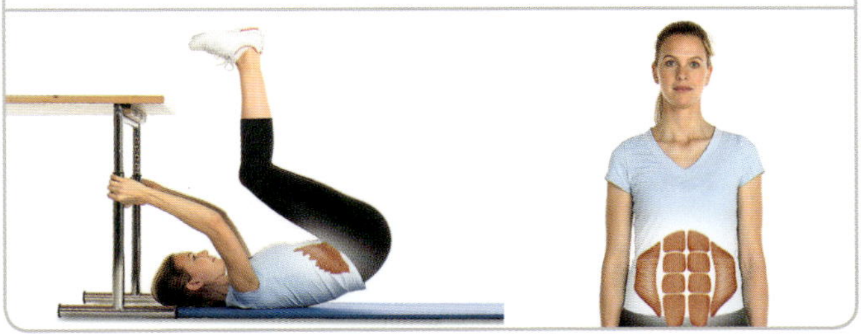

Level 2

Draw-in im Sitzen

Stärkung: tiefer Rumpfbereich

Diese Übung vermittelt ein noch besseres Gefühl für die tief liegende Rumpfmuskulatur. Das Anspannen dieser Muskeln ist etwas schwieriger als in Level 1, da die Übung im Sitzen nicht so leicht zu koordinieren ist. Für die Übung benötigen Sie einen Physioball und ein dünnes Seil.

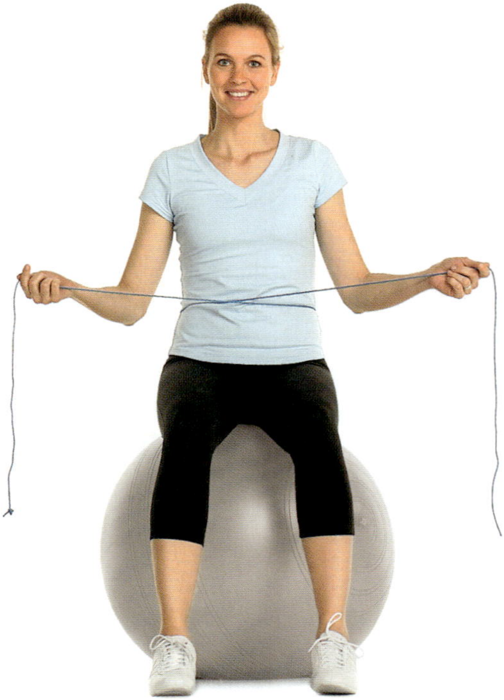

1 Sitzposition auf dem Physioball. Ein Seil so um den Bauch schlingen, dass es lockeren Kontakt zur Kleidung hat. Mit den Händen je ein Seilende halten, dabei die Arme nach vorn nehmen. Den Oberkörper aufrecht, den Kopf gerade in Verlängerung der Wirbelsäule halten. Dann die tiefe Rumpfmuskulatur anspannen und den Bauchnabel in Richtung Wirbelsäule ziehen, bis der Bauch keinen Kontakt mehr zum Seil hat. Dabei verlängert sich die Wirbelsäule etwas. Die Spannung 1 bis 2 Sekunden halten, dann lösen.
Die Übung 10-mal wiederholen.

Diese Muskelgruppen trainieren Sie

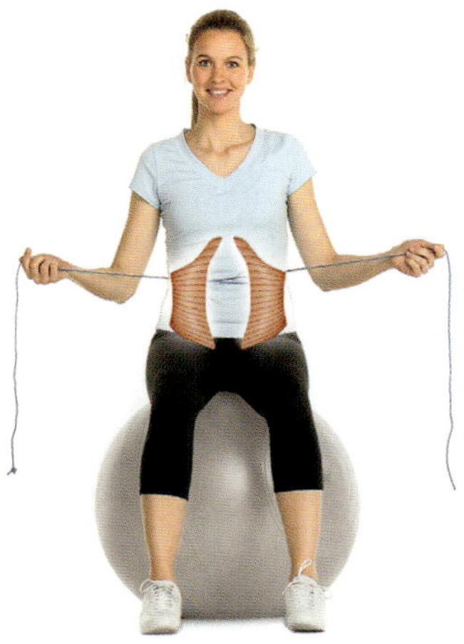

Level 2

Draw-in im Stehen

Stärkung: tiefer Rumpfbereich

Das Anspannen der Rumpfmuskulatur ist im Stehen nicht so leicht zu koordinieren und daher ebenfalls schwieriger als in Level 1. Die Übung vermittelt Ihnen ein neues Gefühl für die Bewegung im Rumpf. Sie benötigen dafür ein dünnes Seil.

1 Aufrecht hinstellen, die Füße stehen etwa hüftbreit auseinander. Knapp unterhalb des Nabels ein Seil so um den Bauch schlingen, dass es lockeren Kontakt zur Kleidung hat. Mit den Händen je ein Seilende halten, dabei die Arme nach vorn nehmen. Die tief liegende Rumpfmuskulatur anspannen und den Bauchnabel in Richtung Wirbelsäule ziehen, bis der Bauch keinen Kontakt mehr zum Seil hat. Die Spannung 1 bis 2 Sekunden halten, dann lösen. Die Übung 10-mal wiederholen.

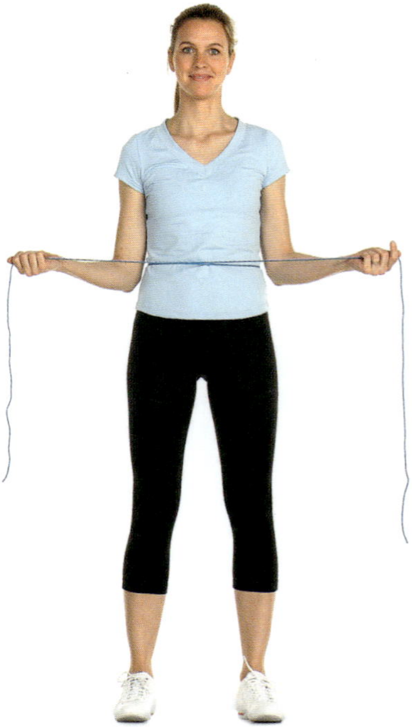

WICHTIG: Vor einem Spiegel lässt sich die Bewegung am besten kontrollieren. Man kann hier beobachten, wie sich die Wirbelsäule streckt, sodass man ein wenig größer wird.

Diese Muskelgruppen trainieren Sie

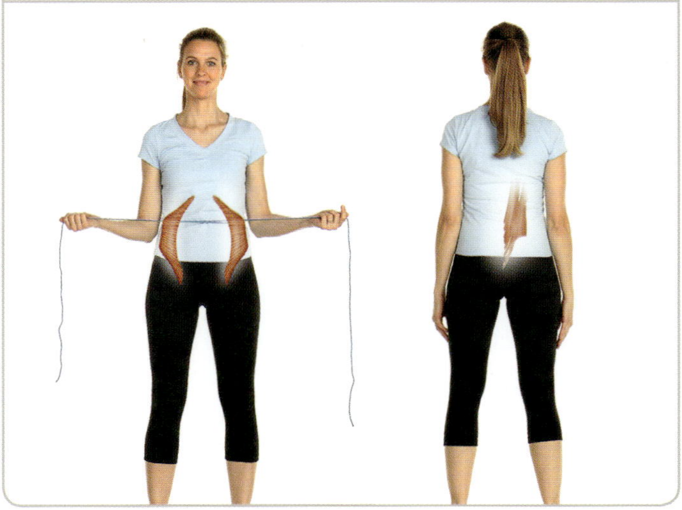

Draw-in in Rückenlage

Stärkung: tiefer Rumpfbereich

Bei dieser Übung erfolgt das Rumpfanspannen, während man die angewinkelten Beine in der Hüfte dreht. Die Übung ist schwieriger als die vergleichbare Übung in Level 1, da das Rumpfeinziehen unabhängig von einer zweiten Bewegung, also der Bewegung der Beine, koordiniert werden muss.

1 In Rückenlage die Beine etwa hüftbreit aufstellen. Den Kopf gerade in Verlängerung der Wirbelsäule halten. Die Arme liegen ausgestreckt neben dem Körper mit den Handflächen nach unten.

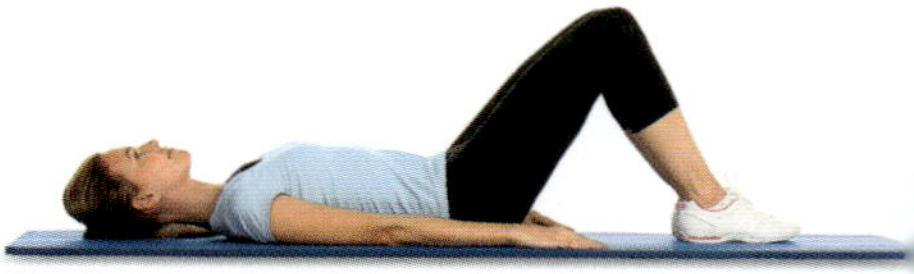

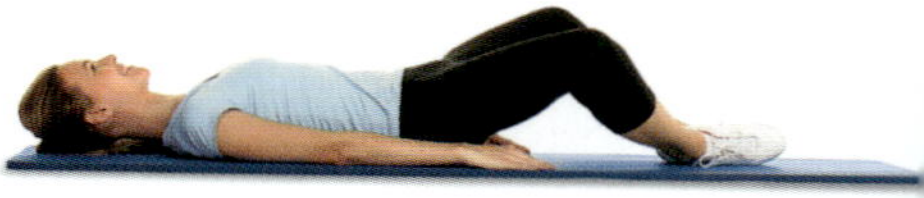

2 Die tief liegende Rumpfmuskulatur anspannen und den Bauchnabel in Richtung Wirbelsäule ziehen. Nun die Beine seitlich so weit wie möglich auseinanderklappen. Die Position einen Atemzug lang halten, dann die Beine wieder hüftbreit aufstellen (siehe Position 1). Durchgehend die tiefe Rumpfmuskulatur angespannt halten. Die Übung 10-mal wiederholen.

Diese Muskelgruppen trainieren Sie

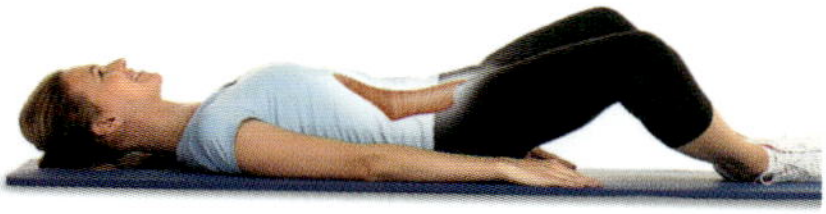

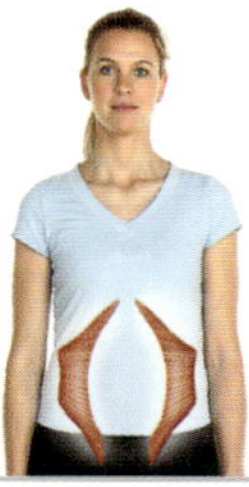

Level 2

Russian Twist auf Physioball

Stärkung: gesamter Rumpf

Diese intensive Kräftigungsübung fördert durch die Drehbewegung mit gestreckten Armen die Kraft und Stabilität im Rumpf- und Hüftbereich. Sie benötigen für die Übung einen Physioball.

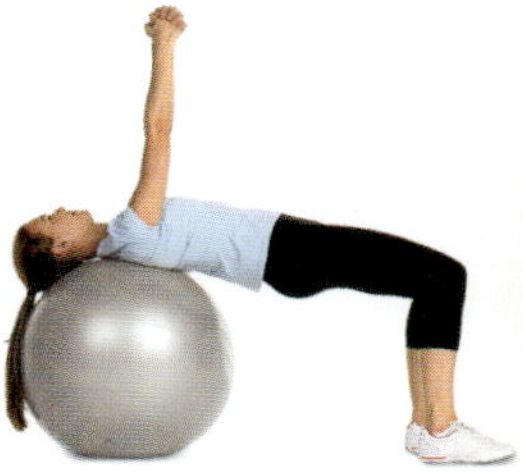

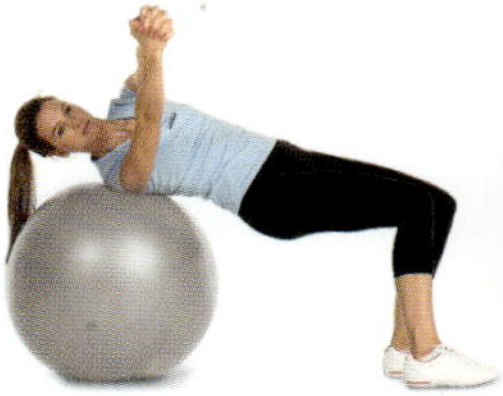

1 Mit dem Rücken auf den Physioball legen. Kopf und Schulterbereich werden vom Physioball unterstützt. Die Füße schulterbreit auseinander auf den Boden stellen, die Kniegelenke beugen. Die Arme im 90-Grad-Winkel vom Körper weg nach oben strecken, die Finger ineinander verschränken.

2 Die gestreckten Arme zur rechten Seite bewegen, bis sie die 14-Uhr-Stellung erreicht haben. Dann die gestreckten Arme zurück zur Ausgangsposition und weiter zur linken Seite bewegen, bis sie die 10-Uhr-Stellung erreicht haben. Die Übung 10-mal wiederholen.

WICHTIG: Die Rumpfmuskulatur führt die Drehung mithilfe der Arme aus, das Becken stabilisiert und folgt der Bewegung kontrolliert.

Diese Muskelgruppen trainieren Sie

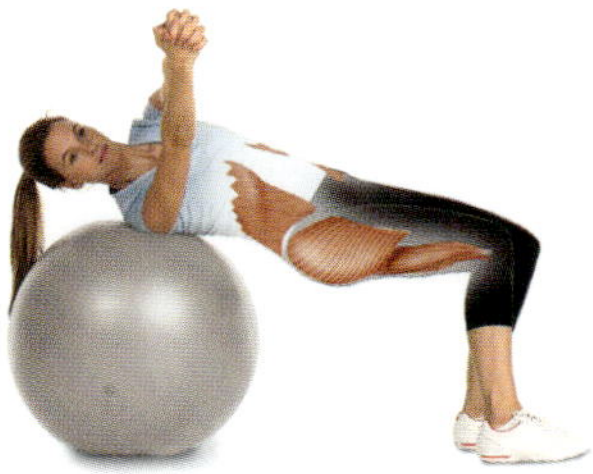

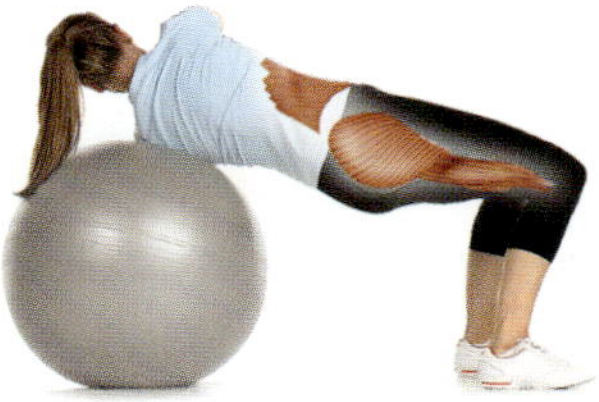

Level 3

Liegestütz mit Rumpfdrehung

Stärkung: Rumpf, Brust, Schulter, Oberschenkel

Bei dieser Übung sollte die gesamte Rumpfmuskulatur angespannt sein, um die Bewegung zu stabilisieren. Parallel zur Rumpfkräftigung muss die Rumpfdrehung koordiniert werden. Außerdem werden Brust und Schulterregion sowie Gesäß- und Oberschenkelbereich gekräftigt.

1 In die Liegestützposition gehen: Die gestreckten Arme stützen den Oberkörper, die Hände sind schulterbreit auseinander, die Finger zeigen nach vorn. Die Beine sind gestreckt, nur die Fußspitzen berühren den Boden. Kopf, Rücken, Rumpf und Beine bilden eine Linie.

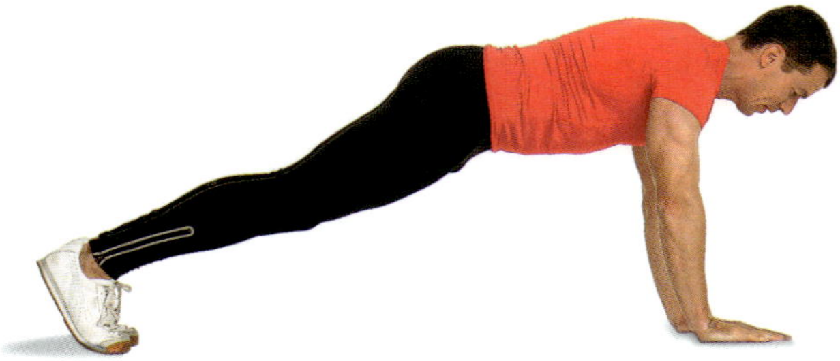

2 Einen halben Liegestütz machen: Den Oberkörper etwa 20 Zentimeter senken und wieder hochdrücken. Dann den linken Arm heben und zur Decke strecken. Dabei drehen sich Kopf und Oberkörper mit, der Blick folgt dem Arm. Der ganze Körper bleibt gestreckt und gespannt. Die Position kurz halten, dann wieder zurück in die Ausgangsposition gehen.
Die Übung mit beiden Armen im Wechsel 10-mal wiederholen.

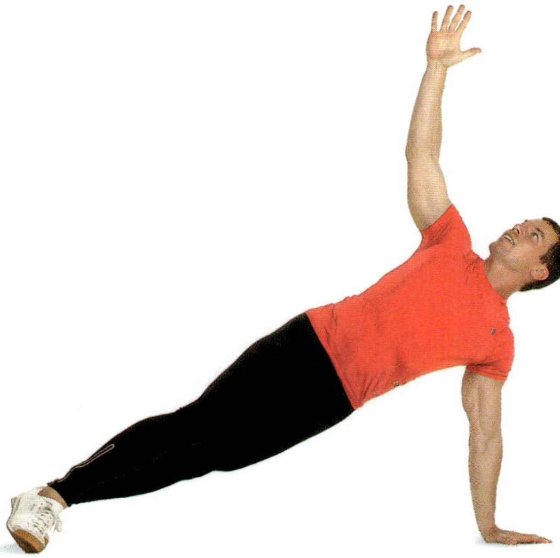

Diese Muskelgruppen trainieren Sie

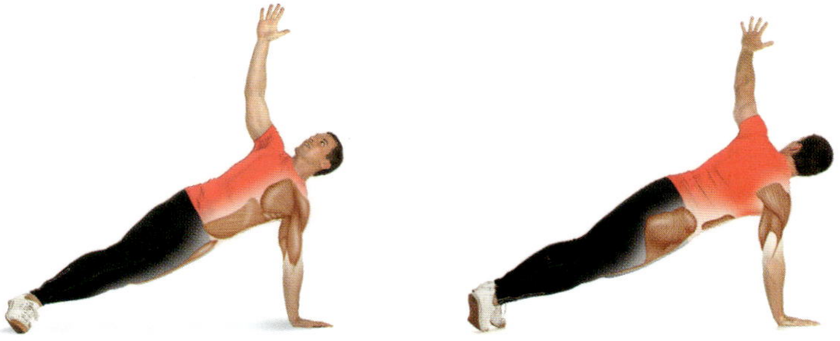

Level 3

Crunch mit Ball

Stärkung: Rumpf

Bei dieser Übung werden insbesondere der Rumpf, aber auch die Arme gestärkt. Da zugleich eine Beugebewegung des Oberkörpers koordiniert werden muss, erfordert die Übung einige Konzentration. Sie benötigen dafür einen Physioball und einen Medizinball mit einem Gewicht von 3 bis 5 Kilogramm (alternativ können Sie auch Hanteln verwenden).

1 Mit dem Rücken auf den Physioball legen. Der Rückenbereich wird von den Schultern bis zum Gesäß vom Physioball unterstützt. Die Füße stehen schulterbreit auf dem Boden, die Kniegelenke sind gebeugt. Die Hände halten den Medizinball. Die Arme mit dem Ball über den Kopf nach hinten nehmen. Dabei die Arme im Ellbogengelenk im 90-Grad-Winkel beugen.

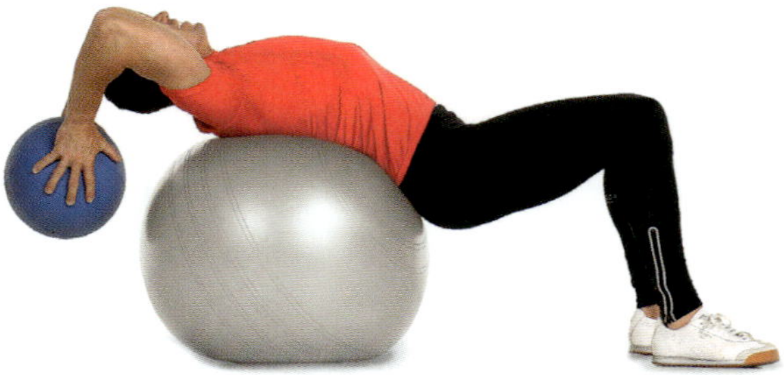

2 Gleichzeitig die Schultern und das Becken vom Ball abheben, ohne die Armposition zu verändern. Dabei findet keine Bewegung im Schultergelenk statt, der gesamte Oberkörper bildet eine Bewegungseinheit.
Die Übung 10-mal wiederholen.

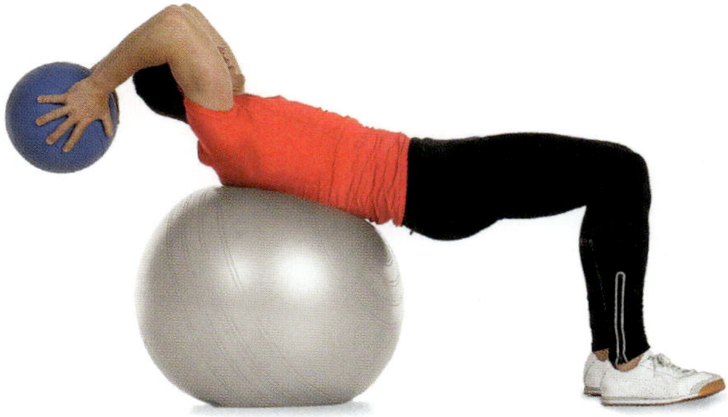

Diese Muskelgruppen trainieren Sie

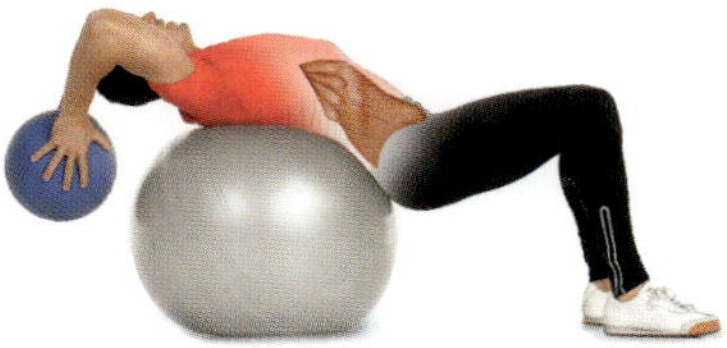

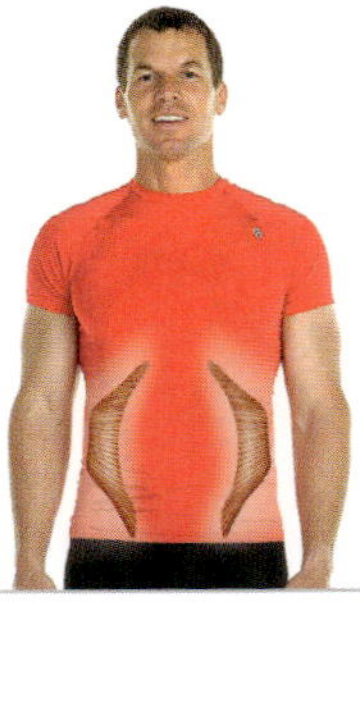

Russian Twist mit Hanteln

Stärkung: Rumpf, Hüfte

Bei dieser Übung wird neben der Rumpfmuskulatur sowohl der Hüftbereich als auch die Schulter- und Armregion gestärkt. Zugleich muss eine Drehbewegung des Oberkörpers koordiniert werden. Sie benötigen einen Physioball und zwei Kurzhanteln mit einem Gewicht von 1 bis 2 Kilogramm.

1 In jede Hand eine Kurzhantel nehmen. Mit dem Rücken auf den Physioball legen. Kopf und Schulterbereich werden vom Physioball unterstützt. Die Füße schulterbreit auseinander auf den Boden stellen, die Kniegelenke beugen. Die Arme parallel im 90-Grad-Winkel vom Körper weg nach oben strecken.

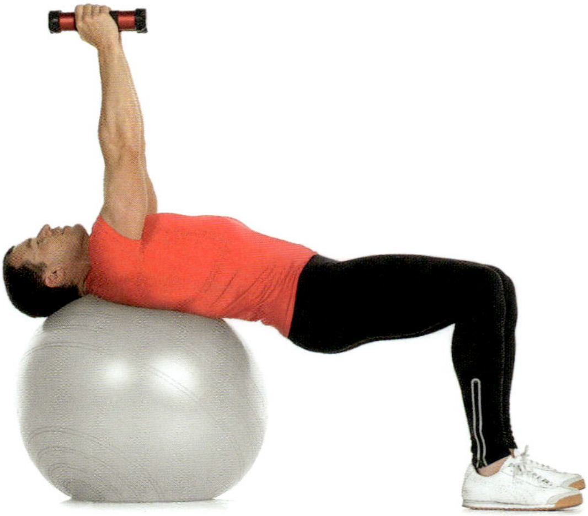

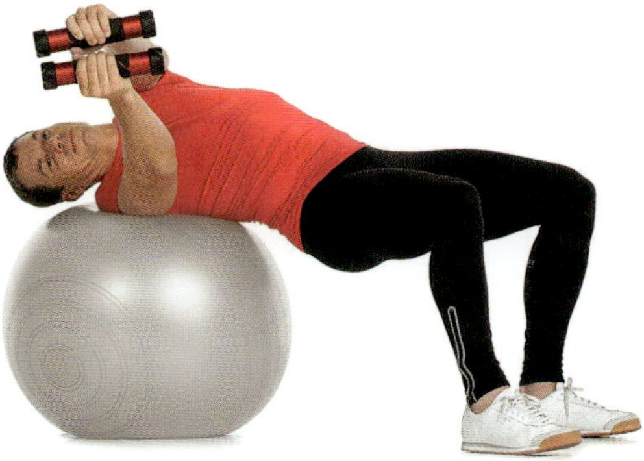

2 Die gestreckten Arme zur rechten Seite bewegen, bis sie die 14-Uhr-Stellung erreicht haben. Nun die gestreckten Arme parallel zurück zur Ausgangsposition bewegen und dann weiter zur linken Seite, bis sie die 10-Uhr-Stellung erreicht haben.
Die Übung 10-mal wiederholen.

WICHTIG: Die Rumpfmuskulatur führt die Drehung mithilfe der Arme aus, das Becken stabilisiert und folgt der Bewegung kontrolliert.

Diese Muskelgruppen trainieren Sie

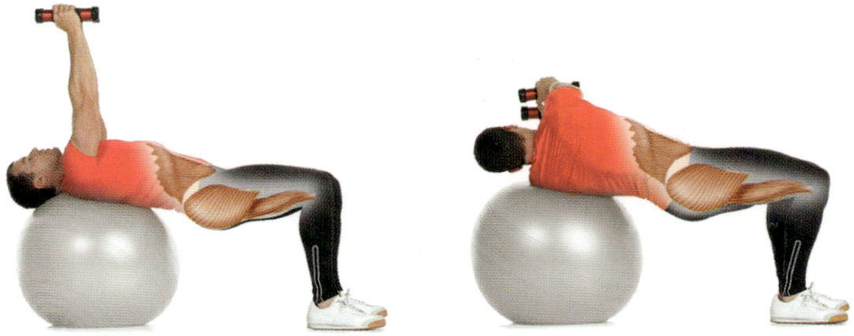

Level 3

Seitliches Bandziehen

Stärkung: gesamter Rumpf

Die seitliche Ziehbewegung der Arme bei dieser Übung muss vom Rumpf stabilisiert werden, da der Oberkörper der Bewegung nicht folgt. Sie ist deshalb ideal zur Rumpfstärkung. Für die Übung benötigen Sie ein Miniband.

1 Breitbeinig mit der linken Körperseite vor eine Tür stellen. Ein Miniband in die Türklinke einhängen. Mit beiden Händen das Band fassen und mit gestreckten Armen vor dem Bauch halten. Dann die Arme nach rechts unten neben die Hüfte führen, dabei das Band gegen den Widerstand ziehen. Die Beine sind leicht gebeugt.

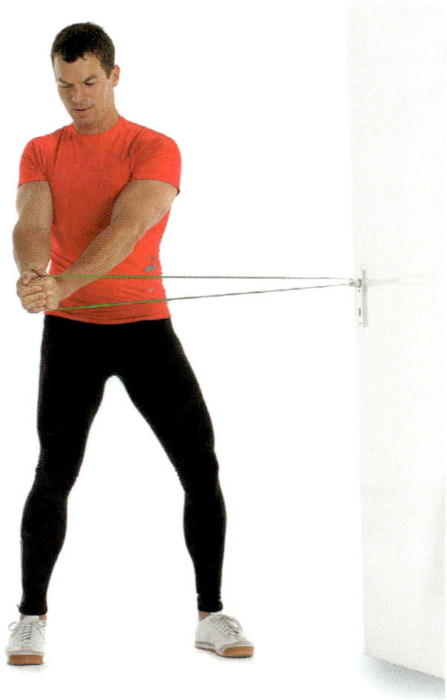

2 Die Arme wieder vor den Bauch führen. Nun das Band mit beiden Armen nach rechts oben auf Augenhöhe führen, dabei die Arme gestreckt lassen. Die Übung 10-mal wiederholen, dann die Seite wechseln.

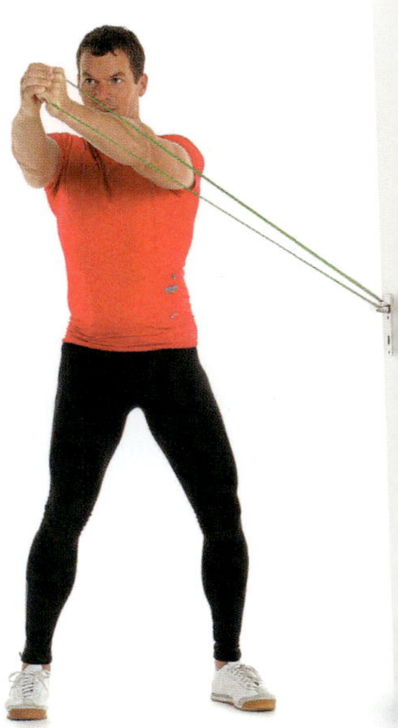

WICHTIG: Der Oberkörper bleibt bei der Übung stabil und dreht sich nicht mit. Das Gewicht lastet gleichmäßig auf beiden Beinen.

Diese Muskelgruppen trainieren Sie

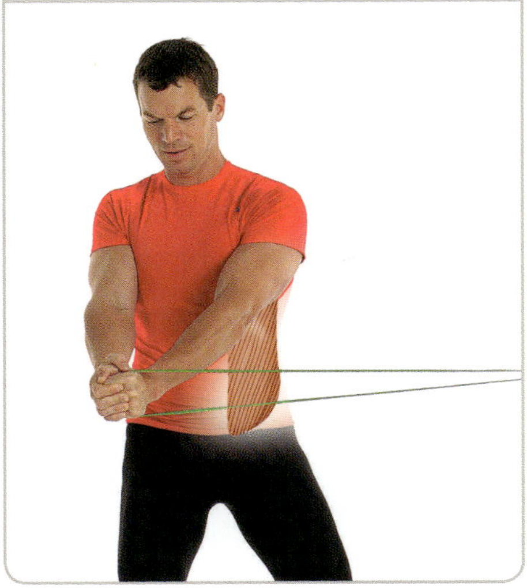

Level 1

Seitstütz mit Armbewegung

Kräftigung: seitlicher Rumpfund Beckenbereich

Beim Laufen und Gehen, beim Sitzen oder Stehen: Tag für Tag und in jeder Situation wird die Stabilität der Körperachse benötigt. Diese Seitstützübungen fördern vor allem die schrägen Bauchmuskeln, also die seitliche Rumpfmuskulatur. Die Übung von Level 1 ist eine isometrische Übung für die Rumpfmuskulatur, bei der die Muskeln zwar angespannt werden, sich aber nicht maximal zusammenziehen.

1 In Seitstützposition gehen: Rechter Ellbogen und Unterarm unterstützen den Oberkörper. Beine, Becken und Oberkörper bilden eine Linie. Die Beine sind gestreckt, die Füße parallel. Den Kopf gerade in Verlängerung der Wirbelsäule halten. Den linken Arm nach oben strecken, der Kopf dreht sich mit, und der Blick folgt dem Arm.

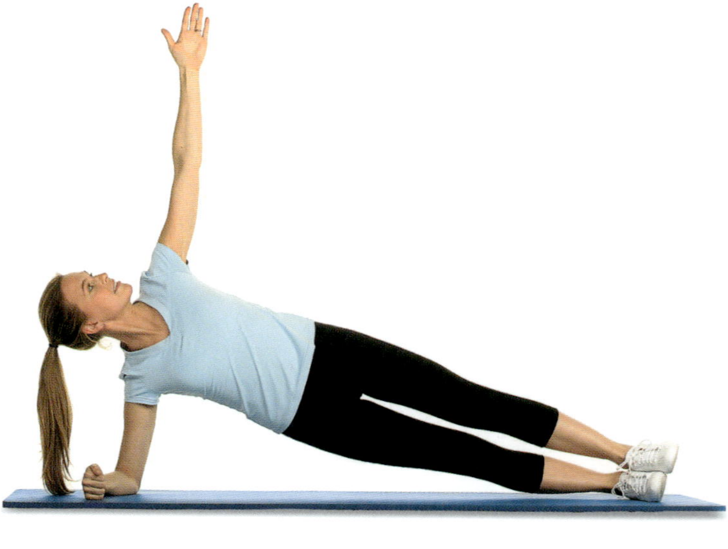

2 Die Arme wieder vor den Bauch führen. Nun das Band mit beiden Armen nach rechts oben auf Augenhöhe führen, dabei die Arme gestreckt lassen.
Die Übung 10-mal wiederholen, dann die Seite wechseln.

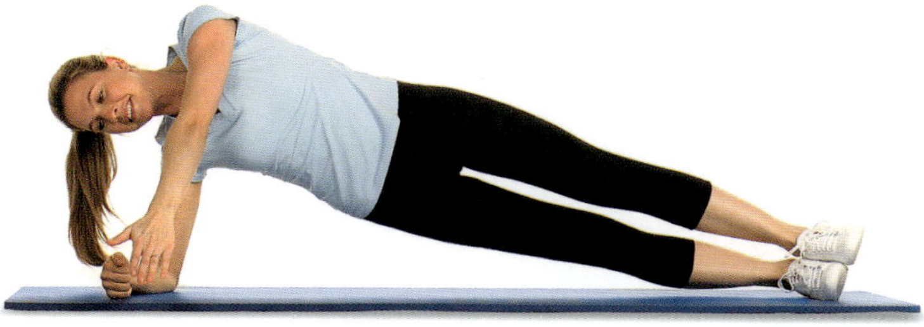

Diese Muskelgruppen trainieren Sie

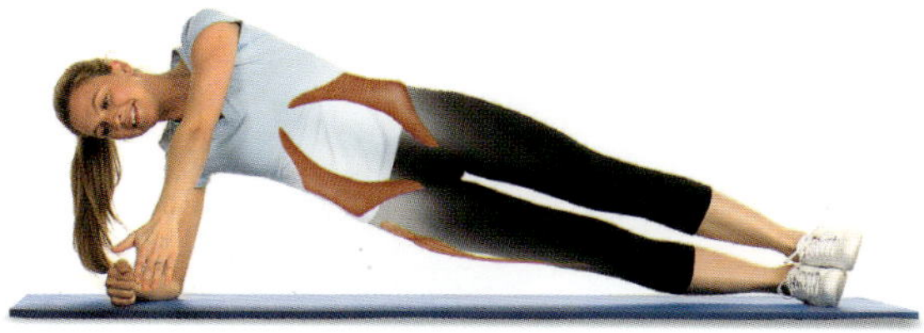

Level 2

Seitstütz gestreckt

Kräftigung: gesamter Rumpf

Diese Seitstützübung ist eine dynamische Übung, bei der die gesamte Rumpfmuskulatur im Gegensatz zu den isometrischen (statischen) Übungen durch das Auf- und Abbewegen des Beckens trainiert wird. Die Haltearbeit und Bewegung wird dabei überwiegend von der rechten Seite übernommen.

1 In Seitstützposition gehen: Rechter Ellbogen und Unterarm unterstützen den Oberkörper. Beine, Becken und Oberkörper bilden eine Linie. Die Beine sind parallel und gestreckt. Den Kopf gerade in Verlängerung der Wirbelsäule halten. Den linken Arm mit der Hand auf die Hüfte stützen.

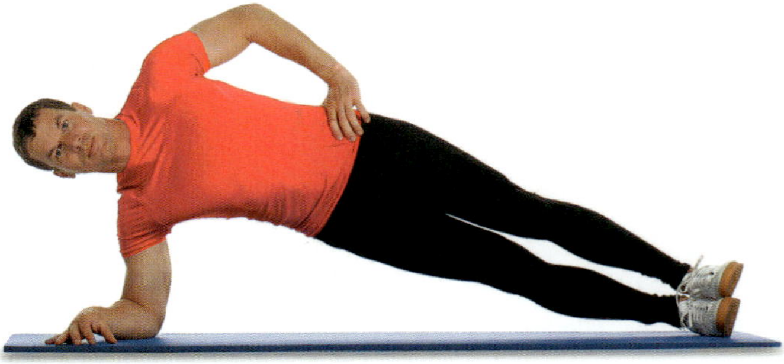

2 Aus dieser Stellung heraus das Becken langsam senken, aber nicht ablegen. Der Körper bleibt dabei angespannt. Dann das Becken wieder heben (wie in Position 1).
Die Übung 10-mal wiederholen, dann die Seite wechseln.

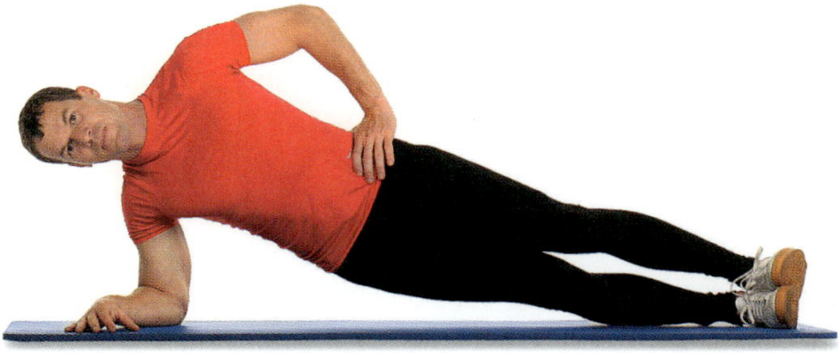

Diese Muskelgruppen
trainieren Sie

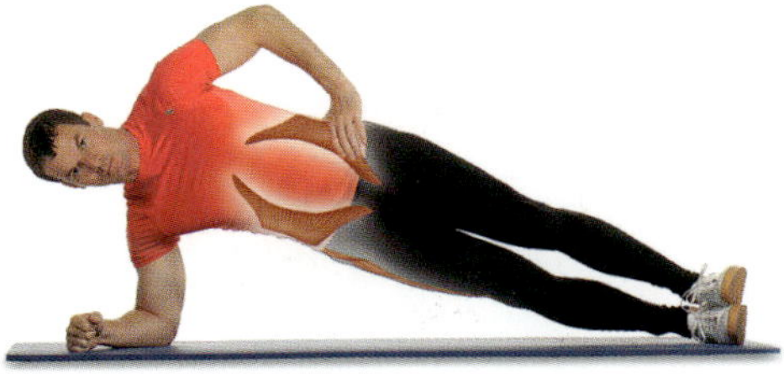

Level 3

Seitstütz einbeinig

Kräftigung: Rumpf und Oberschenkel-Außenseiten

Die folgende Übung intensiviert das Training der seitlichen Rumpfmuskulatur. Indem das obere Bein bei der Beckenbewegung hüftbreit abgespreizt wird, müssen die Rumpfmuskeln vor allem auf der bodennahen Seite deutlich mehr Gewicht tragen. Zusätzlich wird die Muskulatur der Oberschenkel-Außenseiten gestärkt.

1 In Seitstützposition gehen: Rechter Ellbogen und Unterarm unterstützen den Oberkörper. Beine, Becken und Oberkörper bilden eine Linie. Die Beine sind parallel und gestreckt. Das linke Bein hüftbreit und gestreckt nach oben abspreizen. Den Kopf gerade in Verlängerung der Wirbelsäule halten. Den linken Arm mit der Hand auf die Hüfte stützen.

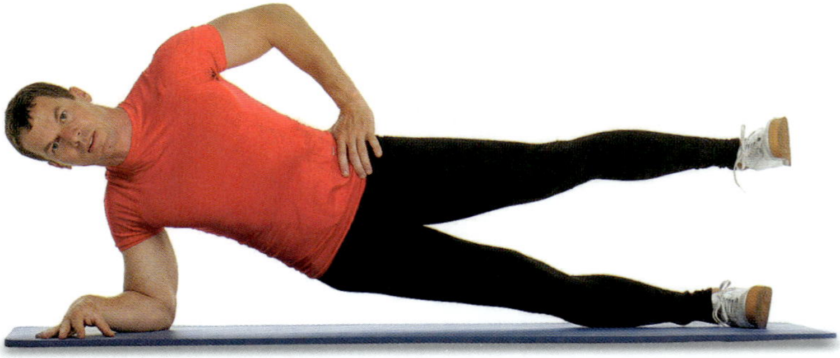

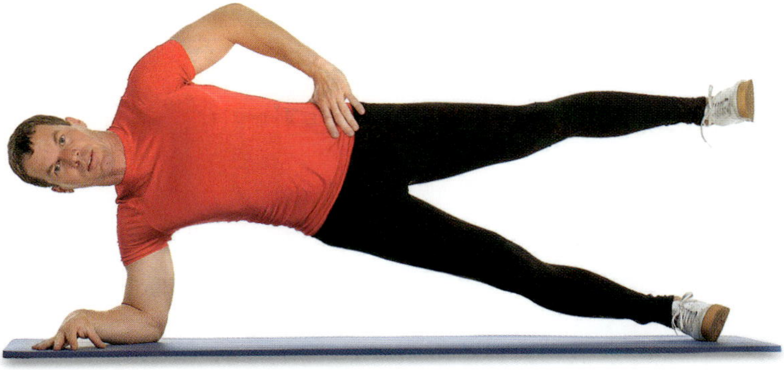

2 Mit abgespreiztem linkem Bein das Becken langsam heben und dann wieder senken, aber nicht ablegen. Der Körper bleibt dabei angespannt.
Die Übung 8-mal wiederholen, dann die Seite wechseln.

Diese Muskelgruppen trainieren Sie

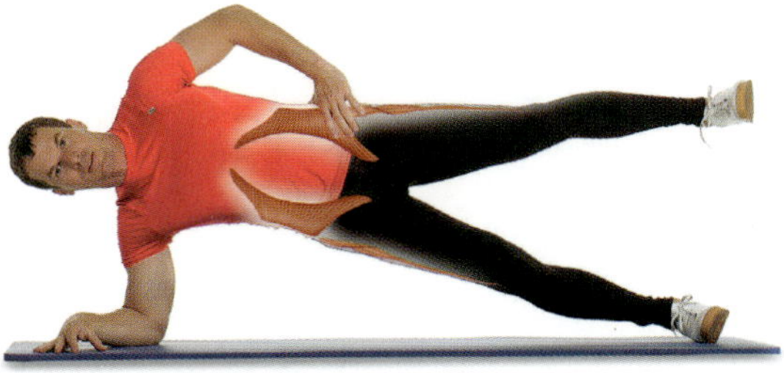

Level 1

Liegestütz auf Physioball einfach

Kräftigung: vorderer Rumpfbereich

Die wichtigste Übung für die Kräftigung des großen Brustmuskels und der Arme ist der Liegestütz. Ein gut trainierter Brustmuskel erhöht z.B. Ihre Leistungsfähigkeit bei Spielsportarten, wie Handball und Tennis, oder beim Schwimmen. Sie benötigen für diese Übung einen Physioball.

1 Liegestützposition auf dem Physioball, dabei liegen die Oberschenkel auf dem Ball. Die Beine sind gestreckt, die Arme vor dem Ball auf den Boden gestützt. Die Hände sind schulterbreit auseinander, die Finger zeigen nach vorn. Den Kopf gerade in Verlängerung der Wirbelsäule halten.

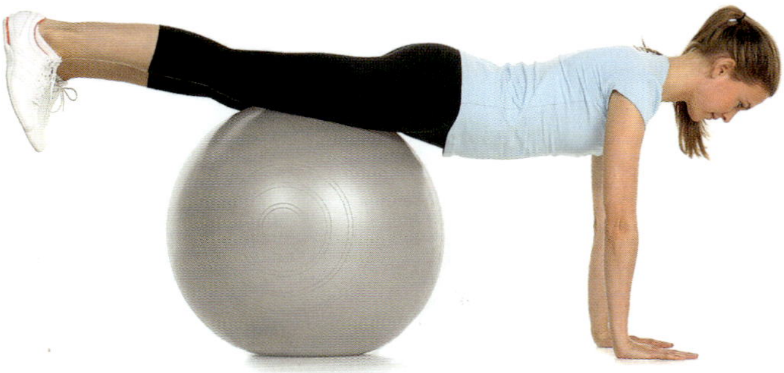

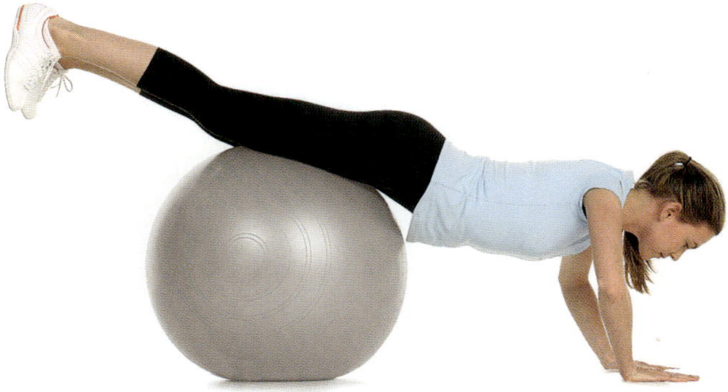

2 Aus dieser Stellung heraus die Ellbogengelenke beugen. Vorsichtig versuchen, mit der Nase möglichst nah an den Boden zu kommen. Die Körperspannung halten. Das Gesäß ist angespannt. Dann die Ellbogengelenke wieder strecken (siehe Position 1).
Die Übung 8-mal wiederholen.

Diese Muskelgruppen trainieren Sie

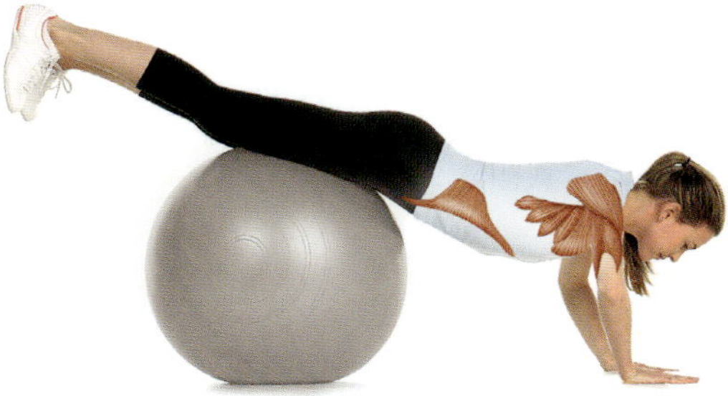

Liegestütz einfach

Kräftigung: vorderer Rumpfbereich

Der einfache Liegestütz mit aufliegenden Unterschenkeln ist ebenfalls für wenig Trainierte leicht zu bewältigen. Dabei sollte aber darauf geachtet werden, dass die Übung sauber ausgeführt wird: Oberkörper, Becken und Oberschenkel sollten unbedingt in einer Linie bleiben.

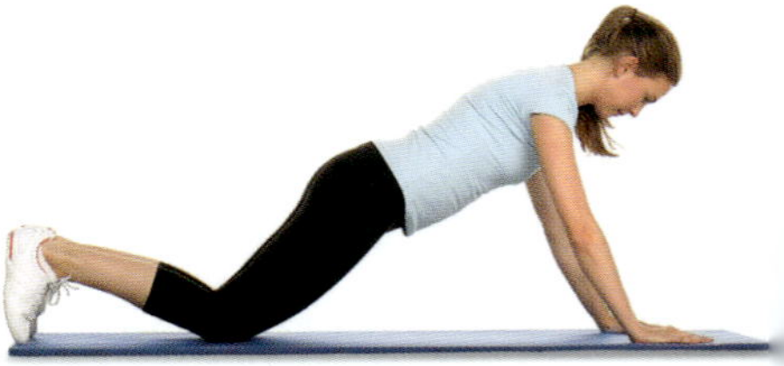

1 In die kurze Liegestützposition gehen: Knie und Fußspitzen bleiben am Boden. Die Beine sind etwa schulterbreit auseinander. Die gestreckten Arme stützen den Oberkörper, die Hände sind schulterbreit auseinander. Oberschenkel, Becken und Oberkörper bilden eine Linie. Den Kopf gerade in Verlängerung der Wirbelsäule halten.

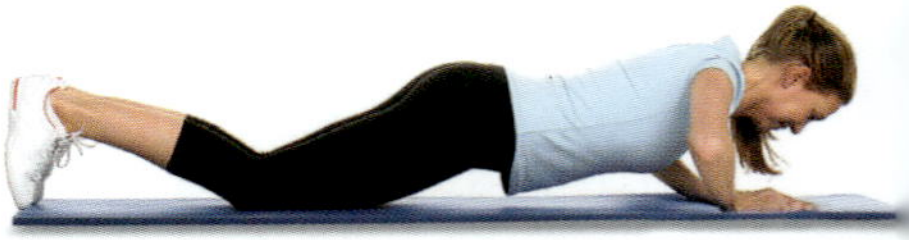

2 Aus dieser Stellung heraus die Ellbogengelenke beugen. Vorsichtig versuchen, mit der Nase möglichst nah an den Boden zu kommen. Die Körperspannung halten. Das Gesäß ist angespannt. Dann die Ellbogengelenke wieder strecken (siehe Position 1). Die Übung 8-mal wiederholen.

Diese Muskelgruppen trainieren Sie

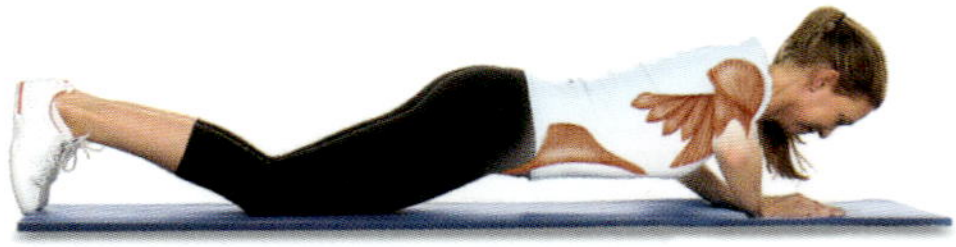

Level 2

Liegestütz auf Physioball mittel

Kräftigung: vorderer Rumpfbereich

Bei der folgenden Übung wird die Position auf dem Physioball so gewählt, dass nur der Kniebereich aufliegt, dadurch lastet mehr Gewicht auf Brust und Armen, und es erhöht sich der Trainingseffekt. Sie benötigen für diese Übung einen Physioball.

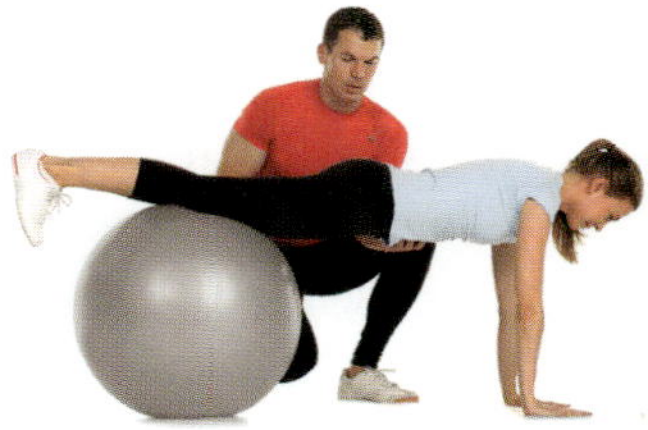

1 Liegestützposition auf dem Physioball, dabei liegt der Kniebereich auf dem Ball. Die Beine sind gestreckt, die Arme vor dem Ball auf den Boden gestützt. Die Hände sind schulterbreit auseinander, die Finger zeigen nach vorn. Den Kopf gerade in Verlängerung der Wirbelsäule halten.

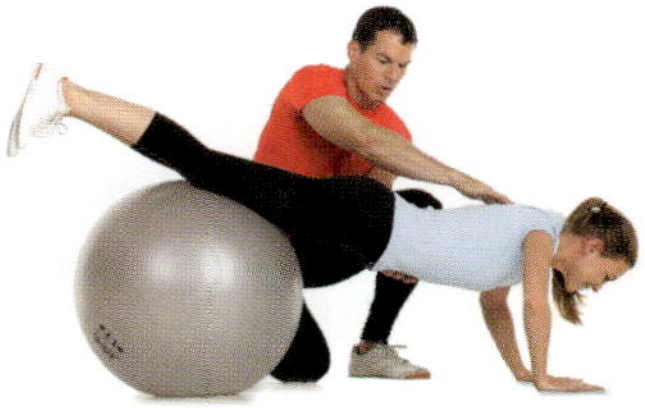

2 Aus dieser Stellung heraus die Ellbogengelenke beugen. Vorsichtig versuchen, mit der Nase möglichst nah an den Boden zu kommen. Die Körperspannung halten. Das Gesäß ist angespannt. Dann die Ellbogengelenke wieder strecken (siehe Position 1). Die Übung 10-mal wiederholen.

Diese Muskelgruppen trainieren Sie

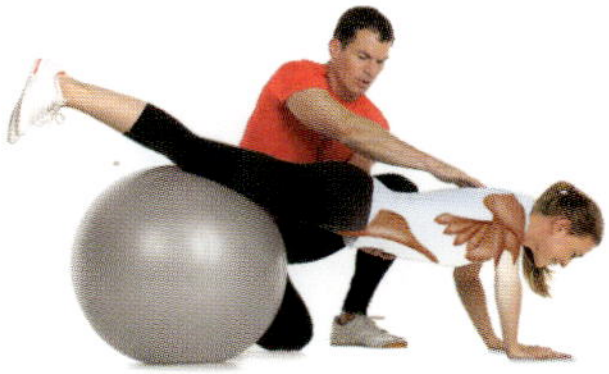

Liegestütz mittel

Kräftigung: vorderer Rumpfbereich

Der eigentliche Liegestütz, bei dem lediglich Hände und Füße den Körper tragen, ist eine besonders gute Übung zur Stärkung des Brustbereichs. Wie effektiv die Übung ist, hängt neben der Bein- auch von der Handstellung ab. Sind die Hände genau schulterbreit auseinander, dann ist die Aktivierung aller drei Anteile des Brustmuskels am stärksten.

1 In die Liegestützposition gehen. Die gestreckten Arme stützen den Oberkörper, die Hände sind schulterbreit auseinander. Oberschenkel, Becken und Oberkörper bilden eine Linie. Das Gesäß ist angespannt. Die Beine sind schulterbreit auseinander. Den Kopf gerade in Verlängerung der Wirbelsäule halten.

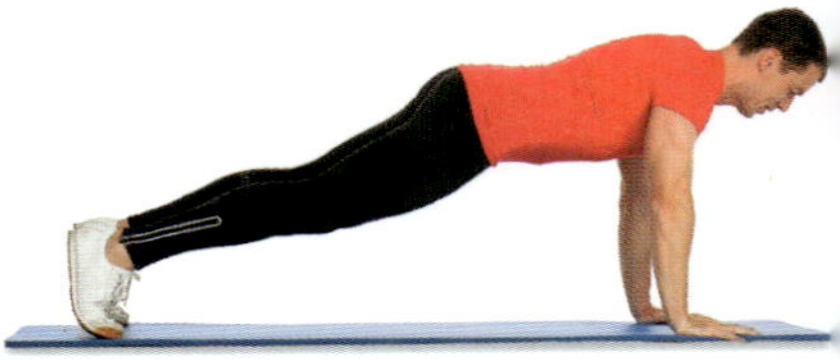

2 Aus dieser Stellung heraus die Ellbogengelenke beugen. Vorsichtig versuchen, mit der Nase möglichst nah an den Boden zu kommen. Die Körperspannung halten. Das Gesäß ist angespannt. Dann die Ellbogengelenke wieder strecken (siehe Position 1).
Die Übung 10-mal wiederholen.

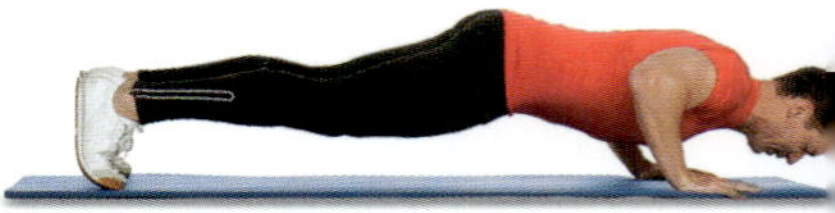

Diese Muskelgruppen
trainieren Sie

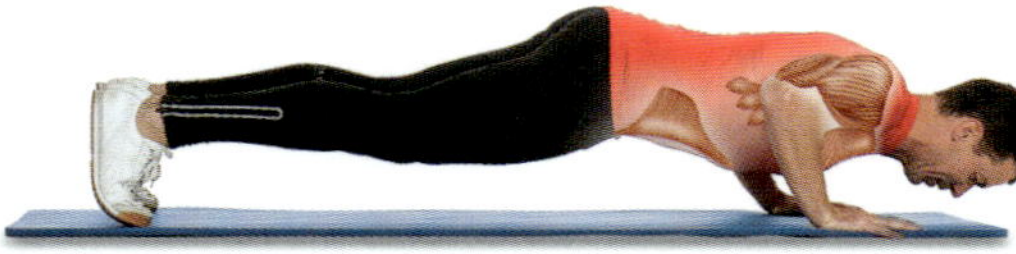

Level 3

Liegestütz auf Physioball schwer

Kräftigung: vorderer Rumpfbereich

Bei dieser Übungsvariante lastet am meisten Gewicht auf Brust und Armen, wodurch eine besonders intensive Kräftigung dieser Muskulatur erreicht werden kann. Sie benötigen für diese Übung nur einen Physioball.

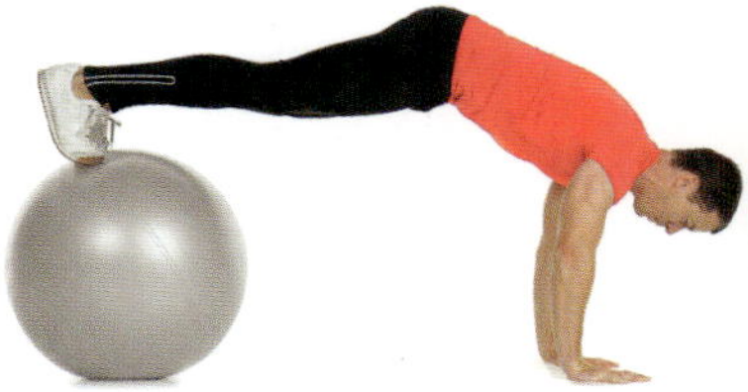

1 Liegestützposition auf dem Physioball, dabei die Zehenspitzen auf den Ball setzen. Die Beine sind gestreckt, die Arme vor dem Ball auf den Boden gestützt. Die Hände sind schulterbreit auseinander, die Finger zeigen nach vorn. Den Kopf gerade in Verlängerung der Wirbelsäule halten.

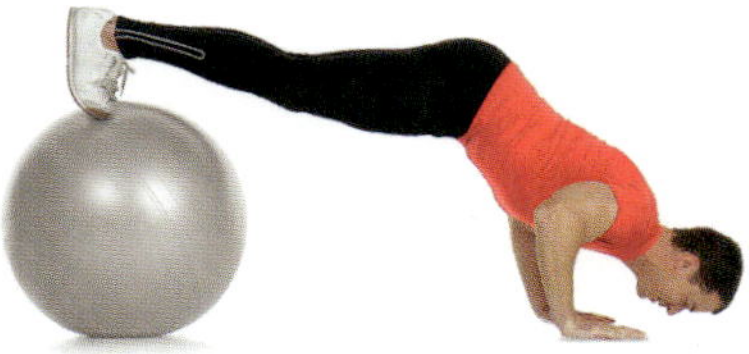

2 Aus dieser Stellung heraus die Ellbogengelenke beugen. Vorsichtig versuchen, mit der Nase möglichst nah an den Boden zu kommen. Die Körperspannung halten. Das Gesäß ist angespannt. Dann die Ellbogengelenke wieder strecken (siehe Position 1).
Die Übung 8-mal wiederholen.

Diese Muskelgruppen trainieren Sie

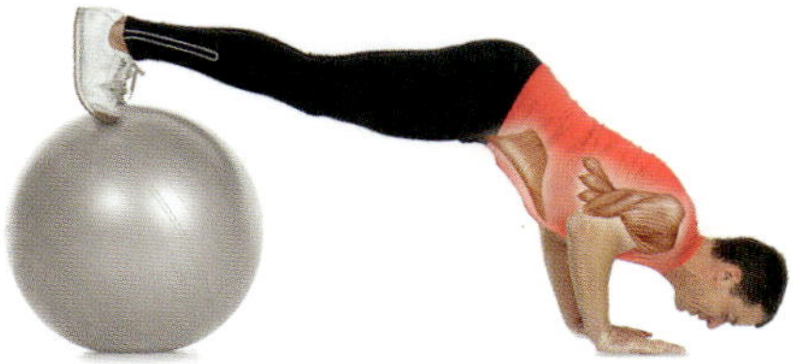

Liegestütz Master

Kräftigung: vorderer Rumpfbereich

Diese Übung ist ebenso eine Steigerung gegenüber Level 2, denn die Instabilität durch den Ball erfordert eine hohe Körperspannung. Zudem müssen die Bewegungsmuskeln hier gleichzeitig stabilisieren.

1 Liegestützposition auf dem Physioball, die Arme sind gestreckt und auf den Ball gestützt. Die Hände sind schulterbreit auseinander, die Finger zeigen nach außen in Richtung Boden. Die Beine sind gestreckt und schulterbreit auseinander. Die Fersen sind abgehoben. Das Gesäß ist angespannt. Den Kopf gerade in Verlängerung der Wirbelsäule halten.

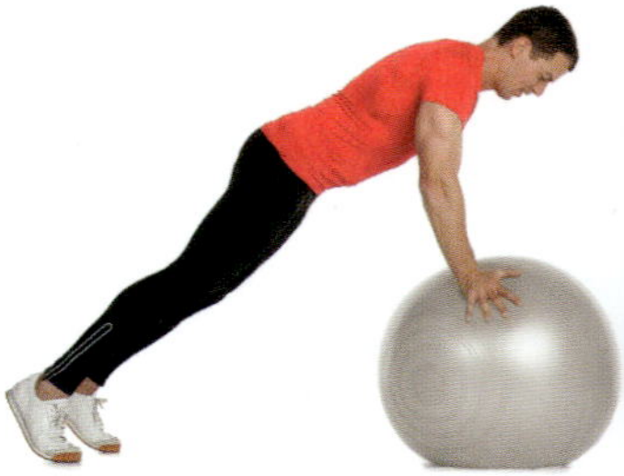

2 Aus dieser Stellung heraus die Ellbogengelenke beugen. Den Oberkörper so nah wie möglich zum Ball hin bewegen. Die Körperspannung halten. Das Gesäß ist angespannt. Dann die Ellbogengelenke wieder strecken (siehe Position 1).
Die Übung 8-mal wiederholen.

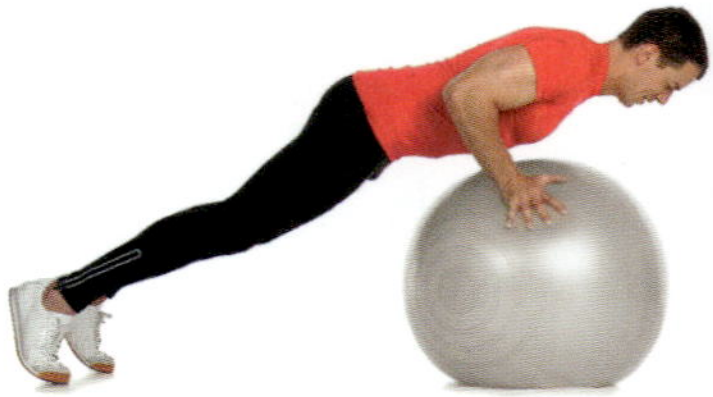

Diese Muskelgruppen trainieren Sie

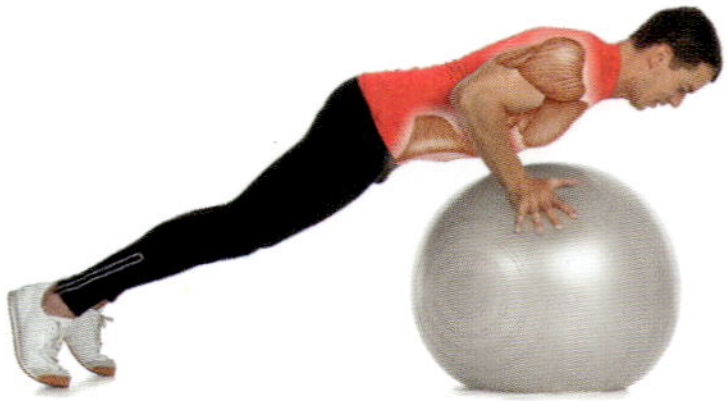

Level 1

Seitheben einarmig

Kräftigung: Schulterbereich

Mithilfe von Ziehbewegungen des Oberkörpers werden die Schultern und die obere Rückenpartie mit dem breiten Rückenmuskel trainiert, der einer der größten Körpermuskeln ist. Sie benötigen für die folgende Übung eine Kurzhantel.

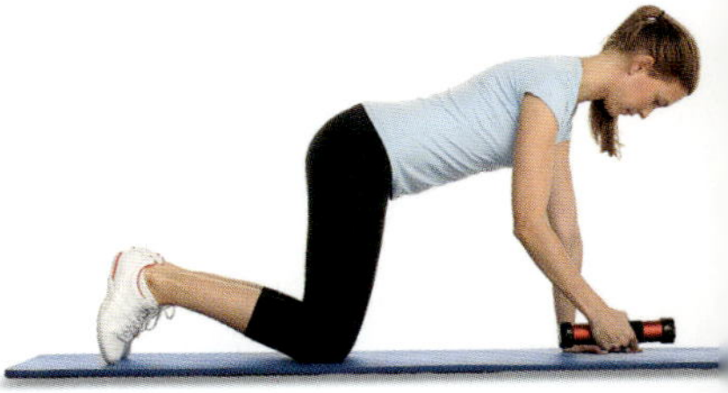

1 In den Vierfüßlerstand gehen, die Knie und die Fußspitzen berühren den Boden. Die Arme stützen den Oberkörper. Die Kurzhantel in die rechte Hand nehmen. Den Rücken gerade, den Kopf in Verlängerung der Wirbelsäule halten.

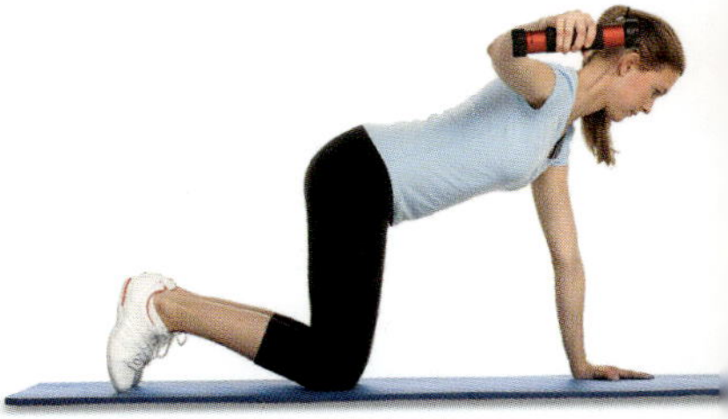

2 Dann den rechten Arm mit der Hantel so weit zur Seite strecken, bis er mit der Schulter eine Linie bildet. Anschließend den Arm wieder senken (siehe Position 1). Der Rücken bleibt dabei gerade.
Die Übung 8-mal wiederholen, dann die Seite wechseln.

Diese Muskelgruppen trainieren Sie

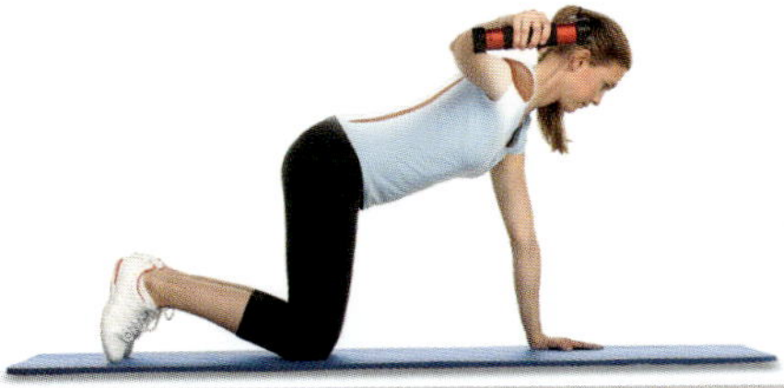

Ruderbewegung beidhändig

Kräftigung: Rumpf und Schulterbereich

Die folgende Ziehübung kräftigt sowohl die rückseitige Oberkörper- als auch die Schulterregion. Sie benötigen dazu ein Miniband, das Sie an einer Türklinke (bei geschlossener Tür) einhängen.

1 Vor die Tür mit dem eingehängten Miniband hinstellen, die Füße sind etwas weiter als hüftbreit auseinander. Die Kniegelenke leicht beugen (halbe Kniebeugeposition), dabei die Knie nicht über die Fußspitzen hinausragen lassen. Der Rücken ist möglichst gerade. Den Kopf in Verlängerung der Wirbelsäule halten. Die Hände halten das Miniband, die Arme sind gestreckt.

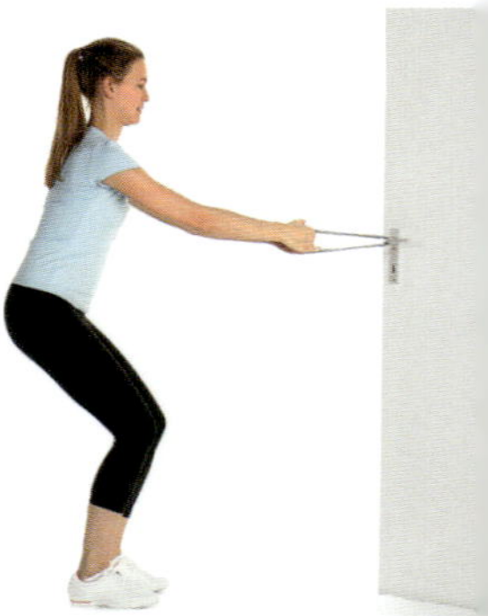

2 Aus dieser Stellung heraus in einer Art Ruderbewegung das Miniband mit beiden Armen zum Körper ziehen.
Die Übung 10-mal wiederholen.

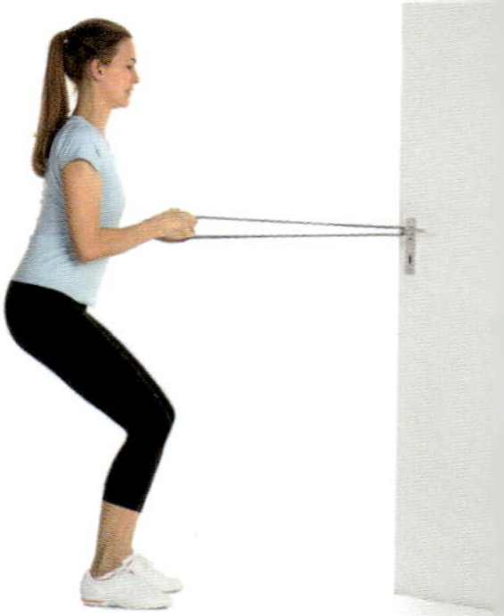

Diese Muskelgruppen trainieren Sie

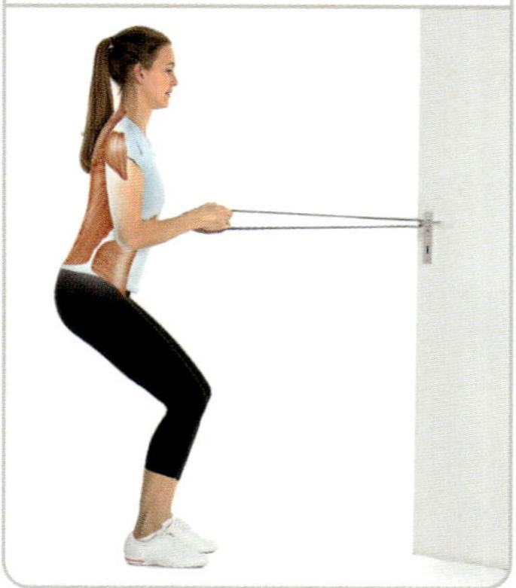

Level 2

Seitheben auf dem Physioball

Kräftigung: Schulterbereich

Diese den Schulterbereich stärkende Übung ist etwas anspruchsvoller als Level 1, da hier zudem eine hohe Körperspannung vonnöten ist, um die Instabilität auf dem Ball auszugleichen. Sie benötigen dazu zwei Kurzhanteln und einen Physioball.

1 Bauchlage auf dem Physioball, dabei liegt der obere Bauchbereich bzw. die Brust auf dem Ball. Der Rücken ist gerade, den Kopf in Verlängerung der Wirbelsäule halten. Die Arme seitlich vor dem Physioball nach unten strecken und in beide Hände eine Kurzhantel nehmen. Körper und Gesäß sind angespannt. Die Beine sind gestreckt und auf die Fußspitzen gestützt.

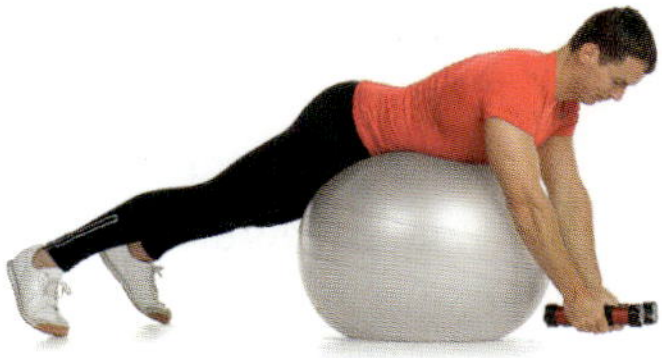

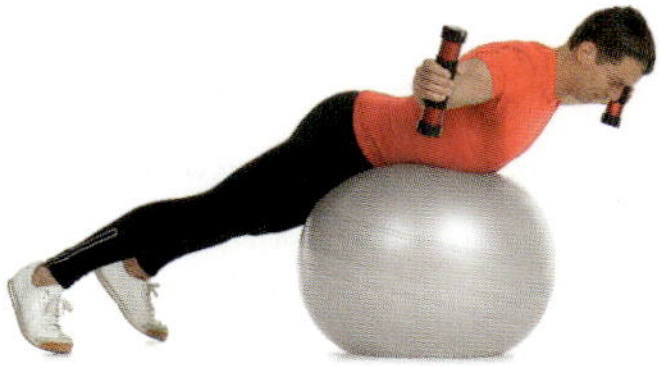

2 Nun beide gestreckte Arme langsam und gleichmäßig zur Seite heben, bis sie mit dem Schulterblatt eine Linie bilden. Arme und Körper ergeben in dieser Stellung ein T. Körper und Gesäß sind angespannt. Dann beide Arme wieder zurück in die Ausgangsstellung (siehe Position 1) bringen.
Die Übung 10-mal wiederholen.

Diese Muskelgruppen trainieren Sie

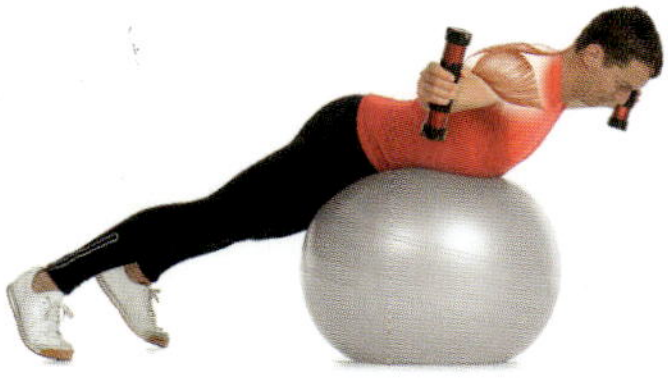

Ruderbewegung einhändig

Kräftigung: Rumpf und Schulterbereich

Die folgende einarmige Ziehübung kräftigt auf der aktiven Seite die rückseitige Oberkörper- und Schulterregion. Anders als bei Level 1 muss hier die ganze Kraft mit einem Arm aufgebracht werden. Sie benötigen dazu ein eingehängtes Miniband.

1 Vor die Tür stellen und das Miniband in der Türklinke einhängen, die Füße sind etwas weiter als hüftbreit auseinander. Die Kniegelenke leicht beugen (viertel Kniebeugeposition). Die Knie nicht über die Fußspitzen hinausragen lassen. Der Rücken ist möglichst gerade. Den Kopf in Verlängerung der Wirbelsäule halten. Mit der linken Hand das Miniband greifen, den linken Arm strecken, die rechte Hand locker auf die rechte Hüfte stützen.

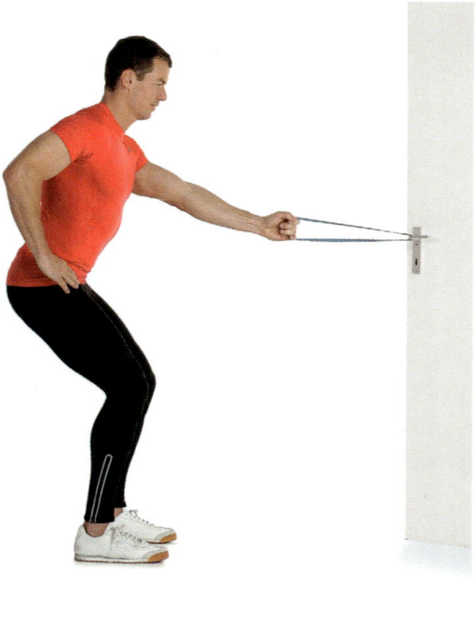

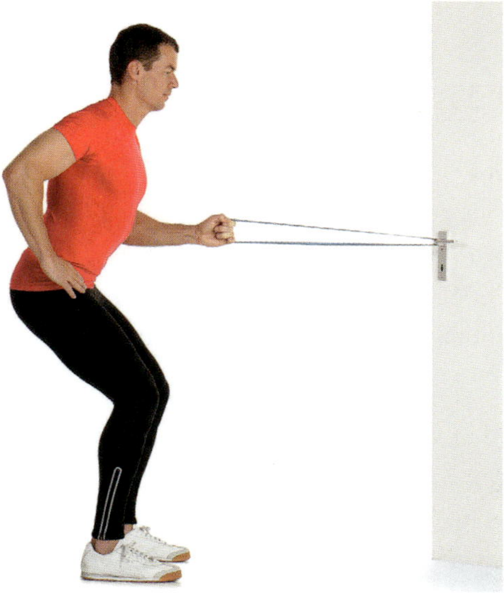

2 Aus dieser Stellung heraus mit dem linken Arm das Miniband in einer Art Ruderbewegung seitlich unterhalb der Brust zum Körper ziehen.
Die Übung 10-mal wiederholen, dann die Seite wechseln.

Diese Muskelgruppen trainieren Sie

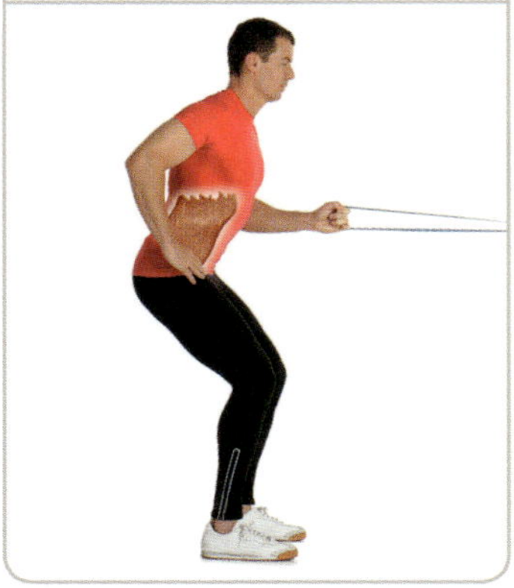

Level 3

Lift

Diese Übung, bei der gleichzeitig der eine Arm zur Seite, der andere nach vorn bewegt wird, kräftigt vor allem den hinteren Schulterbereich. Außerdem gilt es, auf dem Ball die Balance zu halten. Sie benötigen dafür zwei Kurzhanteln und einen Physioball.

1 Bauchlage auf dem Physioball, dabei liegt der obere Bauchbereich, bzw. die Brust auf dem Ball. Der Rücken ist gerade, den Kopf in Verlängerung der Wirbelsäule halten. Die Arme seitlich des Physioballs nach unten strecken und in beide Hände eine Kurzhantel nehmen. Körper und Gesäß sind angespannt. Die Beine sind gestreckt und auf die Fußspitzen gestützt. Nun den linken Arm gestreckt gerade nach vorn führen, gleichzeitig den rechten Arm gestreckt zur Seite führen, sodass beide Arme einen 90-Grad-Winkel einschließen.

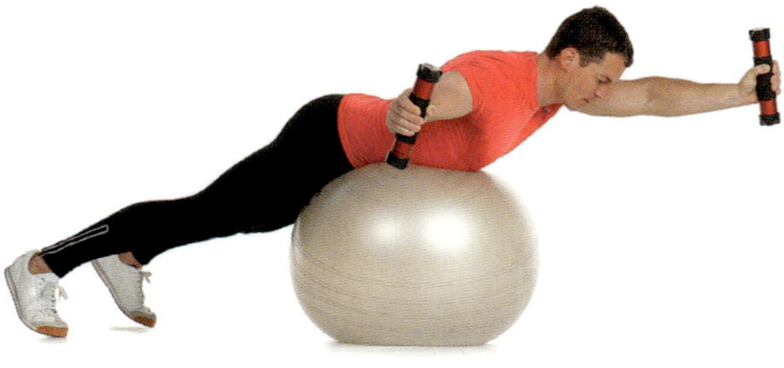

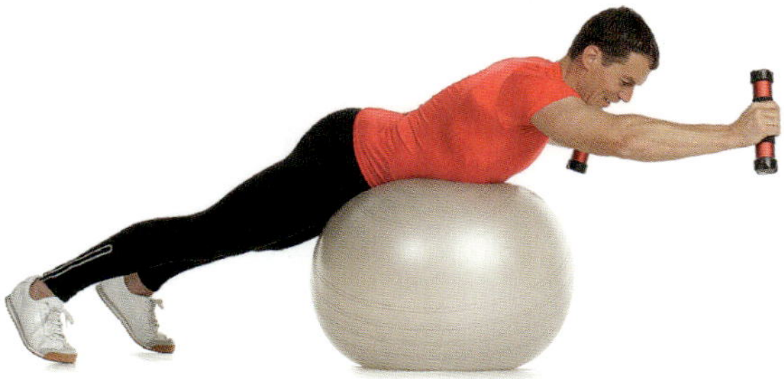

2 Dann mit beiden Armen zurück in die Ausgangsposition. Anschließend den rechten Arm gerade nach vorn und gleichzeitig den linken Arm zur Seite führen.
Die Übung insgesamt 12-mal wiederholen (6-mal im Wechsel).

Diese Muskelgruppen trainieren Sie

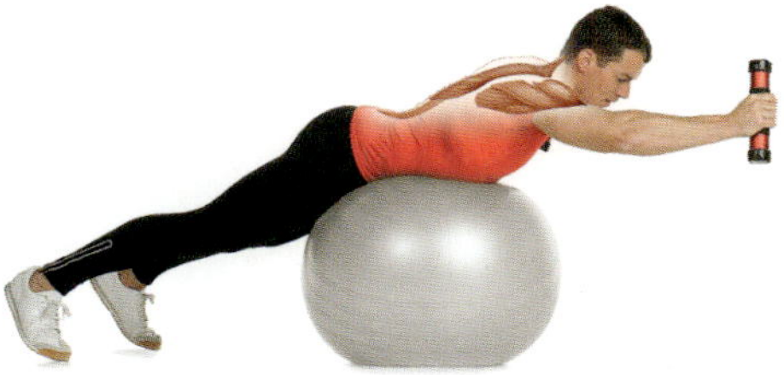

Ruderbewegung Master

Kräftigung: Rumpf und Schulterbereich

Diese anspruchsvolle Ziehübung stärkt gegenüber Level 2 nicht nur die rückseitige Oberkörper- und Schulterregion, sondern fördert auch durch das Balancieren auf einem Bein die schräge Bauchmuskulatur und die Stabilität des Rumpfs.

1 Vor die Tür mit dem eingehängten Miniband hinstellen, die Füße sind etwas weiter als hüftbreit auseinander. Die Knie leicht beugen. Dabei die Knie nicht über die Fußspitzen hinausragen lassen. Der Rücken ist möglichst gerade. Den Kopf in Verlängerung der Wirbelsäule halten. Das rechte Bein etwas anheben, das ganze Körpergewicht lastet auf dem linken Bein. Das Miniband mit der linken Hand greifen, die rechte Hand locker auf die rechte Hüfte stützen.

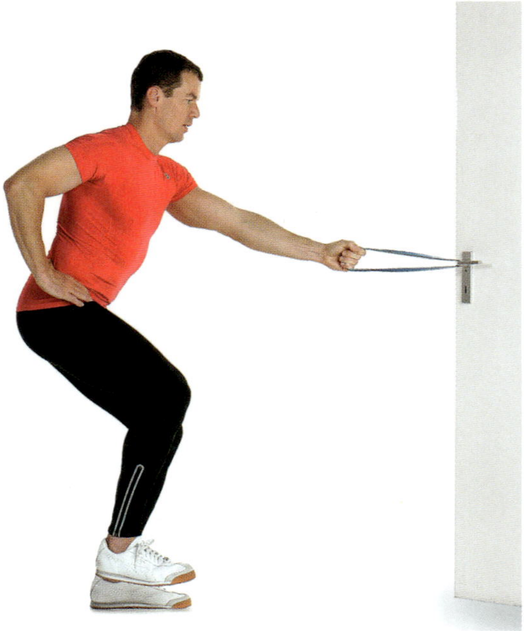

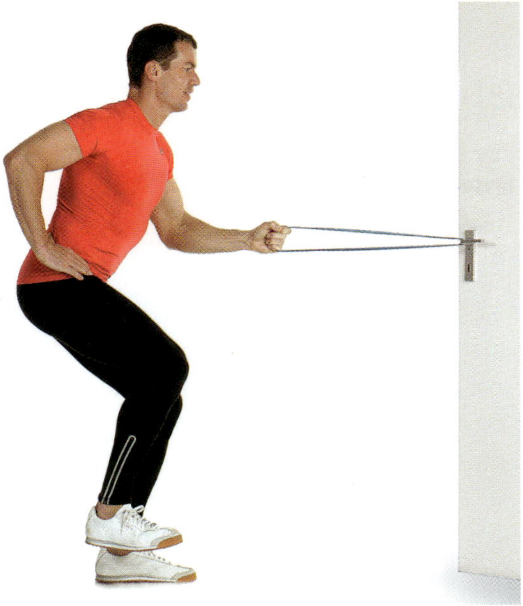

2 Aus dieser Stellung heraus mit dem linken Arm das Miniband in einer Art Ruderbewegung seitlich unterhalb der Brust zum Körper ziehen.

Die Übung 8-mal wiederholen, dann die Seite wechseln.

Diese Muskelgruppen
trainieren Sie

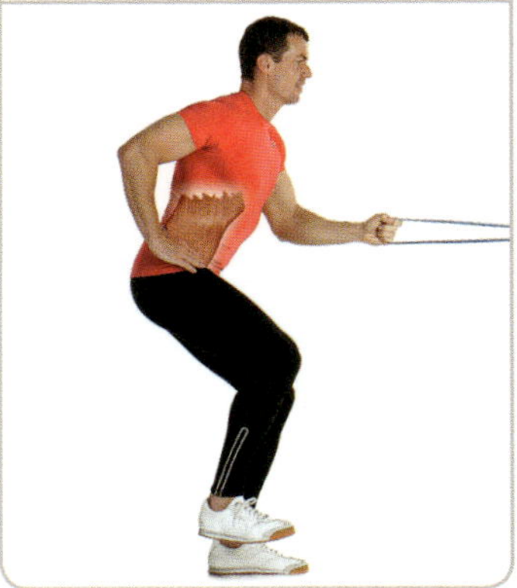

Regeneration – unverzichtbar für jedes Training

Leistungssteigerungen sind nur dann möglich, wenn Körper und Geist immer wieder ausreichend Gelegenheit bekommen, sich zu erholen. Ein Spitzensportler, der auf jede Art von Regeneration verzichtet, wäre bald ausgebrannt; die körperlichen und psychischen Schäden würden letztlich unweigerlich zu einem Leistungsabfall führen. Auch wenn es oft lästig ist und Zeit erfordert – das Cool-down nach dem Training gehört als fester Bestandteil zu jedem Übungsprogramm dazu.

Neue Energie für Körper und Geist

Regeneration trägt dazu bei, den Körper bei notwendigen Reparaturarbeiten zu unterstützen, die Zellerneuerung anzuregen, den Stoffwechsel zu aktivieren, leere Energiespeicher aufzufüllen und Schlackenstoffe (z. B. Laktat) wieder auszuschwemmen. Vor allem nach einem anstrengenden Training sollten Sie deshalb auf jeden Fall ein paar Minuten für die Entspannungsphase einplanen. Darauf verzichten können Sie allenfalls, wenn Sie nur leicht und ohne Anstrengung trainiert haben. Nach jeder größeren Anstrengung raten wir aber unbedingt zum Cool-down.

Regeneration bedeutet nicht, dass Sie gar nichts tun, Körper und Geist sollen vielmehr bewusst entspannt werden. Man unterscheidet grundsätzlich zwischen aktiven und passiven Methoden.

Kraft tanken nach dem Training

Regeneration bedeutet wörtlich nichts anderes als Erneuerung, also den Körper mit neuer Kraft zu versehen und zu beleben. Demnach ist Regeneration nicht nur der Abschluss einer Trainingseinheit, sondern gleichzeitig schon die Vorbereitung auf das nächste Training.

Aktive Regeneration

Am Ende des Trainings stehen hier leichte Aktivitäten. Viele Profis absolvieren zur aktiven Regeneration ein Programm, das für Freizeitsportler schon den Sport und das anstrengende Training selbst bedeuten wie Golf spielen, Tennis oder Basketball, Laufen, schnelles Gehen (Walking), Bergsteigen oder Schwimmen. Für den Freizeitsportler sind ein Spaziergang, erholsames Schwimmen oder Stretching, gymnastische Entspannungsübungen oder ein paar Kilometer Fahrradfahren zur aktiven Regeneration völlig ausreichend.

Passive Regeneration

Auch passive Regeneration bedeutet nicht, sich nach dem Training hinzulegen und gar nichts zu tun. Bewährt haben sich z. B. ein Saunagang, eine Massage, eine physiotherapeutische Behandlung oder ein Bad. Als besonders wirkungsvoll hat sich auch der Wechsel zwischen heißen und kalten Wassertemperaturen erwiesen. In Skandinavien und anderen nördlichen Ländern haben Heiß-Kalt-Anwendungen nicht umsonst eine lange Tradition.

Im heißen Wasser oder in der heißen Sauna fließt das Blut in die Haut, um die inneren Organe vor Überhitzung zu schützen. Beim anschließenden Eintauchen ins kalte Wasser oder Wälzen im Schnee fließt das Blut in die Organe zurück, um sie warm zu erhalten. Der Blutkreislauf wird also extrem aktiviert, die Durchblutung gefördert und die Elastizität der Muskeln erhöht. Die Wirkung ist wohltuend, entspannend und gleichzeitig belebend.

Wer zu Hause trainiert, kann sich mit heiß-kalten Duschen behelfen. Sie haben die gleiche Wirkung. Beim Training am Morgen sollten Sie die Wechseldusche mit kaltem Wasser abschließen, um den Kreislauf für die anschließenden Aktivitäten des Tages anzuregen. Am Abend ist es schlaffördernd, mit einer warmen Dusche zu schließen.

Sowohl aktive als auch passive Methoden haben ihre Vorteile. Es kann eine Frage der Persönlichkeit sein oder schlicht Erfahrungssache, welcher Art der Regeneration Sie den Vorzug geben. Als besonders wirkungsvoll hat sich eine ausgewogene Kombination aus aktiven und passiven Maßnahmen erwiesen, da hier Körper, Geist und Seele gleichermaßen angesprochen werden.

Regeneration, Ganz individuell

Wie alle Elemente des Functional Trainings sollte auch die Regeneration idealerweise ganz individuell auf die Voraussetzungen und die Bedürfnisse des einzelnen Sportlers abgestimmt werden. Länge und Intensität sind abhängig von den Trainingsphasen. Je intensiver das Training also war, desto mehr Zeit sollten Sie sich für Stretching, Sauna oder eine andere entspannende Methode nehmen. Probieren Sie es aus, nach welcher Intensität Sie sich am wohlsten fühlen und ob Ihnen eher eine aktive oder passive Regeneration zusagt.

Ganz wichtig beim Cool-down ist, dass Sie den Kreislauf allmählich zur Ruhe kommen lassen und den Puls nicht noch einmal anregen. Vermeiden sollten Sie auch lokalen Stress: Aktive Regeneration soll ohne Stöße oder ruckartige Bewegungen auskommen, um die Belastung von Muskeln, Knorpel und Stützgewebe (Bindegewebe und Kno-

Entspannung als Lerneffekt

Bei regelmäßiger Regeneration kann sogar eine Art Trainingseffekt eintreten: Je schneller sich Körper und Geist vom Stress erholen können, desto schneller gewöhnen sie sich daran und desto schneller sind sowohl Körper als auch Geist wieder in der Lage, auf hohem Niveau weiterzutrainieren.

chen) sehr gering zu halten. Sie können selbst sofort erkennen, ob Sie sich richtig regeneriert haben. Wenn Sie sich danach wesentlich besser fühlen als vorher, haben Sie alles richtig gemacht.

Rituale helfen

Es ist aber nicht so, dass Regeneration nur die reine Lust bedeutet. Oft ist dazu auch viel Überwindung und Disziplin nötig: Vom angenehm heißen Bad ins eiskalte Wasser springen, noch ein paar Kilometer gehen, wenn man eigentlich schon völlig erschöpft ist. Stretchingübungen machen, wenn man eigentlich nur noch flach liegen und die Augen schließen möchte. Wenn Sie aber das Cool-down erst einmal fest in Ihr Trainingsprogramm aufgenommen haben, können Sie jedes Mal feststellen, dass Sie sich danach besser fühlen.

Damit es leichter fällt, sich nach jedem Training zu regenerieren und auch dauerhaft dabeizubleiben, haben sich Rituale bewährt. Auch viele Profisportler haben hier ihre eigenen Methoden und Tricks und praktizieren ihre Rituale. Aus ihren Erfahrungen wissen sie, was ihnen besonders guttut und was schnell wirkt. So war der ehemalige Fußballprofi Bixente Lizarazu z. B. ein Profi in Entspannungsritualen. Er praktizierte eine ganz persönliche Art der Regeneration: Gleich nach dem Training legte er sich auf den Boden und streckte die Beine, an eine Wand angelehnt, hoch, um den Rückfluss des Blutes aus seinen Beinen zu fördern.

Stretching nach dem Training

In den letzten Jahren war Stretching (Dehnen und Strecken der Muskulatur) in der Sportwissenschaft äußerst umstritten. Bei Sportarten, bei denen schnelle Bewegungen im Vordergrund stehen, wie beim Sprinten oder beim Weitsprung, konnte man sogar zeigen, dass Stretching vor dem Training leistungsmindernd wirkt. Es erscheint einleuchtend, dass man sich auf schnelle Bewegungen nicht mit statischen Dehnübungen vorbereiten kann. Doch das heißt nicht, dass Stretching per se sinnlos ist. Dehnübungen haben durchaus einen Sinn. Entscheidend ist, dass nicht kalte Muskeln gedehnt oder gestreckt werden, denn das kann leicht zu Verletzungen führen. Ganz ähnlich, wie Gummi oder Kunststoffe in der Kälte spröde werden und unter Belastung leicht brechen, sind auch kalte Muskeln und Bänder spröde und empfindlich.

Nur wirklich durchwärmte Muskeln und Bänder sollten gedehnt werden, deshalb gehört beim Functional Training das Dehnen der Muskulatur, das in herkömmlichen Trainingsmethoden meist vorbe-

Entspannung als Lerneffekt

Beenden Sie das Trainingsprogramm immer mit Stretchingübungen. Denn so stimmen Sie Ihren Körper nach dem Training auf die jetzt notwendige Erholung ein.

- Führen Sie die Übungen entspannt und konzentriert durch.
- Richten Sie Ihre Aufmerksamkeit ganz auf die Bereiche, die gerade gedehnt werden.
- Atmen Sie bei allen Stretchingübungen langsam und gleichmäßig.

reitend am Anfang des Trainings steht, zum Entspannungs- und Regenerationsprogramm.

Nach dem Training hilft das Stretching Körper und Psyche, sich wieder auf Erholung einzustellen, und sorgt gleichzeitig für Wohlbefinden. Die Muskulatur kann langsam wieder abkühlen und bleibt trotzdem gut durchblutet, der Muskeltonus normalisiert sich. Stoffwechselendprodukte (wie z. B. Laktat), die sich während des Trainings im Muskel angehäuft haben, können dann leichter abgebaut und abtransportiert werden. Außerdem vermeiden Sie mit Dehnübungen nach dem Training, dass es zu dauerhaften Muskelverkürzungen kommt. Die Bänder bleiben elastisch und die Gelenke beweglich.

Alle Muskelgruppen

Die Dehnübungen, die wir für Sie zusammengestellt haben, sind so konzipiert, dass möglichst alle wichtigen Muskelgruppen mit einbezogen werden, die beim Training beansprucht wurden. Bei einigen Übungen werden einzelne Muskeln oder Muskelgruppen mehrere Sekunden (30 Sekunden) gedehnt. Man spricht dann von statischem Dehnen. Andere Übungen enthalten statische und dynamische Komponenten. Durch die für jede Übung angegebene Anzahl der Wiederholungen ergibt sich ein besonders guter Dehneffekt. Führen Sie die Bewegungen langsam aus, und achten Sie darauf, dass Sie Ihre Muskulatur nicht zu stark beanspruchen oder überdehnen. Schmerzen sind ein Warnsignal für Überlastung und sollten nicht auftreten. Hören Sie mit der Übung dann erst einmal auf, und dehnen Sie die beteiligten Muskeln beim nächsten Mal nur ganz vorsichtig. Ein leichtes Ziehen ist allerdings völlig unbedenklich. Achten Sie auch auf Ihre Atmung, denn richtiges Atmen unterstützt die Dehnbewegung. Atmen Sie langsam immer durch die Nase ein und durch Mund und Nase wieder aus.

Oberschenkel-Vorderseite

Mit dieser Stretchingübung dehnen Sie die Hüftbeuge- und Kniestreckmuskulatur. So kann sich die Muskulatur gut regenerieren, die z. B. bei der Einbein-Kniebeuge (Beine drücken, siehe Seite 156) gekräftigt wird.

1 Seitenlage, dabei den linken Arm anwinkeln und den Kopf darauflegen. Das linke Bein nach hinten strecken. Das rechte Bein über die Hüfte nach links drehen, locker anwinkeln und in Hüfthöhe auf der linken Seite auf dem Boden ablegen. Nun das linke Bein im Kniegelenk beugen und den linken Unterschenkel mit der rechten Hand in Richtung Gesäß ziehen. Die Position 2 bis 3 Sekunden halten und kurz locker lassen. Die Dehnung 8-mal wiederholen, dann die Seite wechseln.

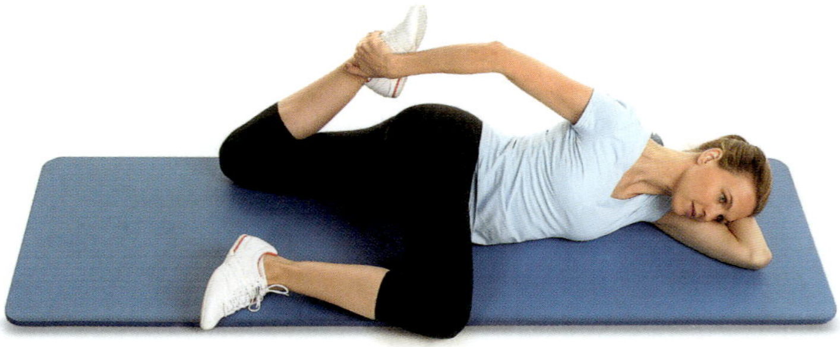

TIPP: Während sich das vordere Knie auf der Höhe des Hüftgelenks befinden muss, sollte das hintere Knie so in Verlängerung der Wirbelsäule positioniert werden, dass diese sich nicht verkrümmt.

Oberschenkel-Rückseite

Nach den Ziehübungen der Beine wie z. B. der Schulterbrücke (siehe Seite 162) sollte mit dieser Stretchingübung die Kniebeuge- und Hüftstreckmuskulatur wieder auf Länge gebracht werden.

1 In Rückenlage das rechte Bein anheben und anwinkeln. Mit beiden Händen den Oberschenkel umfassen. Das linke Bein liegt ausgestreckt auf dem Boden. Den Kopf gerade in Verlängerung der Wirbelsäule halten.

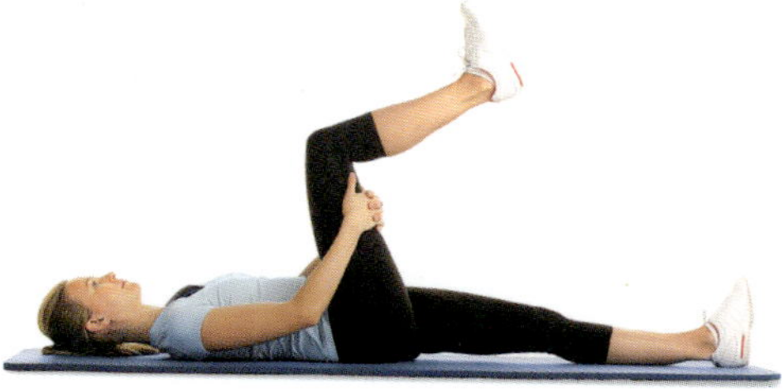

2 Nun das Kniegelenk strecken und beugen, dabei die Fußspitze immer anziehen. Die Position 2 Sekunden halten und wieder locker lassen. Die Übung 8-mal wiederholen, dann die Seite wechseln.

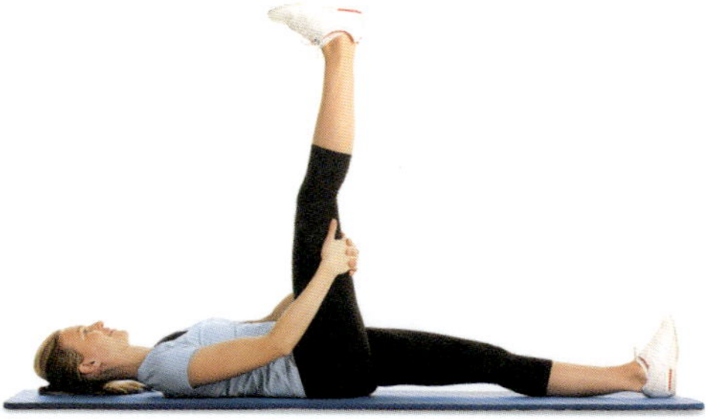

Hüfte

Mit dieser Stretchingübung wird die oberflächige und vor allem die tiefe Gesäßmuskulatur gedehnt, die z. B. durch die Brücke mit einem Bein (Hüfte strecken, siehe Seite 166) gekräftigt wurde.

1 In den Vierfüßlerstand gehen, mit den Knien auf einem Kissen, beide Unterschenkel liegen auf dem Boden. Die Unterarme stützen den Oberkörper. Den Rücken gerade halten, der Blick ist nach vorn gerichtet.

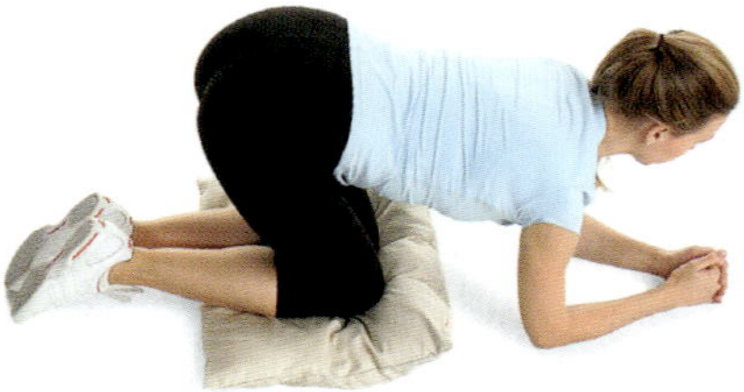

2 Nun das linke Bein mit gestrecktem Fuß diagonal nach rechts hinten schieben. So lange schieben, bis ein Zug in der rechten Gesäßhälfte entsteht. Diese Position 5 Sekunden halten, dann das Bein wechseln.
Die Übung im Wechel mit jedem Bein 2-mal wiederholen.

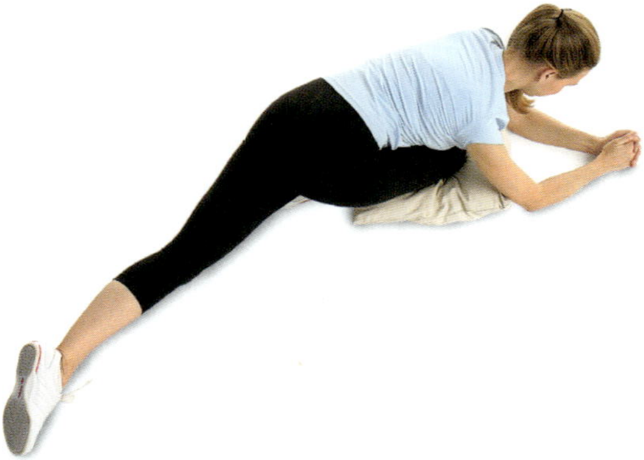

Schulterpartie

Um die Muskulatur der Schulterpartie wieder auszugleichen, die bei Zieh- und Drückbewegung des Oberkörpers trainiert wurde, empfiehlt sich die folgende Stretchingübung. Sie dehnt die Vorder- und Rückseite des Schulterbereichs im Wechsel.

1 In den Vierfüßlerstand gehen, die Fußspitzen berühren den Boden. Der linke Arm stützt den Oberkörper. Den Rücken gerade, den Kopf in Verlängerung der Wirbelsäule halten. Den rechten Arm beugen und die rechte Hand in den Nacken legen. Den Ellbogen des gebeugten Arms nach unten zum Ellbogen des linken aufgestützten Arms bewegen. Die Brustwirbelsäule folgt der Bewegung.

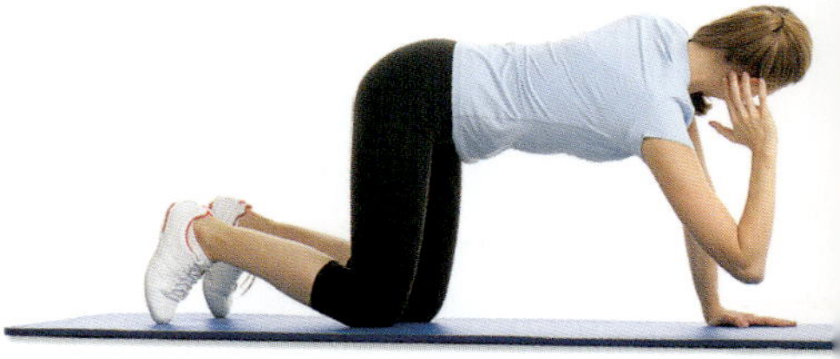

2 Nun den rechten Ellbogen zur Decke führen. Dabei den Kopf mitbewegen und dem gebeugten Arm nachschauen.
Die Übung 4-mal wiederholen, dann die Seite wechseln.

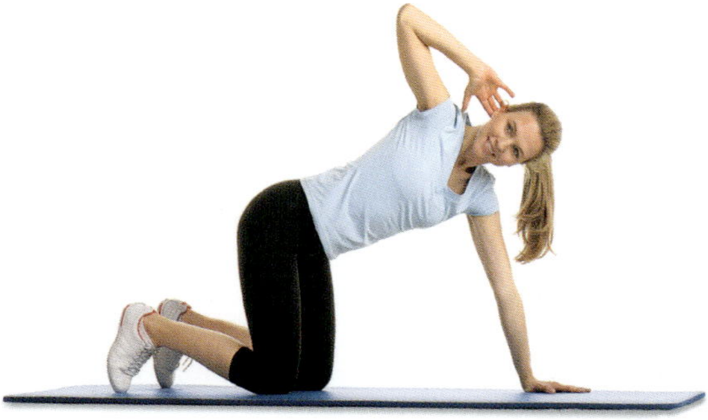

Individuelle Vorbereitung auf einzelne Sportarten

Die meisten Sportler, ob es sich nun um Profi- oder Freizeitsportler handelt, sind schon einmal an ihre Grenzen gestoßen. Viele werden auch die Erfahrung gemacht haben, dass sie bei dem Versuch, diese Grenzen zu überschreiten, indem sie immer mehr trainierten, erst recht mit Verletzungen oder nachlassender Leistung kämpfen mussten. Das liegt vor allem daran, dass bei den herkömmlichen Trainingsmethoden oft nur die leistungsbestimmende Muskulatur trainiert wird. Ernsthafte Störungen des muskulären Gleichgewichts sind dann häufig die Folge: Der Muskel, der die Hauptkraft erbringt (Agonist), verkürzt sich und der Gegenspielermuskel wird geschwächt (Antagonist). Die Folge ist eine enorme Belastung von Bändern, Sehnen und Gelenken.

Spezielle Körperregionen fördern und stärken

Beim Functional Training werden grundsätzlich zahlreiche Muskeln und Muskelketten und gleichzeitig auch Bindegewebe, Gelenke, Sehnen, Bänder und Nerven beansprucht, weil man meistens mehrere Trainingsqualitäten gleichzeitig bewältigen muss (z. B. ziehende Beinbewegung bei gleichzeitigem Ausbalancieren). Daher ist Functional Training auch ideal, um sich ganz gezielt auf einzelne Sportarten vorzubereiten. Der prinzipiell neue Ansatz dieser Trainingsmethode hilft, Probleme, die bei einzelnen Sportarten auftauchen können – Verkürzungen, Verspannungen oder Überlastungen –, abzumildern oder sogar ganz zu verhindern. Mit Functional Training werden Sie sich in Ihrer persönlichen Sportart schneller steigern können und Sie sind auch nicht so anfällig für Verletzungen. Das eigentliche Training bleibt aber natürlich die Sportart selber, wo Sie beim Tennis etwa Ihren Aufschlag vervollkommnen oder Ballgefühl trainieren.

Auf den folgenden Seiten haben wir für Sie eine Auswahl an Übungen zusammengestellt, damit Sie sich auf die zehn wichtigsten Sportarten ganz gezielt vorbereiten können. Diese Übungen, die jeweils mit einem speziellen Halte- oder Bewegungsmuster verknüpft sind, sollen die bei den Sportarten besonders geforderten Körperregionen stärken. Da schon im Training die Bewegungsmuster geübt werden, die auch in der Praxis des Sports gefordert sind, ist der Körper viel besser auf die Belastungen eingestellt als bei einseitigem Krafttraining.

Um erfolgreich Sport zu treiben, kommt es nicht allein auf Kraft und Ausdauer an, manchmal müssen, wie z. B. beim Joggen oder Radfahren, einseitige Belastungen ausgeglichen werden, oder es muss, wie z. B. beim Inlineskaten, die Stabilität von Rumpf und Beinachse gestärkt werden.

Wie lange und wie oft trainieren?

Wie viel und wie lange trainiert wird, kann individuell entschieden werden. Ideal, vor allem für Einsteiger, ist es, zwei- bis dreimal wöchentlich zu trainieren. Zudem sollten die Übungen unmittelbar vor dem Training der eigentlichen Sportart ausgeführt werden. Bewährt haben sich dabei besonders kürzere Trainingseinheiten, die die Muskelketten und die angrenzenden Strukturen vor dem Ausüben des Sports nicht überfordern. Außerdem geht es bei diesen Übungen vor allem darum, die für die jeweilige Sportdisziplin besonders geforderten Muskeln nur kurz zu aktivieren. Dieses kurze Signal genügt, um die Reizweiterleitung vom Gehirn zu den Muskeln zu optimieren, sodass die Bewegungsmuster besser verinnerlicht werden und dadurch effizienter ausgeführt werden können. Man kann sich das ähnlich dem Vorglühen bei einem Dieselmotor vorstellen, um den Startvorgang des Autos zu erleichtern.

Joggen

Joggen ist ein natürliches Ausdauertraining, das die Blut- und Sauerstoffzufuhr in manchen Hirnregionen um bis zu 25 Prozent steigen lässt. Der Kopf wird beim Joggen wieder klarer, neue Ideen kommen wie von selbst. Gemäßigtes Laufen ist nicht nur ein probates Mittel, um Stresshormone abzubauen, sondern stärkt auch nachweislich das Immunsystem und optimiert sämtliche Stoffwechselprozesse. Und vom rhythmischen Gleichmaß der Bewegungen profitieren Körper und Seele.

Die richtigen Muskeln trainieren

Beim Joggen sind die Rumpfmuskulatur, aber auch alle Bein-, Hüft- und Rückenmuskeln gefordert. Oft ist die Muskulatur der Oberschenkel-Vorderseite nicht genügend trainiert, was leicht zu einer Überlastung der Kniegelenke führt. Da die Wirbelsäule sowie die Knie- und Sprunggelenke stark belastet werden, sollten Übungen (siehe I und II) zur Stabilisierung der Gelenke und zur Kräftigung der Oberschenkel zum Training gehören. Eventuell empfiehlt sich ein ärztlicher Herz-Kreislauf-Check vor Beginn eines regelmäßigen Lauftrainings.

Die Gefahr der Überbelastung

Vor allem bei Übergewichtigen oder bei ungewohntem Trainingsumfang können Bandscheiben, Menisken und Knorpelgewebe überlastet werden. Wer nur joggt, bei dem können sich die Muskeln der Oberschenkel-Vorderseite verkürzen.

Die Risiken

Herz- und Kreislaufprobleme sind bei Überforderung möglich. Hohe Druckbelastung durch einbeinige Landephasen auf Sprung-, Knie- und Hüftgelenke kann im Einzelfall zu Schmerzen führen.

Laufen I

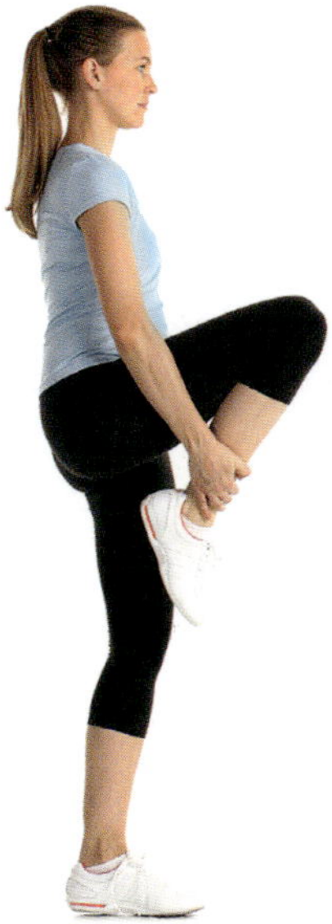

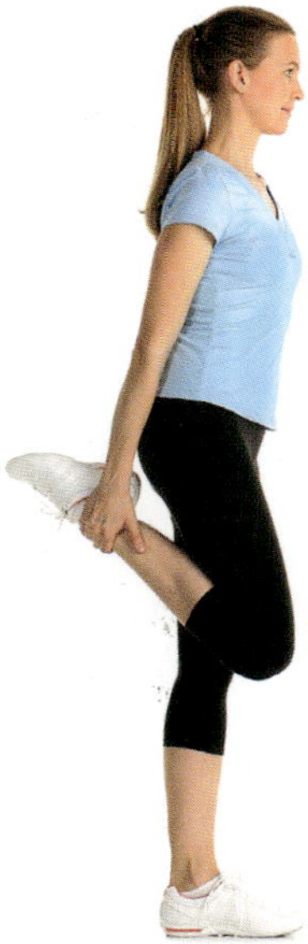

1 Aufrecht hinstellen. Das rechte Bein anwinkeln und mit der rechten Hand etwa hüfthoch ziehen. Den Oberkörper gerade halten. Das linke Bein ist leicht gebeugt.

2 Nun das rechte Bein angewinkelt nach hinten führen. Mit der rechten Hand den Fußrücken greifen und die Ferse zum Gesäß ziehen, sodass beide Kniegelenke auf gleicher Höhe sind. Zurück in die Ausgangsposition gehen. Die Übung 8-mal wiederholen, dann die Seite wechseln.

Laufen II

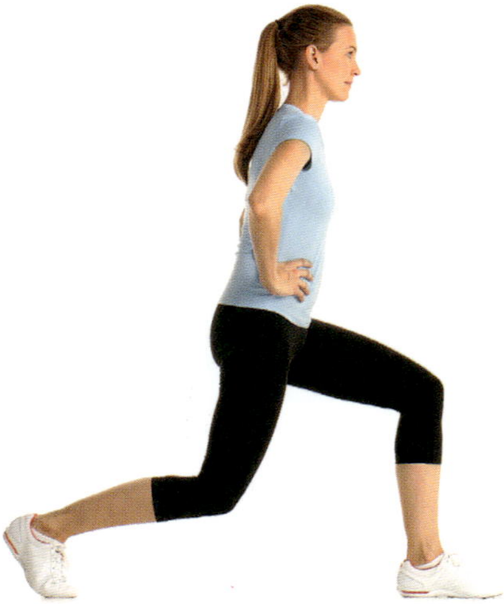

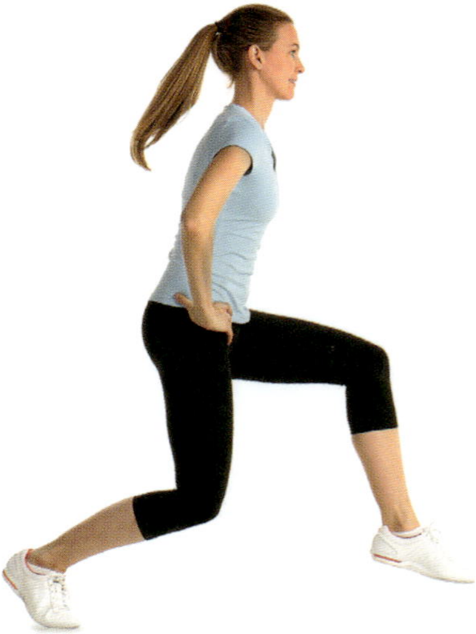

1 Einen großen Ausfallschritt nach vorn machen. Die linke Fußspitze berührt den Boden. Das rechte Bein ist gebeugt, der rechte Fuß steht auf dem Boden. Den Oberkörper gerade halten. Die Hände auf die Hüften stützen.

2 Nun mit dem ganzen Körper wippen. Das Gewicht jeweils vom vorderen auf das hintere Bein verlagern, dabei den vorderen Fuß kurz anheben und den Kniewinkel möglichst nicht verändern.
Die Übung erfordert etwas Geduld! Mindestens 10-mal wiederholen, dann die Seite wechseln.

Radfahren

Radfahren ist eine der beliebtesten Sportarten. Es ist Abenteuer, Körper- und Naturerlebnis, Fitnesstraining und Therapie in einem. Und: für jedes Lebensalter geeignet. Der Radsport fördert zudem die Ausdauer, kräftigt Herz und Kreislauf, stärkt die Lungenfunktion und hat einen positiven Einfluss auf den Blutdruck, erhöht darüber hinaus das Gleichgewichtsgefühl und die Koordinationsfähigkeit. Ausgeübt an der frischen Luft, kann Radfahren ein wunderbares Gefühl der Freiheit vermitteln.

Die richtigen Muskeln trainieren

Beim Radfahren sind hauptsächlich die Beinmuskeln gefordert, die einen Großteil der Skelettmuskulatur ausmachen. Sie sollten im Training besondere Berücksichtigung finden. Aber auch die Rumpfmuskeln, die vorwiegend Haltearbeit leisten, sollten hinreichend trainiert werden, ebenso die Armmuskeln, die nicht selten aktiv Unebenheiten ausgleichen müssen. Falls das Radfahren der einzige Sport ist, gehören Ausgleichsübungen zum Trainingsprogramm, um die Beweglichkeit von Hüfte, Oberkörper und Wirbelsäule zu verbessern.

Die Gefahr der Überbelastung

Aufgrund der oft einseitigen gebeugten Haltung der Wirbelsäule kann es zu Haltungsschäden kommen. Durch gezieltes Training (siehe Übungen I und II) kann die Muskulatur der Brustwirbelsäule gestärkt und so diesen Fehlhaltungen vorgebeugt werden.

Die Risiken

Fahrrad- und Lenkertyp sollten so gewählt werden, dass keine überstreckte Haltung von Kopf und Halswirbelsäule provoziert wird, die sonst muskuläre Verspannungen nach sich ziehen kann.

Radeln I

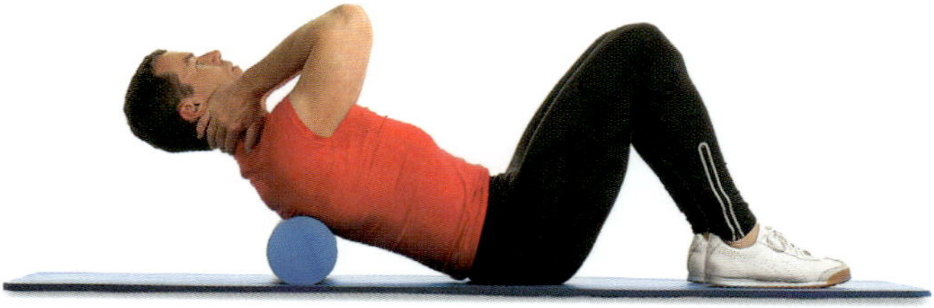

1 In Rückenlage die Kniegelenke anwinkeln und die Füße aufstellen. Der mittlere Wirbelsäulenbereich wird durch eine Hartschaumrolle (oder ein fest gerolltes Handtuch) unterstützt. Den Oberkörper gerade, den Kopf in Verlängerung der Wirbelsäule halten. Beide Hände umfassen den Nacken. Die Ellbogen sind angewinkelt und nah beieinander.

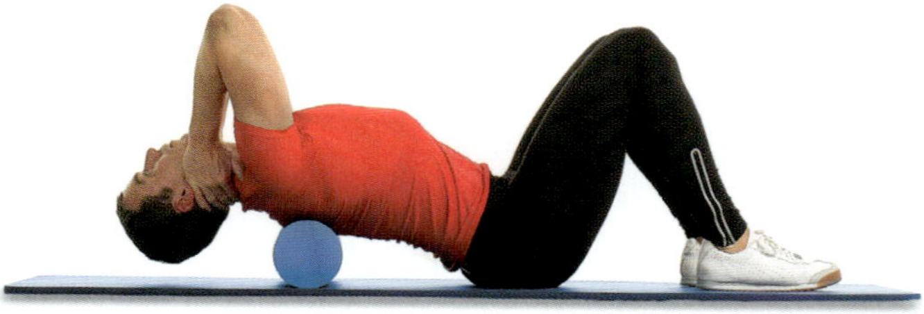

2 Aus dieser Stellung heraus den Kopf langsam nach hinten bewegen, dabei wird die Brustwirbelsäule über der Rolle gekrümmt. Dann den Kopf ganz langsam wieder anheben.
Die Übung 10-mal wiederholen.

Radeln II

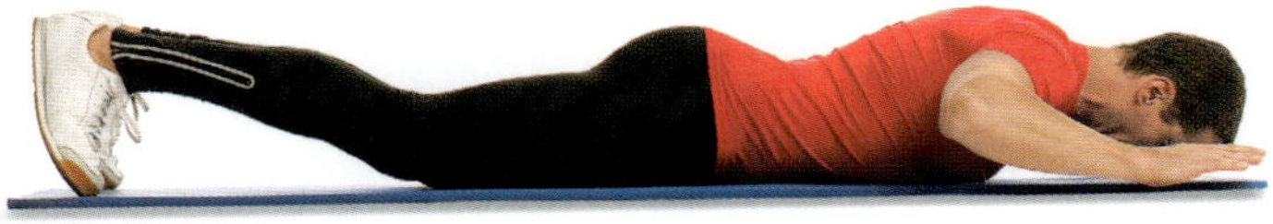

1 Bauchlage: Der Oberkörper ist gerade, den Kopf in Verlängerung der Wirbelsäule halten. Die Arme sind im 90-Grad-Winkel gebeugt und seitlich vom Körper weggestreckt. Die Unterarme und Finger zeigen nach vorn.

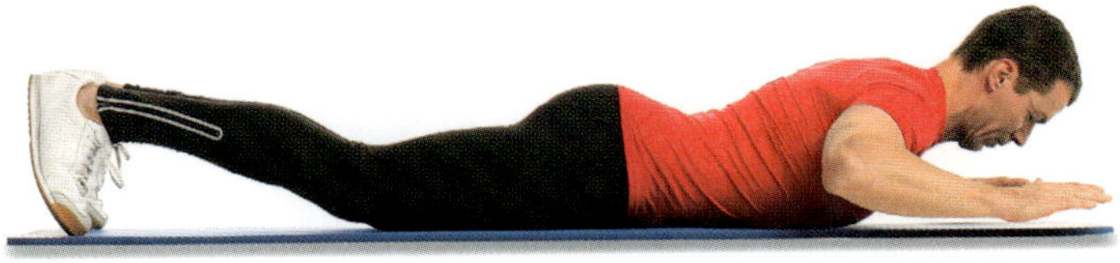

2 Den Kopf anheben und den Hals ganz lang machen, dabei wird der Kopf wie von einem unsichtbaren Band nach hinten oben gezogen. Diese gestreckte Position kurz halten, dann wieder zurück in die Ausgangsposition gehen. Fällt das Strecken zu schwer, kann alternativ auch nur der Kopf etwa 20 Sekunden gehalten werden. Die Übung 15-mal wiederholen (oder den Kopf 3-mal für 20 Sekunden halten).

Inlineskaten

Inlineskaten hält nicht nur Herz und Kreislauf fit, sondern verbessert auch die Beweglichkeit und die Kondition und schult zugleich das Koordinationsvermögen. Wie das Laufen ist auch das Skaten von sich wiederholenden rhythmischen Bewegungen geprägt. Dabei ist diese Sportart aber deutlich schonender für Gelenke und Bandscheiben. Denn die Gewichtsverlagerung von einem Bein auf das andere findet gleitend, ohne ruckartige Bewegungen statt.

Die richtigen Muskeln trainieren

Zum Skaten braucht man gut ausgebildete Unterschenkel-, Oberschenkel- und Gesäßmuskeln, vor allem um die Beinachse zu stabilisieren. Darüber hinaus sollte auch die Muskulatur an der Oberschenkel-Rückseite sowie an der Oberschenkel-Innenseite (Adduktoren) trainiert werden. Spezielle Kräftigungsübungen für diese Muskelgruppen gehören daher in das vorbereitende Trainingsprogramm (siehe Übungen I und II). Sinnvoll ist es, die Koordinationsfähigkeit zu schulen, um der Sturzgefahr durch Konzentrationsmangel vorzubeugen.

Die Gefahr der Überbelastung

Ohne gezieltes Training der Beinmuskulatur werden die Kniegelenke leicht überlastet. Da die typische Skatebewegung mit einer X-Bein-Tendenz einhergeht, können die Kniegelenke, vor allem das Innenband, stark belastet werden. Dadurch kann es im Einzelfall zu Knorpelschädigungen kommen.

Die Risiken

Um Prellungen, Schürfwunden an Armen und Beinen oder Bruchverletzungen zu vermeiden, sollte für eine entsprechende Ausrüstung gesorgt werden.

Skating I

1 Breitbeinig hinstellen (weiter Stand), die Beine strecken. Den Oberkörper aufrecht und gerade halten. In jede Hand eine Kurzhantel nehmen. Die Arme sind vor dem Körper nach unten gestreckt.

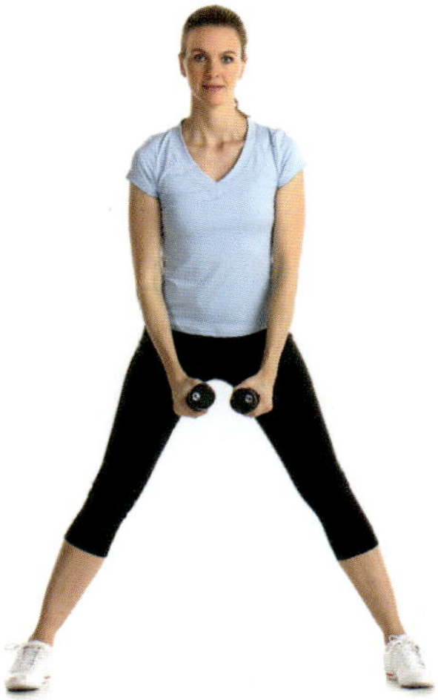

2 Das linke Bein so tief wie möglich beugen. Dabei geht der Oberkörper mit den Armen, die die Kurzhanteln halten, gestreckt nach vorn. Die Füße bleiben fest auf dem Boden. Nun das linke Bein wieder strecken und die Arme vor dem Körper nach unten nehmen. Dann das rechte Bein beugen.
Die Übung im Wechsel 8-mal wiederholen.

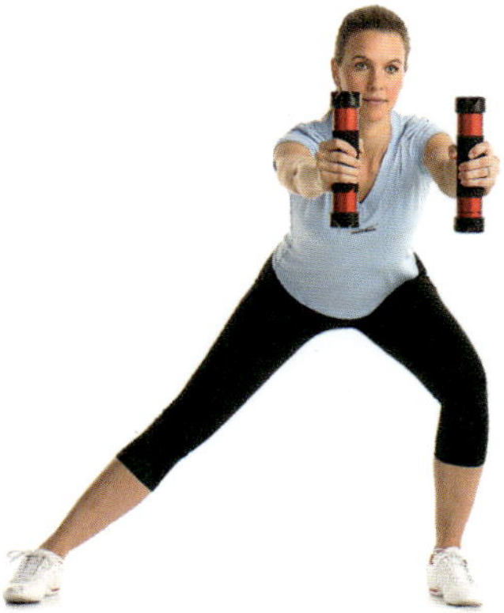

Skating II

1 Das Miniband um beide Unterschenkel schlingen und gespannt halten. Die Füße stehen parallel und etwa hüftbreit auseinander. Die Kniegelenke leicht beugen.

2 Mit dem linken Bein einen Vorwärtsschritt nach links außen gegen den Widerstand des Bands machen. Dabei den rechten Arm nach vorn führen, der Oberkörper geht gestreckt nach vorn. Zurück in die Ausgangsposition gehen. Dann mit dem rechten Bein einen Vorwärtsschritt nach rechts außen machen.
Die Übung im Wechsel 8-mal wiederholen.

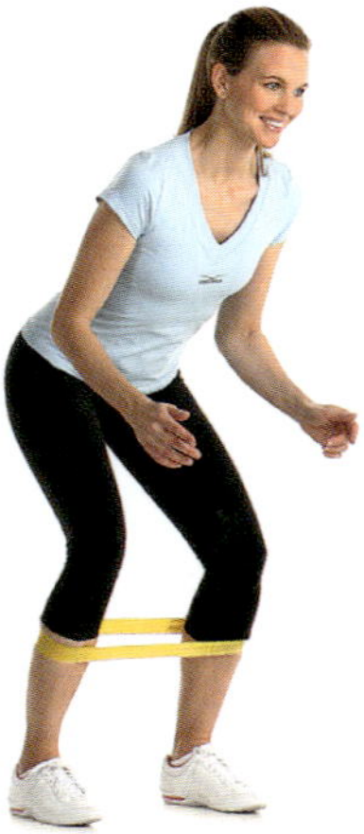

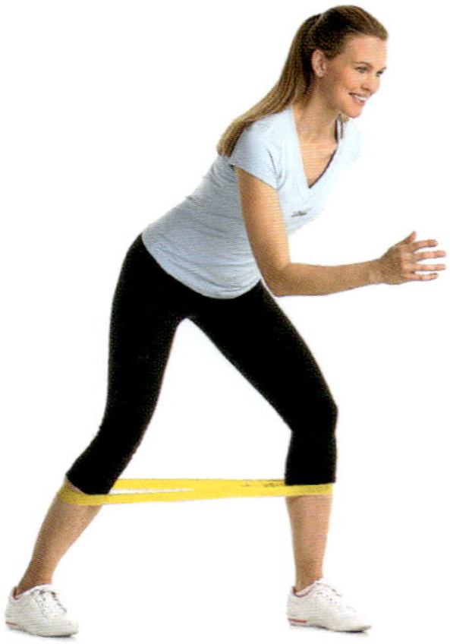

Fußball

Fußball ist eine äußerst vielseitige Sportart, die nicht nur dem Körper eine Menge abverlangt. Sprinten, Springen, Dribbeln, Schießen – die wichtigsten Aktionen geschehen mit den Beinen. Auch der Oberkörper ist gefordert: Für Balance und Wendigkeit sind eine gute Rumpf- und Beckenstabilität nötig. Als Mannschaftssport fördert Fußball Teamgeist und soziale Kompetenz. Und um sich auf rasch wechselnde Spielsituationen einzustellen, braucht man kognitive Fähigkeiten und Kreativität.

Die richtigen Muskeln trainieren

Wegen der hohen Belastung der Lendenwirbelsäule ist eine gute Durchbildung und Stärkung der Rückenmuskulatur erforderlich. Um Problemen im Bereich der Lendenwirbelsäule oder mit der Beinmuskulatur, der Leiste, der Kniegelenke und der Achillessehne vorzubeugen, sollten durch entsprechende Übungen die Wirbelsäule und das Becken (siehe Übung I) stabilisiert werden. Daneben kräftigt das tägliche Training mit unterschiedlichen Schwerpunkten auch die Rumpfmuskeln sowie die gesamte Beinmuskulatur (siehe Übung II).

Die Gefahr der Überbelastung

Bei Jugendlichen kann zu viel Schusstraining die Patellarsehne überlasten. Sind die Rumpfmuskeln zu schwach ausgebildet, können Wirbelsäule sowie Lenden-Becken-Region schmerzen.

Die Risiken

Seitenungleiche Belastungen (durch Schuss- und Standbein) provozieren auf Dauer eine Hüftverwringung, die zu Überbeanspruchung der Hüft- und Kniegelenke führen und langfristig degenerative Gelenkveränderungen (Arthrose) fördern kann.

Fußball I

1 Ein Miniband in Bodennähe an einem stabilen Gegenstand befestigen. Eventuell hält ein Partner das Band. Einen Ausfallschritt machen: das vordere, rechte Bein im Kniegelenk beugen und in die Schlaufe des Minibands stellen. Das Band etwa eine Handbreit unter dem Knie möglichst gespannt halten. Das linke Bein nach hinten führen.

2 Nun mit dem hinteren, linken Bein über das Miniband steigen, ohne es zu berühren, dann mit der Ferse auf den Boden kommen. Dabei das rechte Bein strecken. Wieder zurück in die Ausgangsposition gehen.
Die Übung 10-mal wiederholen, dann die Seite wechseln.

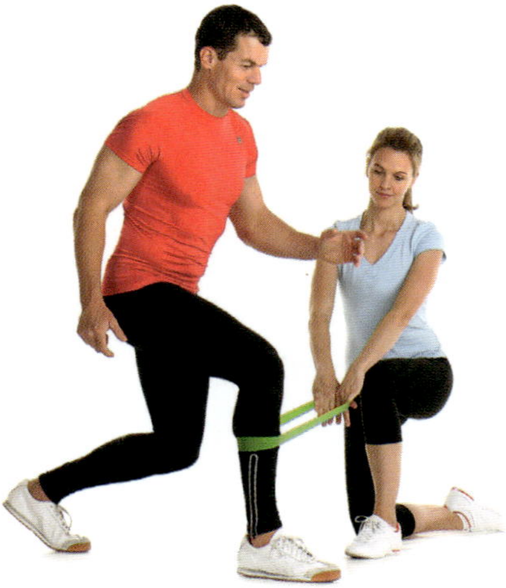

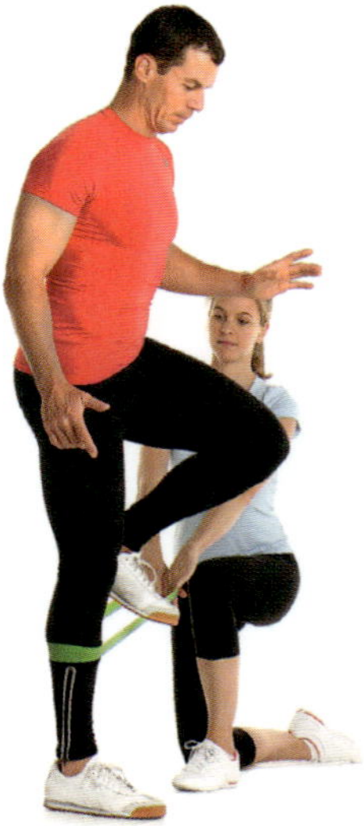

Fußball II

1 Seitlich mit der linken Körperseite zu einer Tür stellen. Das in der Türklinke eingehängte Miniband mit der linken Hand fassen und den Arm strecken. Beide Kniegelenke beugen (etwa halbe Kniebeugeposition). Der Oberkörper ist gerade und angespannt. Den Kopf gerade in Verlängerung der Wirbelsäule halten. Die rechte Hand hängt nach unten.

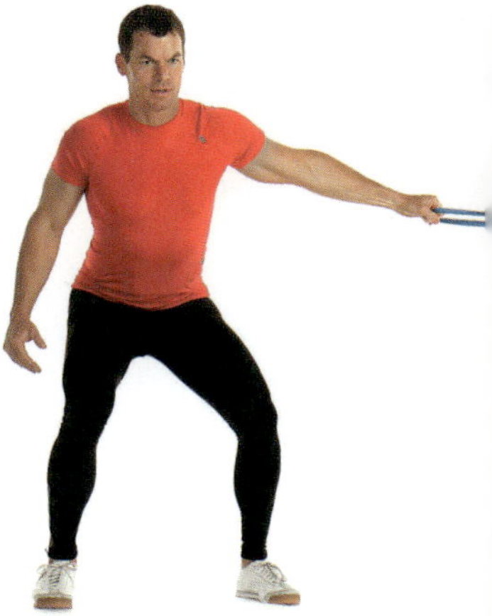

2 Nun beide Kniegelenke strecken, dabei wird vor allem das linke (türnahe) Bein belastet. Die linke Hand hält das Miniband, den linken Arm bei der Bewegung zur Seite gestreckt halten. Dann wieder zurück in die Ausgangsposition gehen. Die Übung 10-mal wiederholen, dann die Seite wechseln.

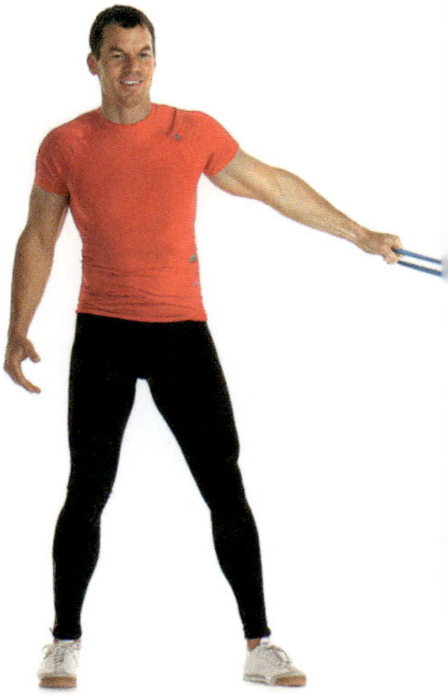

Tennis

Tennis ist eine sehr komplexe Sportart, die trotz der hohen Anforderungen in jedem Alter mit Freude gespielt werden kann und auch als Fitness- und Familiensport zu empfehlen ist. Gute Beweglichkeit, Ballbeherrschung, Schlagtechnik, Konzentrationsfähigkeit sowie blitzschnelle Reaktionen sind gefragt. Tennis besteht aus Beschleunigung und Bremsen, aus Reflexen und wohlüberlegter Taktik. Neben Willenskraft und Eigenverantwortung wird auch der Kampfgeist gefördert.

Die richtigen Muskeln trainieren

Zum Trainingsprogramm sollten vor allem Übungen für die Schulterregion gehören, da die meisten Freizeit-Tennisspieler unterentwickelte Schultern haben. Die extremen Beugungen und Verwringungen in diesem Sport erfordern außerdem eine überdurchschnittlich gut trainierte Rückenmuskulatur. Die vorbereitenden Übungen sollten auch die Arm- und Beinmuskulatur kräftigen und stärken. Weiter sollte für die Stabilität des Rumpfs gesorgt werden. Da Tennis Kraft und Ausdauer erfordert, sollte auch ein Konditionstraining zum Programm gehören.

Die Gefahr der Überbelastung

Die Schulterregion des Schlagarms wird sehr stark beansprucht. Häufige Beschleunigungs- und Bremsmanöver können eine große Belastung für die Gelenke der Beine und für die Wirbelsäule bedeuten.

Die Risiken

Bei Übermüdung kann es zu Konzentrations- und Koordinationsstörungen kommen, die zu Verletzungen führen. Einseitige Schlagbelastungen können die Balance der Schultermuskulatur verändern und langfristig degenerative Veränderungen fördern.

Tennis I

1 In Schrittstellung mit dem rechten Bein nach vorn seitlich vor eine Tür stellen. Ein Miniband in die Türklinke einhängen. Die rechte Hand greift das Miniband. Die Kniegelenke sind leicht gebeugt.

2 Aus dieser Stellung heraus das Miniband wie bei der klassischen Rückhand bewegen, ohne dabei den Rumpf mitzubewegen. Die Übung 8-mal wiederholen, dann die Seite wechseln.

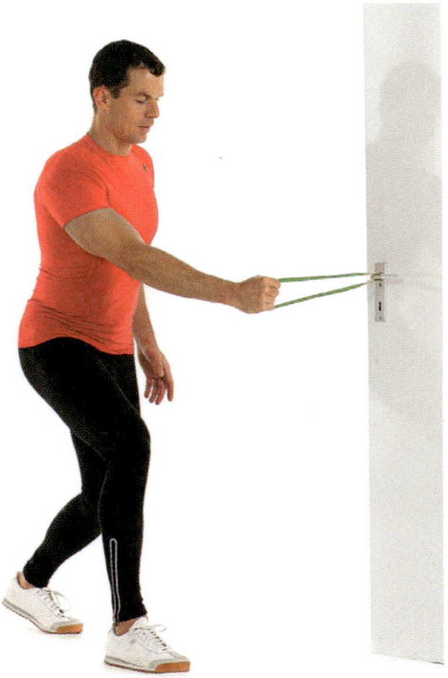

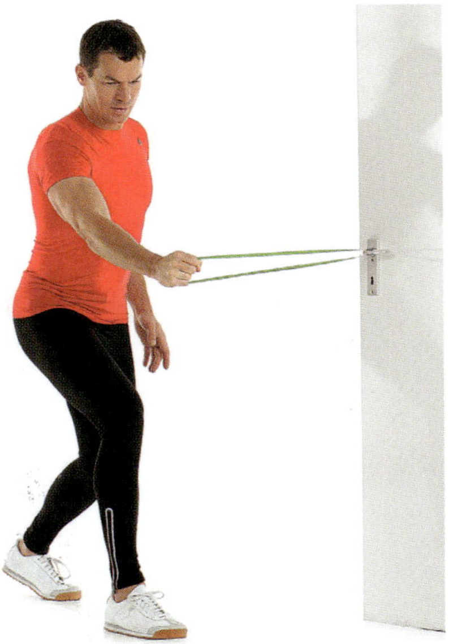

Tennis II

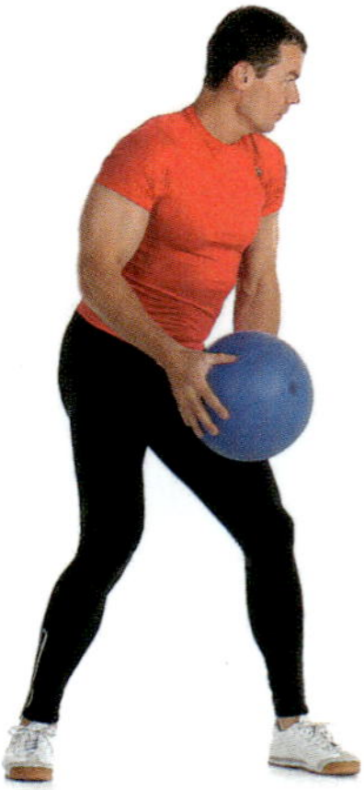

1 Seitlich im Abstand von zwei bis drei Fußlängen vor eine Wand stellen. Die Füße stehen parallel und sind etwa schulterbreit auseinander. Die Kniegelenke sind leicht gebeugt. Die Hände halten den Medizinball.

2 Den Ball mit den Armen in einer Bewegung von der Wand weg über das äußere Bein bewegen und dann mit einer Vierteldrehung des Oberkörpers zur Wand werfen und wieder auffangen.
Die Übung 10-mal wiederholen.

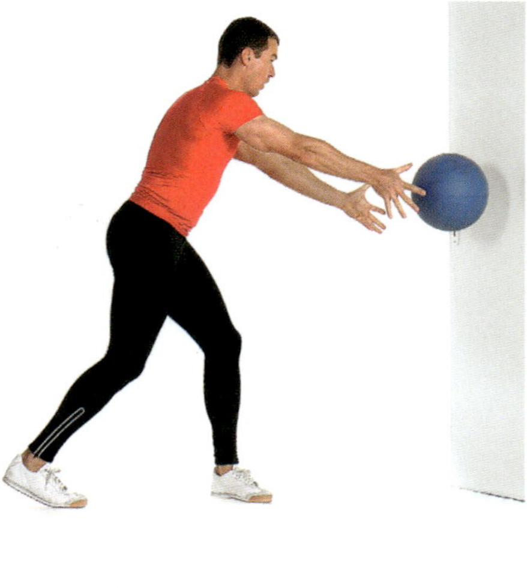

Wind- und Kitesurfen

Surfen – egal ob Wellen-, Wind- oder Kitesurfen, gehört mit zu den schönsten Freizeitvergnügen, die es gibt. Diese Sportarten können jedem ein wunderbares, intensives Naturerlebnis vermitteln, der sich mit einem Brett den Elementen Wasser und Wind ausliefert und mit rasender Geschwindigkeit über den See oder das Meer flitzt. Durch diesen Sport werden nicht nur Ausdauer und Gleichgewichtssinn gefördert, sondern auch Arm- und Beinmuskulatur gestrafft und gestärkt.

Die richtigen Muskeln trainieren

Um beim Ritt auf den Wellen das Segel und das Gleichgewicht halten zu können, sind neben der Gleichgewichtskontrolle auch ein stabiler Rumpf und viel Kraft in Armen und Beinen nötig. Die vorbereitenden Übungen sollten daher einerseits die Rotationsstabilität und die Kontrolle der Rumpfmuskulatur fördern und andererseits die Muskeln in Schultern, Armen und Beinen stärken (siehe Übungen I und II). Auch die Nacken- und Schultermuskulatur sollte ausreichend trainiert werden, damit es später nicht zu Verspannungen kommt.

Die Gefahr der Überbelastung

Eine untrainierte Arm- und Rumpfmuskulatur ermüdet schnell, dadurch kann es zu Rücken-Fehlhaltungen kommen. Die einseitige Haltung auf dem Brett strapaziert zuweilen Hals- und Lendenwirbelsäule, was Verspannungen im Nacken-, Schulter- und Rückenbereich nach sich ziehen kann.

Die Risiken

Fußverletzungen, Rippen- oder Schlüsselbeinbruch durch das Abrutschen vom Brett kann durch das Tragen von Spezialschuhen vorgebeugt werden.

Surfen I

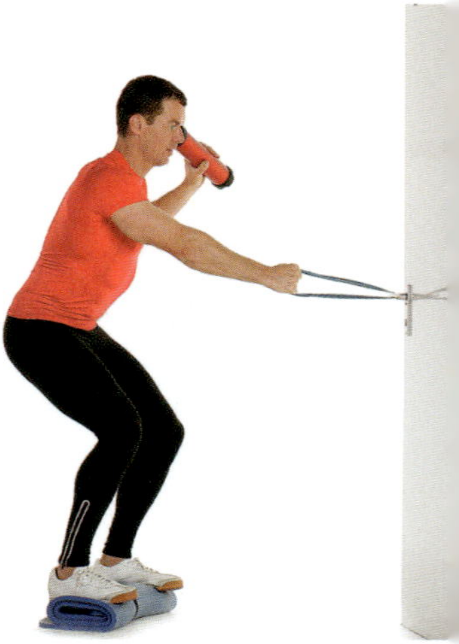

1 Auf eine zusammengerollte Matte vor eine Tür stellen. Die Füße stehen parallel und etwa hüftbreit auseinander. Ein Miniband in der Klinke einhängen. Die linke Hand hält eine Kurzhantel, die rechte Hand greift das Miniband.

2 Die Kniegelenke beugen (viertel Kniebeuge), dabei mit dem rechten Arm das Miniband zum Körper ziehen und mit der linken Hand die Kurzhantel nach oben drücken. Diese Position etwa 2 Sekunden halten. Zurück in die Ausgangsposition gehen.
Die Übung 6-mal wiederholen, dann die Seite wechseln.

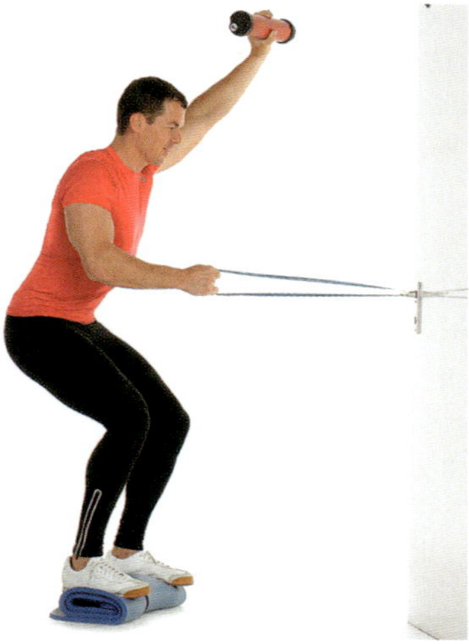

Surfen II

1 Auf die zusammengerollte Matte stellen. In jede Hand eine Kurzhantel nehmen. Einbeinstand links, das rechte Bein nach hinten strecken, das linke Bein leicht beugen. Den Oberkörper nach vorn beugen, die Wirbelsäule bleibt gerade. Den Kopf in Verlängerung der Wirbelsäule halten.

2 Nun die beiden Arme zur Seite heben, sodass sie auf einer Linie mit den Schultern sind, gleichzeitig das rechte Bein etwa hüfthoch nach hinten strecken. Wieder zurück in die Ausgangsposition gehen. Die Übung 6-mal wiederholen, dann die Seite wechseln.

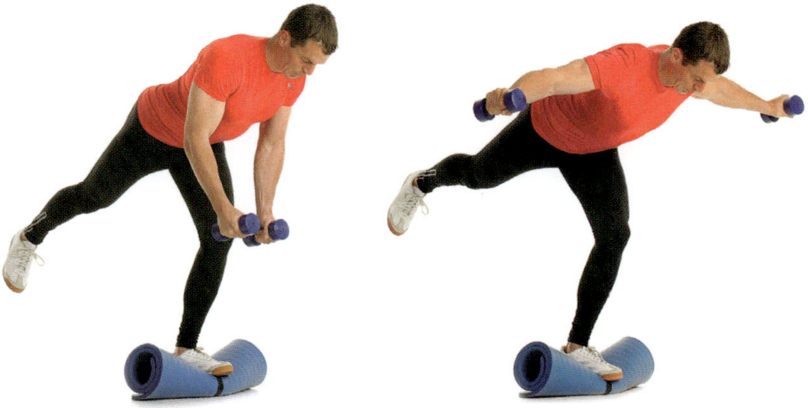

Snowboarden und Alpinski

Skifahren und Snowboarden fördern Bewegungsgefühl, Schnellkraft und Koordinationsfähigkeit, zählen jedoch nicht gerade zum Gesundheitssport. Aber diese Wintersportarten können ein ungeheures Glücks- und Lebensgefühl vermitteln. Sie befriedigen die Lust an der Geschwindigkeit, besitzen einen gewissen Nervenkitzel und verleihen Selbstwertgefühl. Und dies alles mitten in der Natur, an der frischen Lust, im Glitzern der Schneekristalle und im – auch für die Psyche – wichtigen Sonnenlicht.

Die richtigen Muskeln trainieren

Der beste Schutz vor Verletzungen sind kräftige Muskeln und ein starkes Bindegewebe. Daher sollten für diese Sportarten die Bein- und Gesäßmuskeln sowie die Muskeln der Schultergelenke trainiert werden (siehe Übungen I und II). Gerade die Bein- und die Rumpfrotationsmuskulatur ist beim Balancehalten auf den Brettern besonders gefordert. Ein Augenmerk sollte auch auf die oft nur schwach ausgebildeten Muskeln der Oberschenkel-Rückseite und des Gesäßes gerichtet werden – so können Sie Knieverletzungen wirkungsvoll vorbeugen.

Die Gefahr der Überbelastung

Aufgrund der spezifischen Fußstellung auf den Skiern und auch auf dem Snowboard sind vor allem Knie- und Sprunggelenke einer größeren Belastung ausgesetzt. Dass die Kniegelenke überlastet sind, kann man am typischen Ansatzschmerz der Kniescheibensehne am Schienbeinkopf bemerken.

Die Risiken

Ist man untrainiert, ist das Verletzungsrisiko auf der Piste verhältnismäßig hoch, z. B. durch Stürze mit der Hüfte auf harten Untergrund.

Alpin I

1 Auf eine zusammengerollte Matte stellen. Die Füße stehen parallel und hüftbreit auseinander. Den Rücken gerade, den Kopf in Verlängerung der Wirbelsäule halten. In jede Hand eine Kurzhantel nehmen. Die Arme sind angespannt und neben dem Körper nach unten gestreckt. Die Kniegelenke beugen (etwa viertel Kniebeugeposition).

2 Nun den Oberkörper leicht nach vorn bewegen, die Kniebeugestellung halten. Die Arme mit den Hanteln nach hinten außen strecken. Die Daumen zeigen nach vorn. Die Stellung kurz halten, dann wieder zurück in die Ausgangsposition gehen.
Die Übung 10-mal wiederholen.

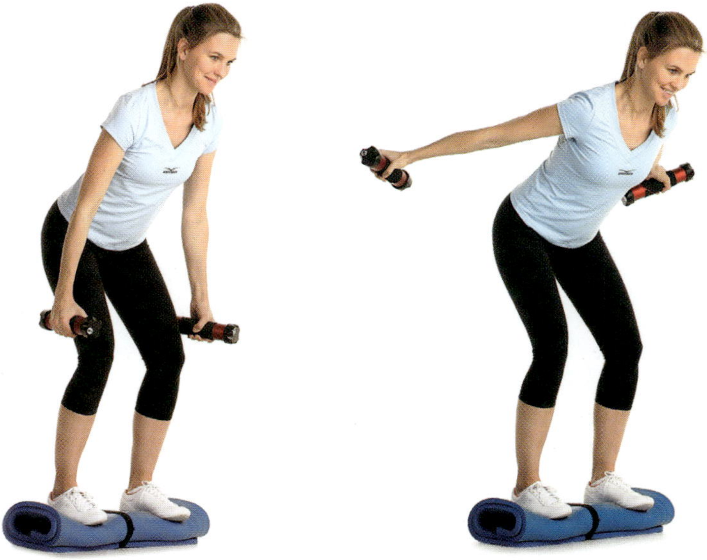

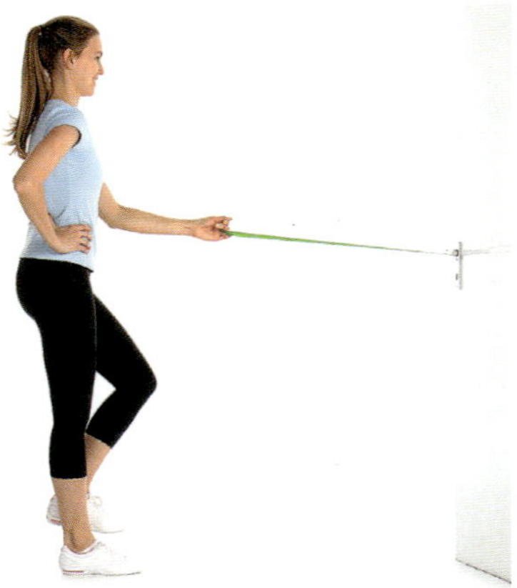

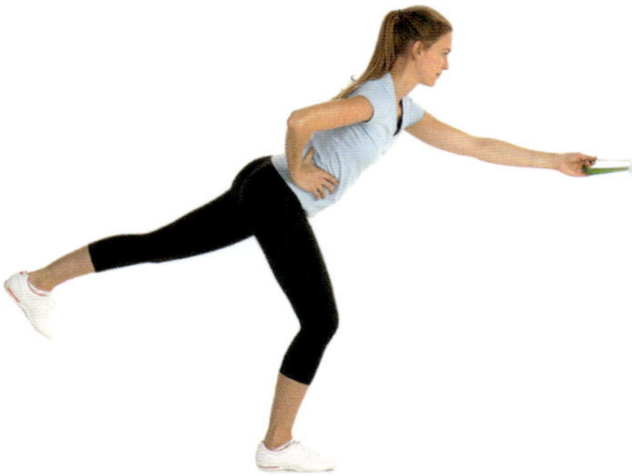

Alpin II

1 Ein Miniband in eine Türklinke einhängen. Mit der linken Hand das Band fassen, die rechte Hand auf die Hüfte stützen. Die Füße stehen weiter als hüftbreit auseinander. Das linke Bein anheben, das Körpergewicht lastet auf dem rechten Bein. Der Oberkörper ist angespannt, die Wirbelsäule gerade. Den Kopf in Verlängerung der Wirbelsäule halten.

2 Aus dieser Stellung heraus in einer Art Scharnierbewegung den Oberkörper nach vorn und das linke Bein nach hinten bewegen. Der ganze Körper soll von Kopf bis Fuß möglichst in einer Linie gehalten werden, dabei bleibt die Wirbelsäule gerade.
Die Übung 8-mal wiederholen, dann die Seite wechseln.

Nordic Walking und Skilanglauf

Nordic Walking und Skilanglauf tun dem ganzen Körper gut. Beim Skilanglauf sind sogar 90 Prozent der Muskulatur in Aktion. Herz und Kreislauf sowie Atmung und Stoffwechsel profitieren von diesen Sportarten. Und durch den Stockeinsatz werden auch Arme, Rumpf und Schultern trainiert, Kondition und Koordinationsfähigkeit gefördert. Nicht zu vergessen die Wirkung der beiden Sportarten auf die Seele: Auch sie wird »trainiert« und sensibilisiert, was zu besonderen Glücksgefühlen führt.

Die richtigen Muskeln trainieren

Bei kaum einer anderen Sportart werden so viele Muskeln beansprucht wie beim Langlauf. Besonders wichtig sind die Bein- und Armmuskeln. Daher sollten entsprechende Übungen (siehe Übung II) im Trainingsprogramm enthalten sein. Denn für einen effektiven Stockeinsatz werden kräftige Oberarmstrecker benötigt. Da auch die Beine und das Gesäß ständig beansprucht werden, muss man für eine kräftige Beinmuskulatur sorgen (siehe Übung I). Und durch Ausdauertraining sollte das Herz-Kreislauf-System leistungsfähig gemacht werden.

Die Gefahr der Überbelastung

Wenn man, z. B. in Urlaubsstimmung, den Trainingsumfang zu rasch erhöht, können Erschöpfungszustände (schüttelfrostähnliche Symptome, kalter Schweiß) auftreten. Besonders belastet sind Schulter- und Sprunggelenke und deren Bänder.

Die Risiken

Zuweilen kommen bei Stürzen Brüche im Unterarmbereich, meist in der Nähe des Handgelenks, vor oder auch die »Ski-Daumen-Verletzung«, wenn es nicht gelingt, aus der Stockschlaufe zu kommen.

Langlauf I

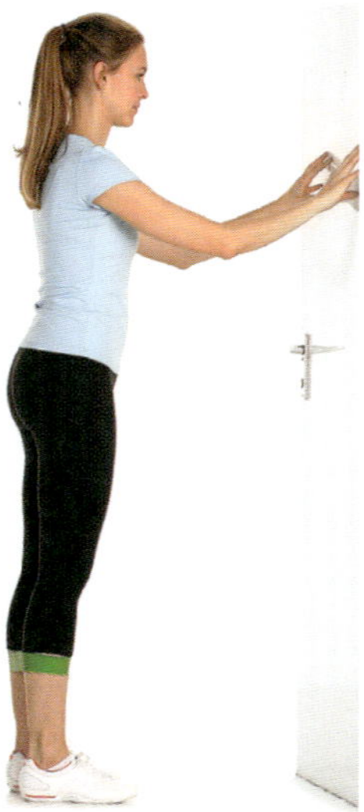

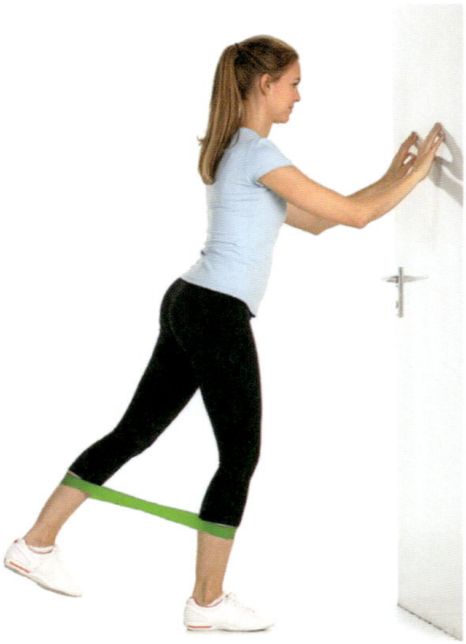

1 Vor eine Wand oder Tür stellen. Die Füße stehen parallel nebeneinander. Den Oberkörper gerade, den Kopf in Verlängerung der Wirbelsäule halten. Das Miniband um beide Unterschenkel schlingen.

2 Das linke Bein anheben und gegen den Widerstand des Minibands nach hinten bewegen. Wieder zurück in die Ausgangsposition gehen und die Bewegung, ohne abzusetzen, wiederholen. Nur im Notfall mit den Fingerspitzen an der Wand abstützen.
Die Übung 8-mal wiederholen, dann die Seite wechseln.

Langlauf II

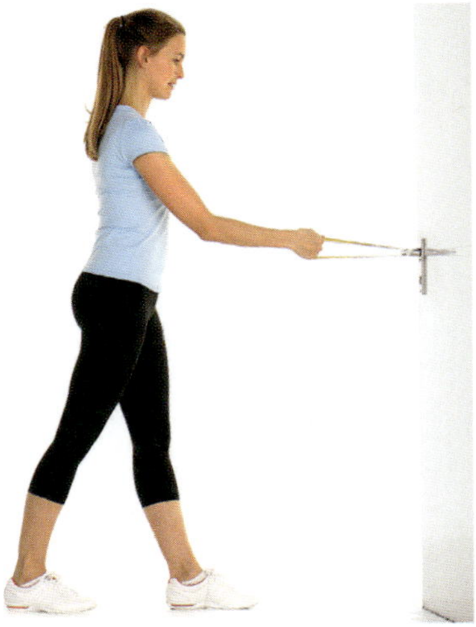

1 In Schrittstellung mit dem linken Bein nach vorn vor die Tür stellen. Die rechte Hand greift das in der Türklinke eingehängte Miniband. Den Oberkörper gerade, den Kopf in Verlängerung der Wirbelsäule halten.

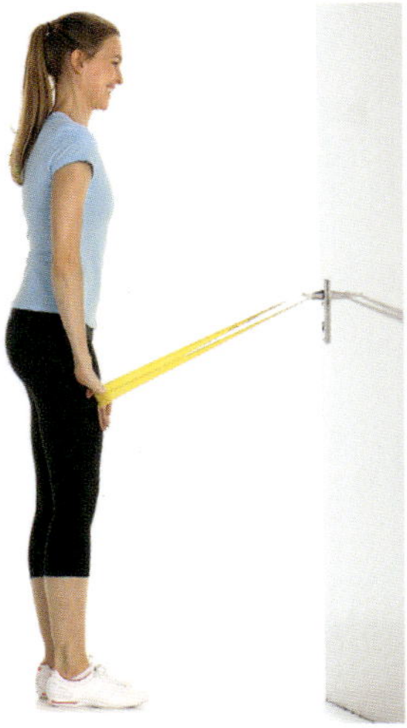

2 Das Miniband mit dem gestreckten rechten Arm zum Körper ziehen. Gleichzeitig den rechten Fuß nach vorn bewegen, neben den linken Fuß stellen. Möglichst keine Ausgleichsbewegung mit dem Oberkörper machen. Zurück in die Ausgangsposition gehen.
Die Übung 10-mal wiederholen, dann die Seite wechseln.

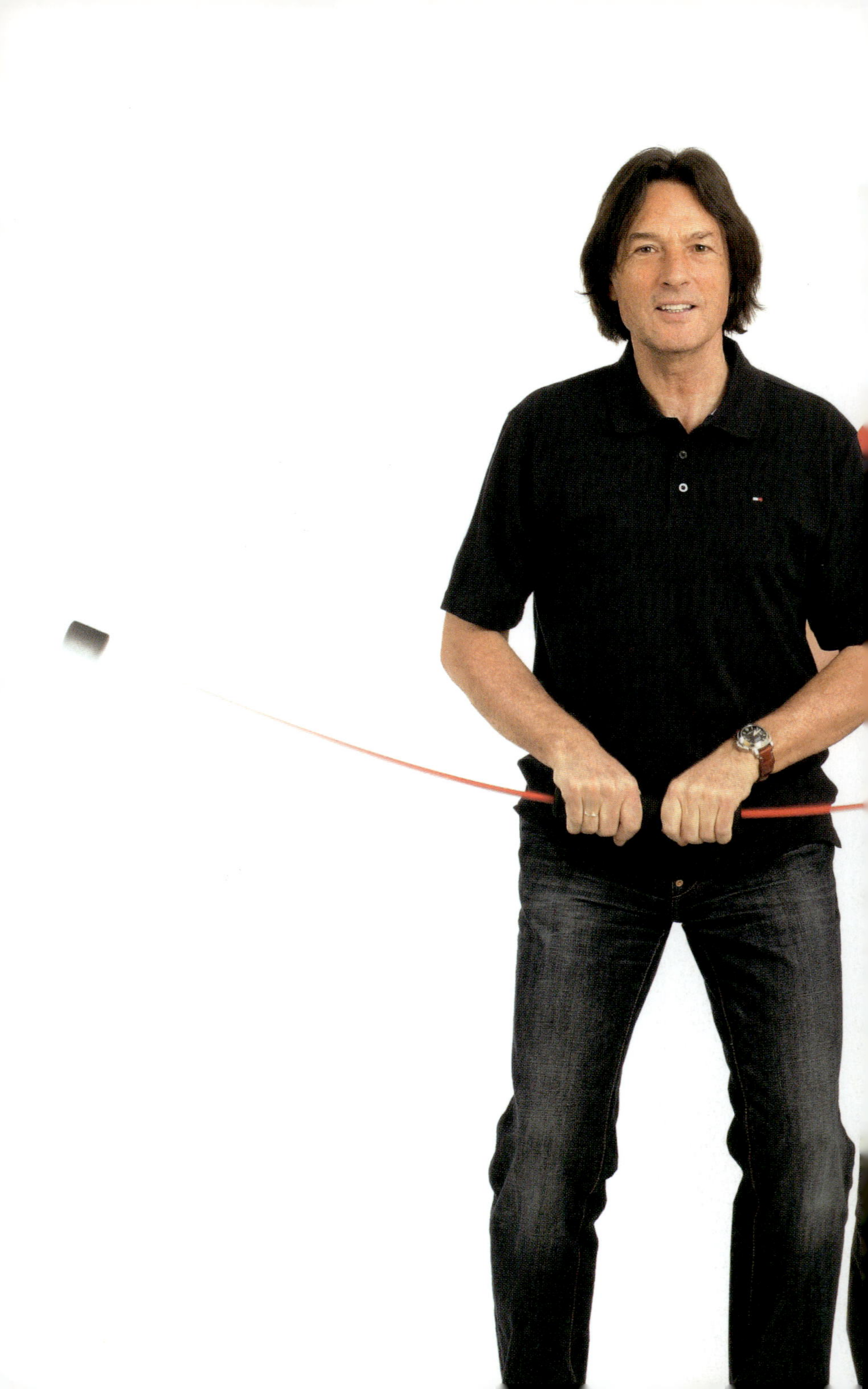

Fitness-Innovationen

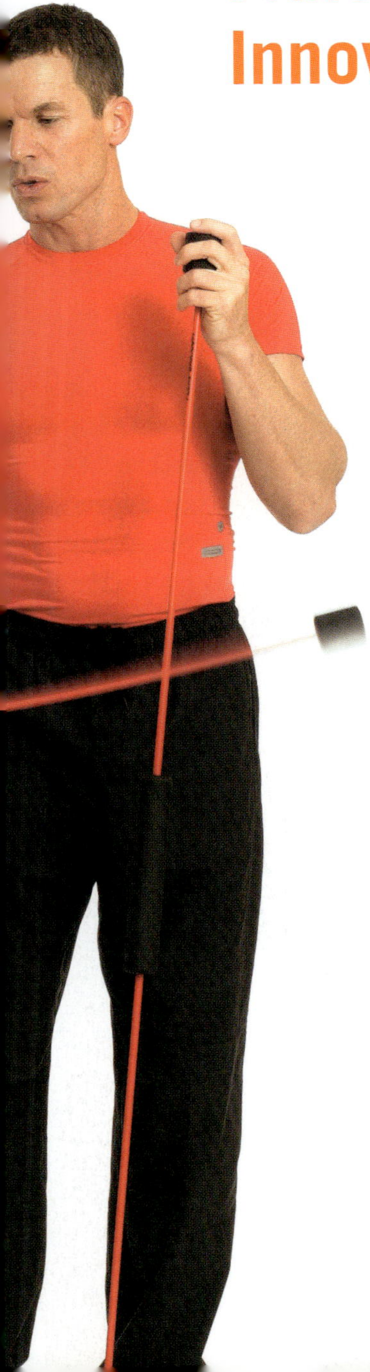

Lassen Sie sich von den neuen Fitnessgeräten inspirieren! Die Übungen mit Flexi-Bar, Balance-Board & Co. machen nicht nur Spaß, sie trainieren auch die unterschiedlichsten Muskelgruppen und stellen dadurch eine ideale Ergänzung zum Functional Training für Fortgeschrittene dar.

Innovationen

Im Folgenden wollen wir Ihnen Übungen mit neuartigen Fitness-Geräten vorstellen, die ideal zum sportlichen Anspruch des Functional Trainings passen. Flexi-Bar, XCO-Trainer und Balance-Board sind verhältnismäßig einfache Geräte, die – anders als die in Fitness-Centern vorherrschenden Laufbänder und Kraftmaschinen – leicht Platz in jeder auch noch so kleinen Wohnung finden können. Und: Sie eignen sich daher auch hervorragend fürs Training zu Hause. Ganz gleich, ob Einsteiger oder Fortgeschrittener, mit diesen Geräten kann jeder nach seinen individuellen Fähigkeiten trainieren und seine körperliche Fitness Schritt für Schritt verbessern. Die Übungen, die wir zusammengestellt haben, sind als Schnupperübungen gedacht, die Sie spielerisch mit diesen neuartigen Sportgeräten vertraut machen wollen. Die Anwendung dieser Geräte lässt sich mit dem Functional Training besonders gut kombinieren, da mit ihnen nicht nur alltagsnahe Bewegungen, sondern auch ganz unterschiedliche Muskelgruppen trainiert werden können.

Der Flexi-Bar

Der Flexi-Bar ist ein etwa 1,50 Meter langer Kunststoffstab mit jeweils einem Kautschukgewicht am Ende und einem festen Kautschukgriff in der Mitte. Allen Übungen mit dem Flexi-Bar ist gemeinsam, dass man den Stab in leichte Schwingungen versetzt. Die dabei frei werdenden Kräfte versucht der Körper unwillkürlich auszugleichen. So werden auch tief liegende Muskelketten aktiviert, die sich willkürlich nicht ansprechen lassen.

Der XCO-Trainer

Das Training mit dem XCO-Trainer wirkt besonders auf Bindegewebe und Gelenke. Es handelt sich um einen Aluminiumzylinder, der mit einer losen Masse gefüllt ist, die bei jeder Bewegung hin und her geschleudert wird. Der verzögerte Aufprall bewirkt ein Aktivieren aller Muskeln. Dabei spannen sich gleichzeitig Spieler- (Agonist) und Gegenspielermuskel (Antagonist) an. Die Gefahr, dass also der Agonist trainiert wird, während der Antagonist verkümmert, besteht beim XCO-Training nicht.

Das Balance-Board

Mit dem Balance-Board können Sie sowohl Ihre Balance- und Koordinationsfähigkeit verbessern als auch Ihre Gelenke stabilisieren und Ihre Konzentrationsfähigkeit erhöhen. Wie ein Skateboard besteht ein Balance-Board aus einem Brett, das auf einem losen Zylinder oder auf Kugeln gelagert ist. Es gibt Balance-Boards in unterschiedlichen Ausführungen. Schon beim ersten Versuch, sich auf dem Brett zu

Die neuen Fitness-Geräte

Machen Sie sich mit den neuartigen Fitness-Geräten Flexi-Bar, XCO-Trainer und Balance-Board mal vertraut. Sie sind eine ideale Ergänzung zum Functional Training.

- Flexi-Bar: Selbst tief liegende Muskelketten können trainiert werden.
- XCO-Trainer: Kräftigung des Bindegewebes wird angeregt, Gelenke werden geschützt.
- Balance-Board: Die Muskeln des ganzen Körpers treten beim Balancieren auf dem Brett in Aktion.

halten, werden Sie merken, wie sehr Ihr ganzer Körper damit beschäftigt ist, die Balance zu halten, damit Sie einigermaßen gerade auf dem Brett stehen bleiben.

Die Geräte erhalten Sie in einigen Sport-Fachgeschäften, Händleradressen finden Sie im Internet (www.flexi-bar.de, www.xco-trainer.de).

Flexi-Bar I

Förderung: tiefe Rumpfmuskulatur

Der Flexi-Bar eignet sich hervorragend, um auch die tief liegenden Muskeln, die sich nicht so ohne Weiteres willkürlich steuern lassen, zu trainieren. Denn eine saubere Schwingung des Flexi-Bar ist nur dann möglich, wenn der ganze Körper gespannt und stabil ist. Insofern stellt der stabile Körper also ein Widerlager für den schwingenden Stab dar.

1 Aufrecht hinstellen, die Füße stehen etwa schulterbreit auseinander. Den Flexi-Bar mit beiden Händen in der Mitte fassen und auf Beckenhöhe quer vor dem Körper halten.

2 Mit einer kleinen Auf-und-ab-Bewegung den Flexi-Bar zum Schwingen bringen, dabei die Schulterblätter nach hinten ziehen. Anfangs nur kleinere Schwingungen auslösen. Den ganzen Körper dabei angespannt, den Oberkörper möglichst ruhig halten. Keine Ausgleichsbewegungen mit Becken oder Schultern ausführen. Wenn die Schwingung stoppt, von vorn beginnen. Zählen Sie während der Übung langsam bis 15, dann Pause machen. Die Übung 2- bis 4-mal wiederholen.

TIPP: Je fester der Rumpf bleibt, desto besser kann sich der Flexi-Bar bewegen.

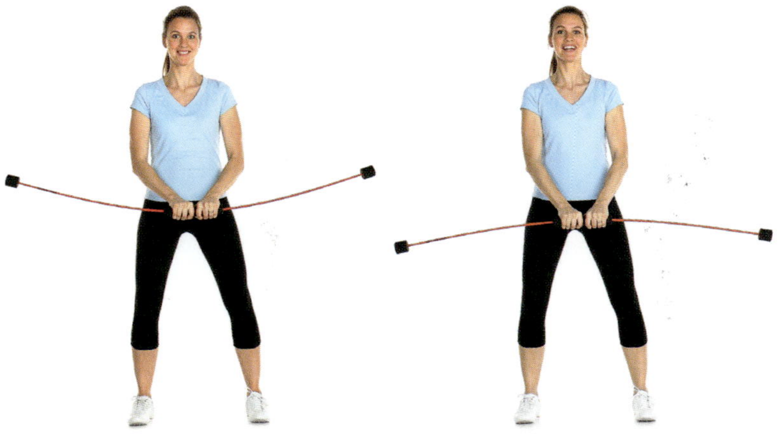

Flexi-Bar II

Förderung: tiefe Rumpfmuskulatur

Je nachdem, in welche Richtung zur Körperachse Sie den Flexi-Bar schwingen, werden verschiedene Anteile der tiefen Rumpfmuskulatur angesprochen. Schwingt der Flexi-Bar in einer Ebene vor dem Körper, wird vor allem die rotationsstabilisierende Muskulatur beansprucht.

1. Aufrecht hinstellen, die Füße stehen etwa schulterbreit auseinander. Den Flexi-Bar mit beiden Händen in der Mitte fassen und in Längsrichtung mittig vor dem Körper halten.

2. Den Flexi-Bar mit einer kleinen Seitbewegung zum Schwingen bringen, dabei die Schulterblätter nach hinten, aber nicht hochziehen. Anfangs nur kleinere Schwingungen auslösen. Den ganzen Körper angespannt, den Oberkörper möglichst ruhig halten. Becken und Schultern nicht bewegen. Zählen Sie während der Übung langsam bis 15, dann Pause machen. Die Übung 2- bis 4-mal wiederholen.

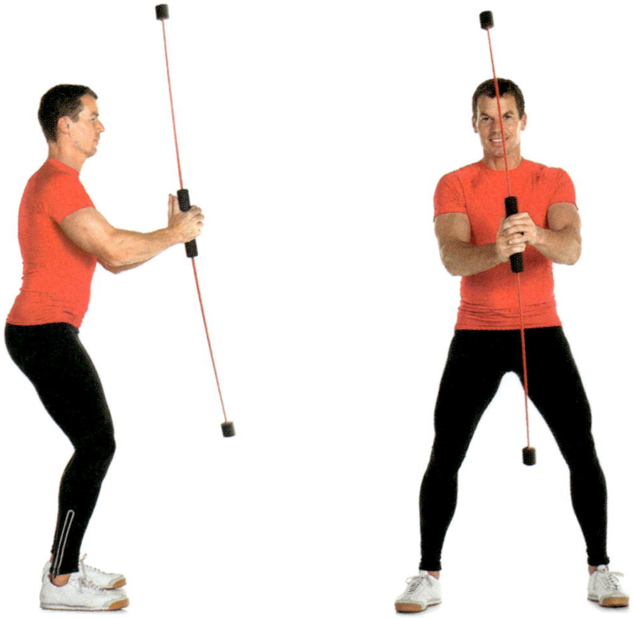

Förderung: Balance und Koordinationsvermögen

Balance- und Koordinationsvermögen können Sie fördern, wenn Sie den Flexi-Bar in eine Hand nehmen und dabei in die Standwaage gehen.

1 Aufrecht hinstellen, die Füße stehen etwa schulterbreit auseinander. Den Flexi-Bar mit der linken Hand fassen, etwa auf Kopfhöhe waagerecht vor den Körper halten und in die Standwaage gehen (linkes Bein als Standbein, Oberkörper nach vorn gebeugt, rechtes Bein nach hinten gestreckt). Oberkörper und Bein bilden möglichst eine Linie. Mit einer kleinen Vor-und-zurück-Bewegung den Flexi-Bar in Schwingung versetzen. Zählen Sie langsam bis 15, dann Pause machen und die Seite wechseln. Die Übung 2- bis 4-mal wiederholen.

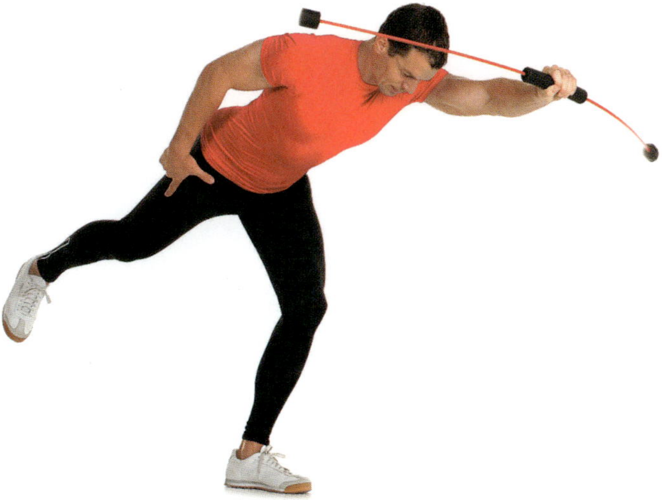

Förderung: seitliche Rumpfmuskeln

Selbst wenn Sie gut trainiert sind, stellt der Seitstütz mit dem Flexi-Bar eine echte Herausforderung dar, insbesondere bei abgehobenem oberem Bein.

1 Seitstützposition, dabei unterstützt der gestreckte rechte Arm den Oberkörper. Der linke Arm ist leicht im Ellbogen gebeugt und hält den Flexi-Bar. Becken und Oberkörper sind abgehoben und bilden eine Linie. Den Kopf gerade in Verlängerung der Wirbelsäule halten. Aus dieser Position heraus den Flexi-Bar mit einer kleinen Auf-und-ab-Bewegung in Schwingung versetzen. Zählen Sie während der Übung langsam bis15, dann Pause machen und die Seite wechseln. Die Übung 2- bis 4-mal wiederholen.

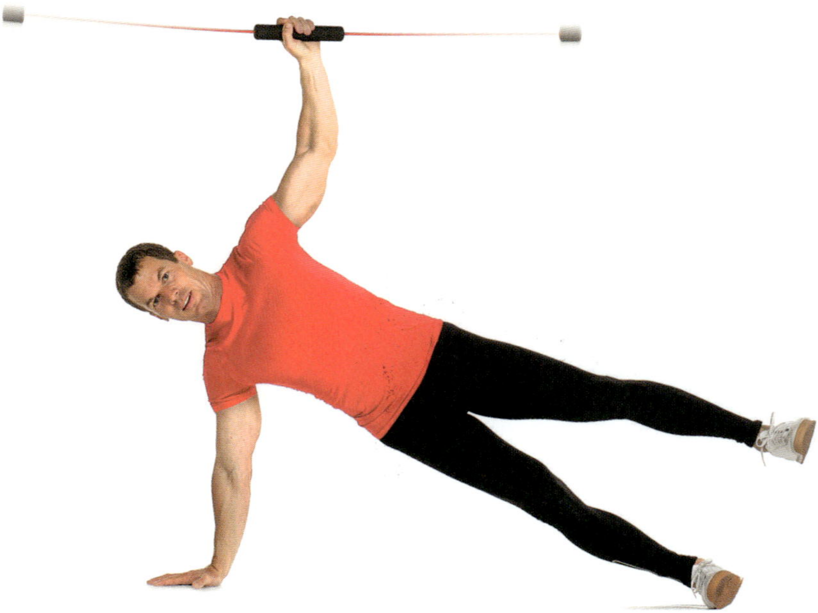

XCO-Trainer I

Stärkung: reaktive Drehfestigkeit des Rumpfs

Durch den XCO-Trainer werden mit jeder Übung nicht nur Arm-, Schulter- und Rumpfmuskulatur speziell für schnelle Reaktionen trainiert, sondern darüber hinaus auch noch weitere Muskelgruppen.

1. Aufrecht hinstellen, die Füße stehen etwa schulterbreit auseinander. Das Gesäß anspannen, die Kniegelenke leicht beugen. Den XCO-Trainer mit beiden Händen jeweils an den Endkappen fassen. Die Ellbogen beugen und das Gerät waagerecht vor dem Bauch halten.

2. Aus dieser Stellung heraus den XCO-Trainer parallel zum Boden schnell nach rechts und links bewegen und wieder abbremsen. Die Bewegung 10- bis 12-mal wiederholen.

WICHTIG: Die Handgelenke gerade halten, damit die Masse in der Röhre hin- und hergeschleudert werden kann. Der Aufprall auf die Kunststoffkappe muss zu hören sein.

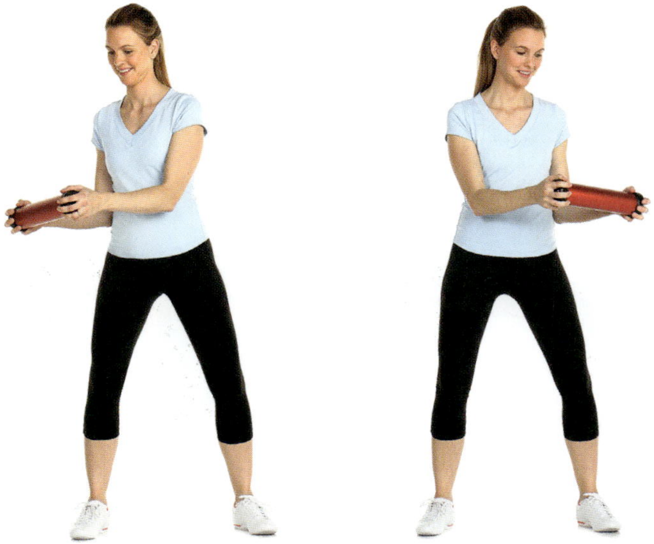

XCO-Trainer II

Stärkung: quer verlaufende und schräge Bauchmuskulatur

In vielen Sportarten (z. B. Ballsport) treten belastende Zug- und Scherkräfte auf, die ein intaktes und kräftiges Bindegewebe benötigen. Durch die Übungen mit dem XCO-Gerät wird das tief liegende Bindegewebe gestärkt und gestrafft.

1 In den halben Kniestand gehen, der rechte Unterschenkel liegt auf dem Boden, das linke Bein ist aufgestellt. Der Oberkörper ist aufgerichtet. Den Rücken gerade, den Kopf in Verlängerung der Wirbelsäule halten. Den XCO-Trainer mit beiden Händen fassen und nach oben über die linke Schulter führen.

2 Den XCO-Trainer links neben dem Kopf parallel zum Boden kurz halten, dann mit Schwung in einer großen diagonalen Bewegung wie beim Kajakfahren von links oben nach rechts unten zum rechten Bein führen und abbremsen.
Die Übung 12-mal wiederholen, dann die Seite wechseln.

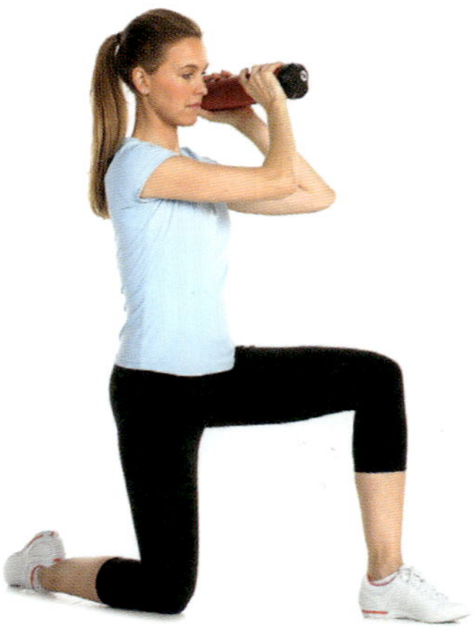

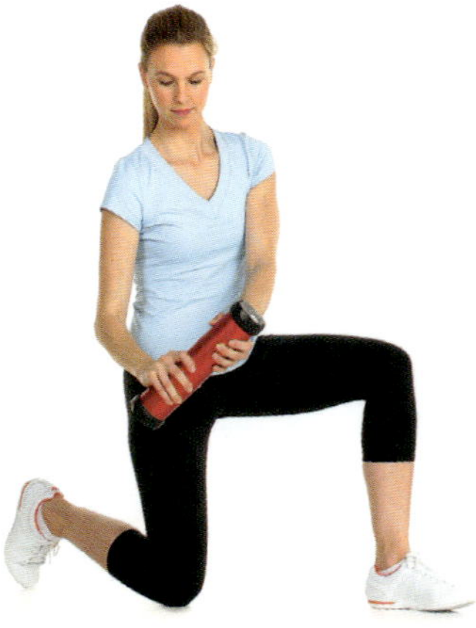

Balance-Board I

Stärkung: gesamter Körper. Förderung: Koordination

Die spielerischen Übungen auf dem Balance-Board helfen Ihnen, ein ganz neues Körpergefühl zu entwickeln. Sie fördern Balance- und Koordinationsfähigkeit, stabilisieren die Wirbelsäule und stärken die Gelenkfunktionen. Beim Balance-Board handelt es sich um ein abgerundetes Holzbrett, das auf einem beweglichen Zylinder gelagert ist.

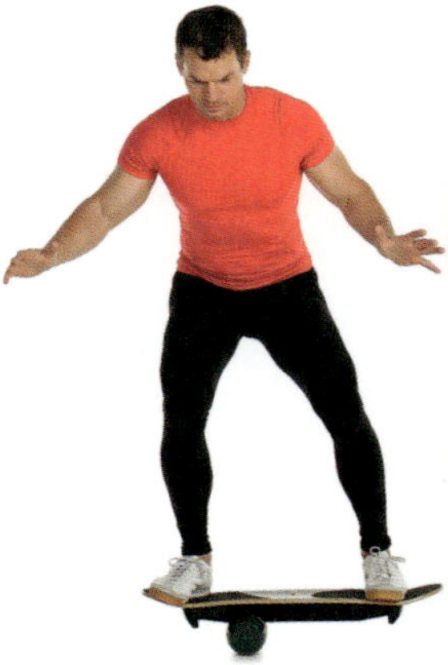

1 Mit beiden Beinen so auf das Balance-Board stellen, dass man die Balance halten kann.

2 Durch Gewichtsverlagerung lässt sich die Neigung des Boards verändern. Der Zylinder wechselt seine Position, rollt mal auf die rechte, mal auf die linke Seite. Jede Position möglichst lange halten, etwa 30 Sekunden, dann eine kurze Pause machen.
Die Übung 3-mal wiederholen.

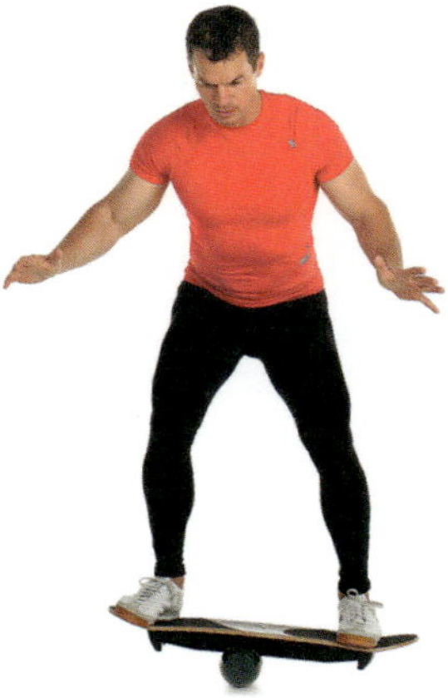

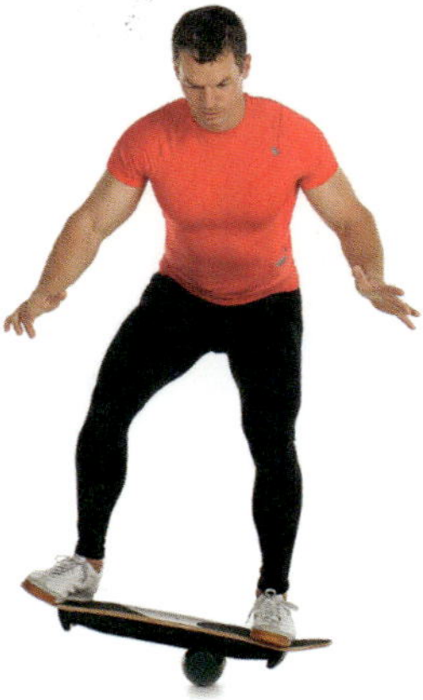

Balance-Board II

Stärkung: gesamter Körper. Förderung: Koordination

Die Übungen auf dem Board lassen sich beliebig variieren. Sie können sich auch in Längsrichtung daraufstellen und versuchen, das Gleichgewicht zu wahren. Oder Sie üben mit Kurzhanteln in den Händen, der Fantasie sind keine Grenzen gesetzt. Bei der folgenden Übung sollten Sie versuchen, möglichst in der Hocke auf dem Board zu balancieren.

1 Auf das Balance-Board stellen und versuchen, die Balance zu halten. Dann die Kniegelenke beugen und in die Hocke gehen. Mit den Armen lässt sich diese Stellung am besten ausbalancieren.

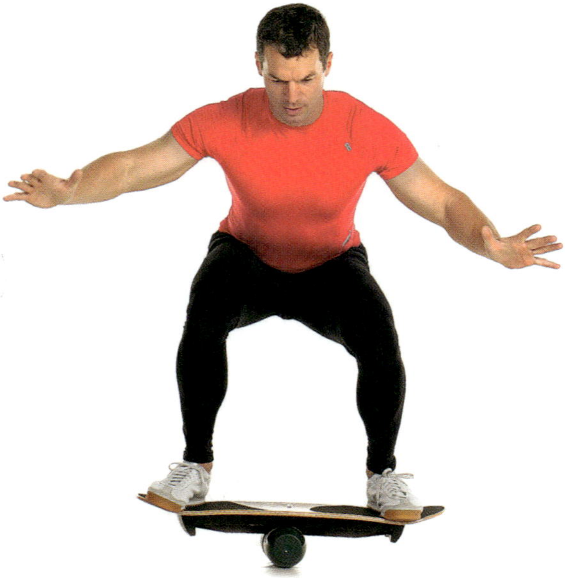

2 Nun in der Hock-Stellung versuchen, das Gewicht so zu verlagern, dass der Zylinder mal nach rechts, mal nach links rollt. Jede Position möglichst lange halten, etwa 30 Sekunden, dann eine kurze Pause machen.
Die Übung 8-mal wiederholen.

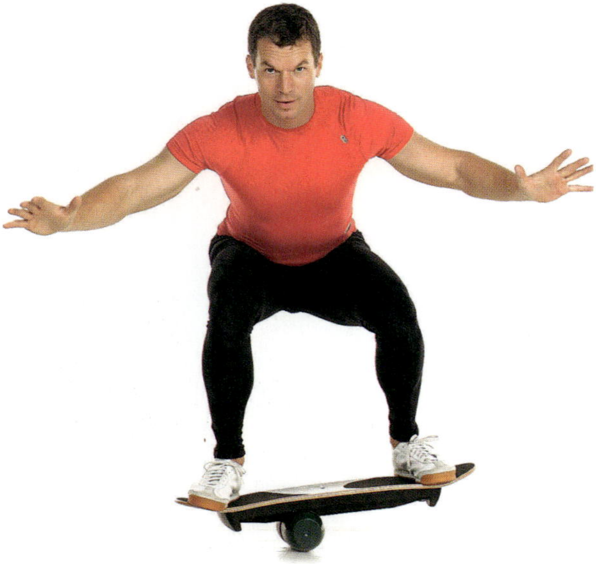

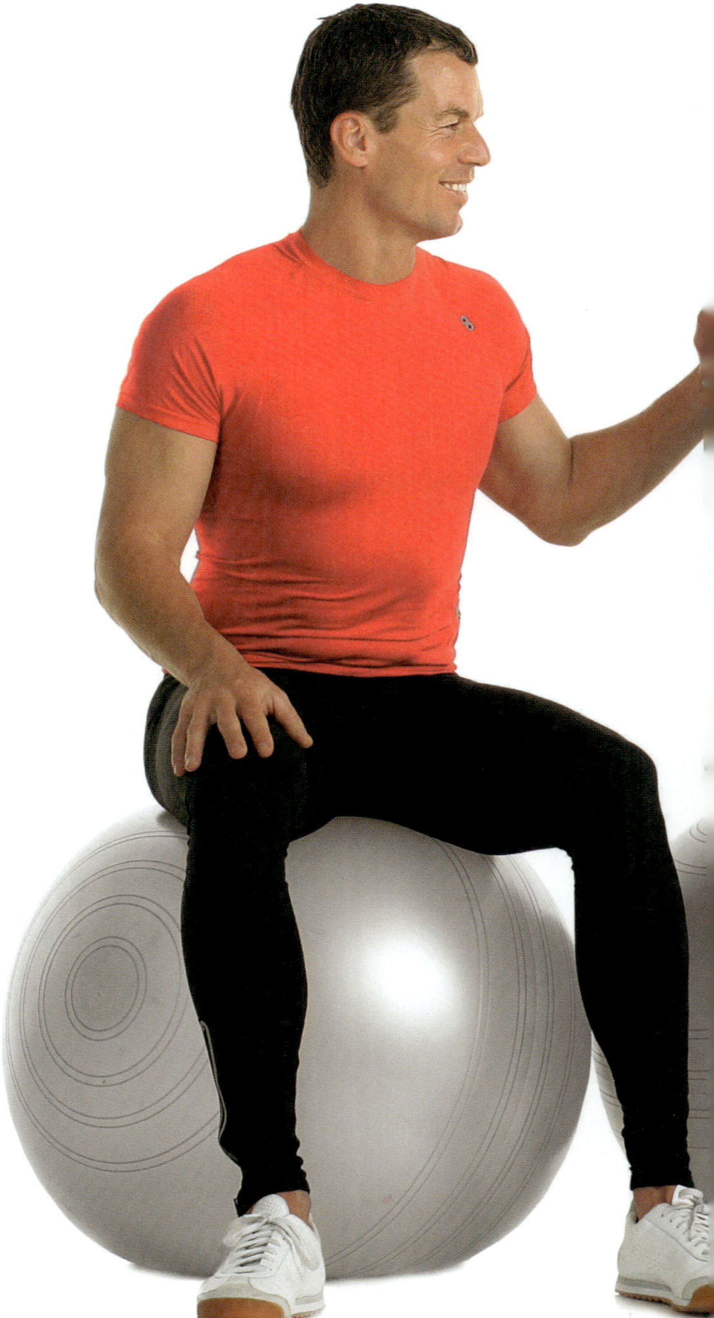

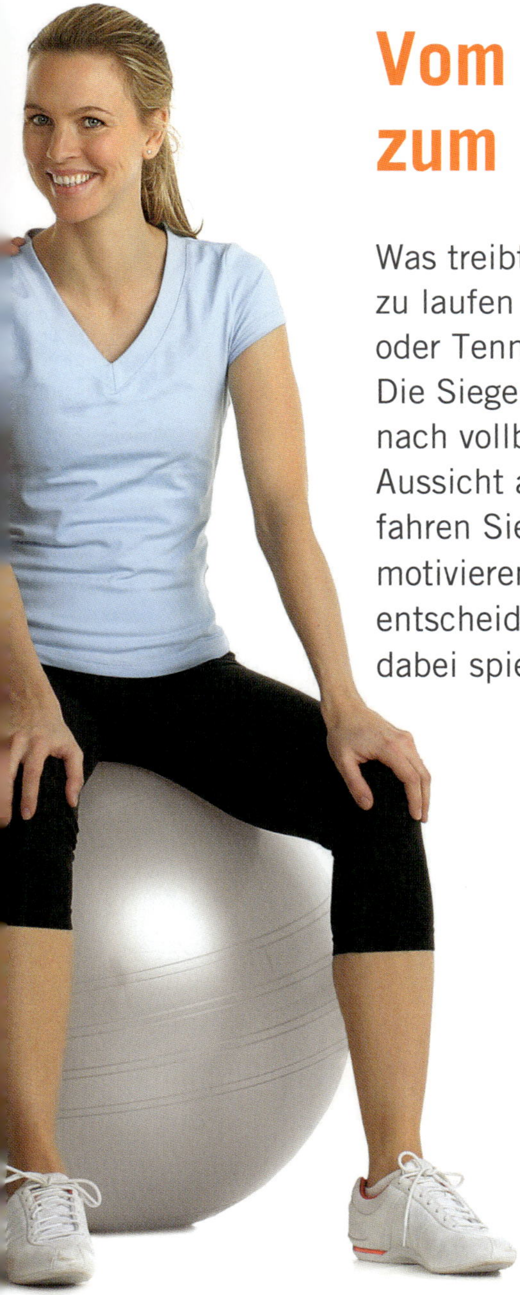

Vom Willen zum Ziel

Was treibt uns an, einen Marathon zu laufen oder an einem Fußball- oder Tennismatch teilzunehmen? Die Siegerprämie? Das gute Gefühl nach vollbrachter Leistung? Die Aussicht auf Gesundheit? Hier erfahren Sie, welche Faktoren uns motivieren können und welche entscheidende Rolle unser Gehirn dabei spielt.

Das Geheimnis der Motivation

»Willst Du ein Schiff bauen, so trommle nicht Männer zusammen, um Holz zu beschaffen, Werkzeuge vorzubereiten, die Arbeit einzuteilen und Aufgaben zu vergeben – sondern lehre die Männer die Sehnsucht nach dem endlosen weiten Meer!«

Antoine de Saint-Exupéry

Das Zitat des prominenten französischen Schriftstellers und Autors des »Kleinen Prinzen« erklärt besser als jede akademische Definition, worauf es bei der Motivation ankommt. Sie ist die Triebfeder all unseres Handelns, setzt Energien frei, steigert die Konzentration und fokussiert die Aufmerksamkeit. Das ganze Streben gilt dem Erreichen eines einzigen Ziels. Aber es ist gar nicht so einfach, sich dauerhaft zu motivieren. Wie unser Antrieb auf und ab brandet und welche extremen Folgen das mitunter für die sportliche Betätigung hat, zeigt das Beispiel eines Politikers – Joschka Fischer.

Von einem Extrem ins andere

1985 gibt Fischer das Rauchen auf, denn er ist gerade Umweltminister in Hessen geworden. Doch das gute Essen schmeckt weiterhin, der Stress nimmt zu, die Pfunde summieren sich schließlich auf stattliche 112 Kilogramm. Auf die Frage, ob ihn die Diskussion über sein Gewicht nicht nerve, entgegnet Fischer: »Überhaupt nicht! Ich kann das ganze Sportlichkeitsgetue der Enkel nicht ausstehen.« Womit er unter anderem auch den RennradFan Rudolf Scharping meint.

Dann aber, 1996, verlässt ihn seine dritte Ehefrau und stürzt ihn in eine tiefe Lebenskrise. Sein Ausweg: ein brachiales Marathon-Training, das nur mit enormer Motivation durchzuhalten ist. Anfangs ist er schon nach einer 400-Meter-Runde um den Bundestag vollkommen erledigt. Doch Fischer gelingt es, das Suchtverhalten der Völlerei auf das Laufen zu übertragen. Ein »Feel-good-Effekt« und »innere Ruhe« seien die Belohnung, sagt er. Innerhalb eines einzigen Jahres nimmt Fischer 37 Kilogramm ab, verspottet sein Alter Ego aus vergangenen Tagen als »schwer atmendes Fass«. Auch die Ernennung zum Außenminister 1998 ändert zunächst nichts am sportlichen Ehrgeiz. Viele Jahre bricht Fischer in Begeisterung über einen »wunderbar anzusehenden Obstteller« aus, verschmäht – obschon einer Metzgersfamilie entstammend – unzählige Steaks, trinkt Mineralwasser, allenfalls Apfelschorle. Ein Rückfall in die alten Verhältnisse als »König Dickbauch« sei ausgeschlossen, schreibt er in seinem Bestseller »Mein langer Lauf zu mir selbst«. 1998, im Alter von 50 Jahren, absolviert er den Hamburg-Marathon in 3:41 Stunden – eine Traumzeit für viele Hobbyläufer.

Doch nach dem 11. September 2001 hört Fischer mit dem Marathon-Training auf und hat bis heute nicht wieder damit angefangen. Spätestens mit der neuen Frau in seinem Leben, Minu Barati, ist die Motivation für jegliche Askese offenbar wie verflogen: »Allein hat's einfach nicht geschmeckt«, räumt er ein. Seither futtert Fischer den Journalisten im Flugzeug wieder das Brot weg, bestellt Rotwein bei der Stewardess – und das Sakko spannt wieder über dem Bauch. Er war der »Bundesminister des Äußersten«.

Die enorme Kraft der Eigenmotivation

Sind wir motiviert, können wir ungeheuer hartnäckig sein. Fehlt jedoch dieser Wille, verlieren wir Ziele von heute auf morgen aus den Augen, selbst wenn uns klar ist, wie wichtig sie wären. Nehmen wir einmal an, Sie seien höchst motiviert, diesen Text zu lesen. Ihre Motivation ließe sich dabei als ein dreistufiger Prozess darstellen: Zunächst erwacht Ihre Bereitschaft, bestimmte Handlungen – in diesem Fall die Lektüre der folgenden Seiten – konsequent anzugehen. Dann lenken Sie Ihr Interesse auf ein Ziel, das Sie unbedingt erreichen wollen – beispielsweise etwas zu lernen. Dies wiederum gelingt nicht ohne Organisation: Es müssen sich Verhaltensmuster herausbilden. In diesem Fall ist das nicht allzu schwer. Sie setzen sich hin und beginnen zu lesen. Wenn Sie dabei noch Spaß haben, Ihre Neugierde befriedigen oder sich am Ende informierter fühlen – umso besser. Aufgrund neurologischer Prozesse steigert das Ihre Bereitschaft, weiterzulesen. Unsere Motive, Leistung zu erbringen, sind höchst unterschiedlich. Ein Kind lernt aus einem anderen Antrieb als ein Erwachsener, ein junger Hochleistungssportler sucht andere Leistungsgrenzen als ein Tennisspieler in der Seniorenmannschaft. Unsere Antriebskraft ist abhängig von Alter, Lebensumständen, persönlichen Voraussetzungen und individuellen Prioritäten. So stand bei dem Boxer Henry Maske ein Revanchekampf gegen Virgil Hill jahrelang ganz oben auf der Prioritätenliste; seine Niederlage gegen ihn ein Jahrzehnt zuvor war zu einem regelrechten Trauma geworden. Die Möglichkeit, dieses zu überwinden, war die beste denkbare Motivation, sich in seinem Alter nochmals voll in das Training zu stürzen. Bis er Hill dann im Frühjahr 2007 tatsächlich besiegte.

Eine wie bei Maske von innen heraus geweckte, sogenannte »intrinsische« Motivation ist extrem stark – viel stärker als eine, die ausschließlich durch Belohnung oder Bestrafung (»extrinsische« Motivation) gespeist wird. Die Eigenmotivation ist eine der bedeutendsten Kräfte im Menschen. Sie treibt uns auf den Mount Everest, ins ewige Eis oder während einer Verlängerung von Eckfahne zu Eckfahne. Äußere Reize sind niemals so wirksam wie innere Motivatoren. Nicht allein für Geld, Ehre, Ruhm und Sex leisten Menschen nahezu Unglaubliches, sondern vor allem, weil sie es aus sich heraus wollen. Diese innere Handlungsbereitschaft zu stärken ist eine Fähigkeit der emotionalen Intelligenz und zählt zu den besonderen Leistungen eines Trainers. Ein guter Coach ist in der Lage, diese aus sich selbst

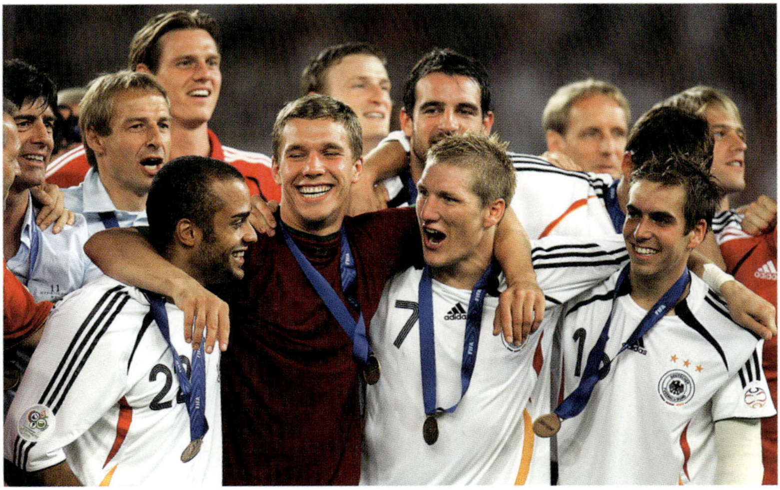

Die Belohnung: Die Spieler der Fußball-Nationalmannschaft feiern ihren sensationellen Erfolg bei der Weltmeisterschaft, den sie auch dem Functional Training verdanken.

entstehende Leidenschaft in seinen Spielern oder Spielerinnen zu wecken. Jürgen Klinsmann beispielsweise schaffte es, dem gesamten WM-Team, und das waren viel mehr Menschen als nur die Spieler, ein Ziel vorzugeben, das dieses Team dann zu seinem eigenen machte.

Wenn Belohnung, dann möglichst sparsam

Mit Prämien allein lässt sich der Kampfgeist nicht entfachen. Das belegt eine Studie bei Vorschulkindern. Psychologen wollten überprüfen, ob deren Lernleistung durch Lob, Gratifikationen oder öffentliche Anerkennung steigt. Sie beobachteten Vorschulkinder, die gerne malten. Die Kinder wurden nach dem Zufallsprinzip in drei verschiedene Gruppen eingeteilt. Die erste erhielt regelmäßige Belohnungen für ihre Malversuche, die zweite bekam diese nur von Zeit zu Zeit. Die dritte erhielt überhaupt keine Belohnungen. Das Ergebnis dieses Tests widersprach allen Erwartungen: Es zeigte sich, dass die regelmäßig belohnten Kinder nach einigen Wochen weniger Zeit mit Malen verbrachten als die der beiden anderen Gruppen. Die Belohnung hatte sich als eindeutig kontraproduktiv erwiesen. Die Kinder, die überraschend dann und wann eine Belohnung erhalten hatten, waren übrigens diejenigen, die später am liebsten malten. Eine erwartbar wiederkehrende Belohnung scheint hingegen eher das Gegenteil zu bewirken: Sie schwächt den eigenen Antrieb, die innere Motivation.

Entscheidend ist, so viel wissen wir heute, die gelungene Balance zwischen innerer und äußerer Motivation. Um dieses komplexe Wechselspiel zwischen eigenem Antrieb, äußerer Motivation, Belohnung und Bestrafung besser zu verstehen, müssen wir einen kurzen Ausflug in das Gehirn machen.

Das Gehirn – ein Qualitätsprodukt der Evolution

Welche neurobiologischen Abläufe vollziehen sich beispielsweise bei einem Sportler, der bis an die Grenzen seiner Belastbarkeit einem Sieg beim Marathon entgegenrennt oder der Jahre mühevoller Kleinarbeit auf sich nimmt, um komplizierte Bewegungsmuster beim Volleyball zu trainieren? Was unterscheidet das Gehirn dieses Menschen von einem Nichtmotivierten, dem jede Mühe zu viel ist, der keine Lust verspürt, auch nur irgendein Ziel in Angriff zu nehmen?

Das menschliche Gehirn ist, genau wie unser Bewegungsapparat, ein Qualitätsprodukt der Evolution. Wir können es uns wie ein Gebäude vorstellen, das ständig renoviert wird, beschreibt es der Braunschweiger Neurobiologe Martin Korte. Demnach ist ein Teil der urzeitlichen Hirnkonstruktion des Menschen bis heute erhalten geblieben. Manche der einstmaligen Funktionen jedoch wurden verlegt – so, als würde man die alte Küche als Waschraum nutzen und an einem anderen Ort eine neue bauen. Das Multifunktionsgebäude Gehirn hat demnach nicht das Aussehen eines neu gebauten Hauses, sondern hier wurde etwas angestückelt, dort etwas umfunktioniert. Und einiges davon ist zwar nicht mehr zeitgemäß, aber nach wie vor wirksam.

Das Gehirn selbst ist ein gelatineartiges Organ, nicht viel größer als ein Kopfsalat. In der Regel wiegt es 1200 bis 1500 Gramm. Es umfasst rund 100 Milliarden Nervenzellen – das entspricht in etwa der Anzahl der Sterne in der Milchstraße. Jede dieser Nervenzellen misst 0,05 Millimeter bzw. 50 Mikrometer. Würde man eine einzige auf die Größe eines Tennisballs aufblasen, dann müsste unser Gehirn 600 Meter lang und 520 Meter hoch sein, um alle Neuronen zu beherbergen.

Das wahre Geheimnis des Gehirns liegt jedoch in den vielfältigen Verbindungen zwischen den Zellen, ihren 15 000 Milliarden Verknüpfungspunkten (Synapsen). Alle Nervenfortsätze aneinandergehängt, ergäbe sich eine Strecke von einer Million Kilometern – das ist knapp die dreifache Entfernung von der Erde zum Mond. Noch ein Vergleich? Die Anzahl der Synapsen in unseren Köpfen ist etwa so groß wie die Gesamtsumme aller Blätter an den Bäumen des Amazonas-Regenwalds.

Wie wir mit unserer »Denkfabrik« vernetzt sind

Der Hirnstamm ist als Fundament damit beschäftigt, uns am Leben zu erhalten: Er reguliert Atmung und Herzschlag. Außerdem macht er das Großhirn auf Signale von außen aufmerksam und erhöht unsere Wachsamkeit: Er wählt aus den vielen Reizen, denen wir ständig ausgesetzt sind, Wahrnehmungen aus, die für uns wichtig sind. Das limbische System mit dem sogenannten Mandelkern (Amygdala) und dem Hypothalamus, einem Teil des Zwischenhirns, ist an unseren individuellen Gefühlsäußerungen beteiligt: am Herzrasen, an der Gesichtsmimik, an den weichen Knien – kurz, an allen körperlichen

100 Megabyte pro Sekunde

Alle menschlichen Sinnesorgane zusammen verfügen über etwa 2,5 Millionen Nervenfasern. Die Augen beanspruchen allein eine Million, der Rest verteilt sich auf Ohren, Nase, Zunge, Haut sowie Reize aus dem Körperinneren. Jede einzelne dieser Fasern kann pro Sekunde mehrere Hundert elektrische Impulse abgeben. Zusammen genommen ergibt das einen Datentransfer von 100 Megabyte pro Sekunde in das Gehirn – das ist mehr, als jeder Computer bewältigen kann.

Reaktionen auf Leidenschaft, Furcht oder Euphorie bis hin zur Befindlichkeit vor einem wichtigen Wettkampf.

Der Mandelkern aktiviert bei Bedarf weitere wichtige Hirnareale, um alle Sinne und unsere Aufmerksamkeit zu schärfen. Der Hypothalamus, kaum größer als eine Erbse, reguliert Appetit und Durst, Schlafen und Wachen, Energie- und Hormonhaushalt. Er wacht über Körpertemperatur, Herzschlag und Blutdruck, das sexuelle Verhalten sowie einen Teil unserer Gefühle. Zudem steuert er die Hirnanhangdrüse. Deren Signale teilen dem Körper mit, ob er zu wachsen hat, welche Hauttönung er annehmen soll, ob und wann bei der Frau ein Eisprung stattfinden und wie viel Testosteron in den männlichen Hoden produziert werden soll.

Der Hypothalamus ist also der entscheidende Vermittler zwischen Gehirn und Körper – er übersetzt die Sprache der Nervenzellen in die Sprache der Hormone. Wenn es um Leistungsbereitschaft, Willen oder Motivation geht, gibt er die »Befehle« an den Körper weiter.

Das Großhirn ist Kontroll- und Exekutivorgan. Dieses bezieht Informationen von den Sinnesorganen, analysiert und vergleicht sie mit vorherigen Erfahrungen. Dann fällt es Entscheidungen und schickt entsprechende Befehle an andere Hirnareale, Drüsen und Muskeln.

Die Großhirnrinde ist dabei die Geschäftsetage unserer Denkfabrik. Sie schmiegt sich, gerade einmal zwei bis drei Millimeter dick, wie Zuckerguss auf einer Torte um das Großhirn. Unser gesamtes mentales Leben findet hier statt. Die Großhirnrinde trifft nicht nur Entscheidungen, speichert Gedächtnisinhalte und stößt Bewegungen an. Sie verarbeitet auch Musik, produziert und versteht Sprache, erkennt Bilder oder entwirft neue. Außerdem werden hier Gefühle wahrgenommen und kontrolliert.

Strategien entwickeln und Entscheidungen treffen

Jede Hirnhälfte verarbeitet diejenigen Eindrücke, die von der gegenüberliegenden Körperseite kommen – so geht etwa die Beweglichkeit der rechten Hand von der linken Gehirnhemisphäre aus. Außerdem übernehmen die beiden Hirnhälften ganz verschiedene Aufgaben: Während die linke Seite vor allem die Sprache verwaltet, ist die rechte eher für das dreidimensionale Vorstellungsvermögen und die Musikalität zuständig. Und während negative Gefühle hauptsächlich in der rechten Hirnhälfte erzeugt werden, ist die linke vor allem in glücklichen Momenten aktiv.

Die beiden Hirnhälften unterteilen sich in jeweils vier Regionen: den Stirn-, Scheitel-, Schläfen- und den Hinterhauptlappen. Für Willen und Motivation spielt der Stirnlappen die entscheidende Rolle: Er überwacht und kontrolliert viele der anderen Hirnfunktionen und verfügt über die stärksten Verbindungen zum limbischen System. Der Stirnlappen ist der Motor unserer geistigen Antriebskraft. Er dient dazu, unsere Gefühle zu beherrschen und uns zu motivieren. Dabei werden langfristige Ziele in das körpereigene Erwartungssystem umgesetzt, beispielsweise über eine Art Aus-Schalter für negative Gefühle. Durch mentales Training können wir seine Sensitivität verstellen. Konditionierung, wie sie im Sporttraining häufig üblich ist, kann eine ganze Reihe von Reaktionsmechanismen verändern –

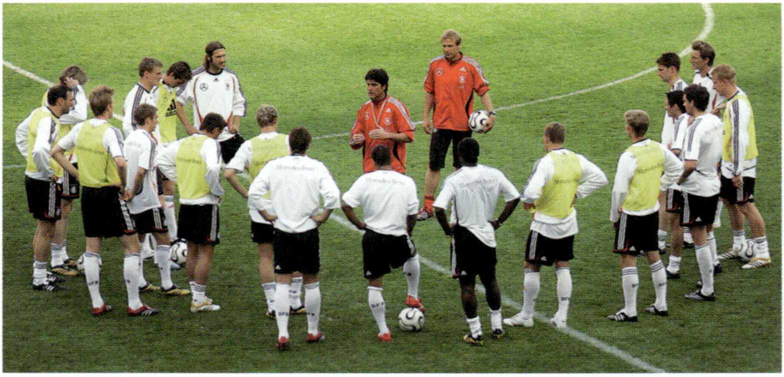

Mit Gruppendynamik zum Sieg: Jürgen Klinsmann und Jogi Löw waren die Ersten, die während der Fußball-Weltmeisterschaft in Deutschland psychologische Motivationstechniken einsetzten. In anderen Sportarten ist dies längst üblich.

beispielsweise die Angst vor dem Gegner. Mithilfe des Stirnlappens planen und entscheiden wir, entwickeln Strategien für verschiedene Eventualitäten, beobachten den Gang der Dinge und ändern, wenn nötig, unsere Vorgehensweise – ob als Manager, Mutter oder Marathonläufer. So gelingt es uns, Gefühle derart zu kontrollieren, dass sie uns in entscheidenden Momenten, etwa bei einem Elfmeter, nicht um den Erfolg bringen.

Eine Frage des Gefühls

Das Gehirn fungiert also nicht nur als Wächter unserer Gedanken, Emotionen und Motivationen. Es beeinflusst auch unsere Antriebsenergie und sogar unser Immunsystem. Ärger, Angst und Wut bremsen unseren Antrieb ebenso wie ihn Freude, Begeisterung und Zuversicht befeuern können. Doch warum sind gerade Gefühle für die Motivation eines Menschen von solch fundamentaler Bedeutung? Und welche Rolle spielen sie für die Handlungsfähigkeit eines Menschen? Die Antwort darauf liegt in der Funktionsweise des limbischen Systems. Es bringt nicht nur Emotionen hervor und verarbeitet sie, sondern entscheidet auch, welche Informationen vom Kurz- ins Langzeitgedächtnis übertragen werden. Deshalb bleibt im Gedächtnis eher etwas haften, wenn es mit einem Gefühl verbunden ist; am besten mit einem positiven. Emotionen sind mächtige Motivatoren: Sie beeinflussen aktuelle Handlungen genauso wie langfristige Ziele.

Warum Joggen glücklich macht

Bewegung und Sport können im Körper eine lang anhaltende positive Umstellung auslösen. Denn bei Aktivität produziert der Organismus all jene Stoffe, die unsere Motivation und unseren Handlungswillen befeuern. Damit gleicht er einem umweltfreundlichen Kraftwerk, das sich selbst mit Energie versorgt. Ob beim Joggen, bei der Gymnastik, beim Yoga oder eben beim Functional Training – der Effekt ist ganz ähnlich: Der Körper schüttet wichtige Botenstoffe aus, die sich positiv auf unsere Motivation auswirken. Und mehr noch: Es werden sogenannte Wachstumsfaktoren freigesetzt. Diese wirken wie Dünger auf das Gehirn und führen dazu, dass die Nervenzellen besser miteinander verschaltet werden oder sich auch neu bilden. Selbst in einem ausgereiften Gehirn können immer noch neue Nervenzellen heranwachsen.

Bewegung macht also wirklich klug, das kann die Neurowissenschaft inzwischen beweisen. Wer Sport treibt, baut Stress ab, aktiviert das Belohnungssystem des Gehirns und lässt neue Nervenzellen heranwachsen. Sicherlich erreicht nicht jeder das von vielen Marathonläufern beschriebene Glücks- und Euphoriegefühle, das »Runner's High« – dazu kommt es meist erst nach lang anhaltendem Training. Doch ein Gefühl des Wohlseins und der Entspannung stellt sich selbst schon nach moderater sportlicher Anstrengung ein.

Wenn der Geist über den Körper triumphiert

Wie mächtig das innere Belohnungssystem im Verbund mit hoher Eigenmotivation sein kann, zeigt das wohl spektakulärste Comeback der jüngeren Sportgeschichte: Im August 2001 war der Skirennläufer Hermann Maier mit dem Motorrad schwer verunglückt. Beide Knochen des rechten Unterschenkels waren durchschlagen, eine Niere gequetscht, es drohte ein Leberschock. 31 Monate später krönte der »Herminator« sein Comeback mit dem vierten Weltcup-Gesamtsieg. Dazwischen lagen Schmerzen, verbissenes Training, einige Rückschläge und viel Hoffnung. Wie gelingt so ein Triumph des Geistes über den Körper? Maier glaubte, etwas Verlorenes wiedergefunden zu haben: »Dieses unglaubliche Glücksgefühl, das ich so lange vermisst habe. Glück ist die wohl beste denkbare Belohnung.«

Im Rausch der Bewegung

Wie aber lässt sich die euphorisierende Wirkung von Bewegung erklären? Mit dieser Frage haben sich Hirnforscher intensiv beschäftigt. Heute wissen wir, dass daran Substanzen beteiligt sind, die ursprünglich körpereigene Schmerzleitungen blockieren sollten. Wer vor einem wilden Tier davonlaufen musste, sollte nicht vom Schmerz eines Dorns im Fuß abgelenkt werden.

Diese körpereigenen Substanzen werden als Endorphine oder Opiate bezeichnet. Wie die Namen schon nahelegen, sind sie mit den Rauschmitteln Morphium und Opiat verwandt. Die im Körper produzierten Substanzen sind aber mehr als Schmerzkiller. Sie werden nämlich nicht nur im Rückenmark ausgeschüttet, sie spielen auch im Gehirn eine zentrale Rolle: Ohne sie gäbe es in der Welt keine großen Gefühle.

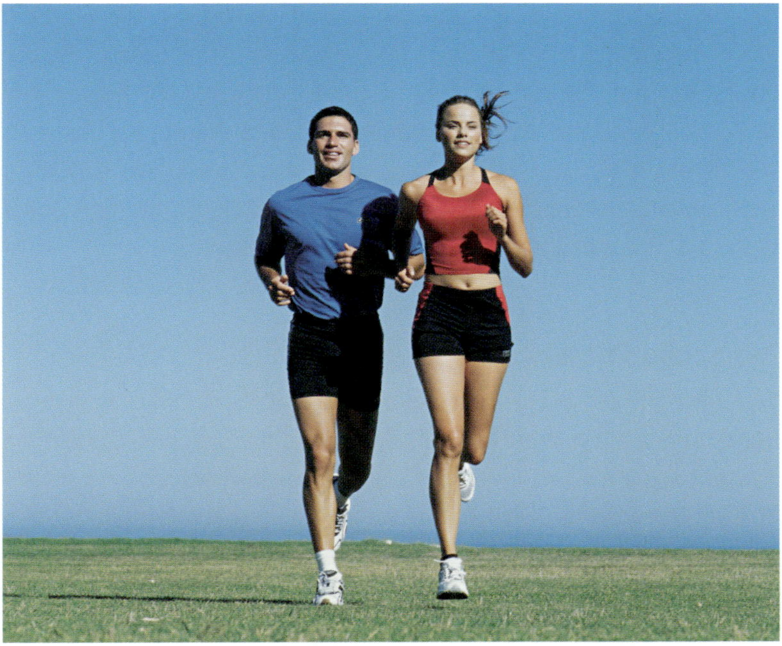

Konsequentes Langlauftraining setzt euphorisierende Substanzen im Gehirn frei.

Wohlgefühl contra Schweinehund

Veranlasst wird die Ausschüttung von Endorphinen und Opiaten von dem Botenstoff Dopamin – unter anderem im Nucleus accumbens. Dieser wichtige Hirnbereich ist das Zentrum von negativen wie positiven Belohnungen: der Ort, an dem eine Suchtkrankheit ihren Ursprung hat, aber auch die Heimat von Leistung und Motivation. Denn im Nucleus accumbens wird die Tatsache, dass und auch wofür wir belohnt wurden, abgespeichert (siehe auch Abbildung Seite 286). Die Erinnerung daran weckt das Bedürfnis, erfolgreiches Handeln zu wiederholen. Deswegen sind wir immer wieder bereit, trotz vieler Entbehrungen große Anstrengungen auf uns zu nehmen.

Besonders intensiv ist dieser Effekt bei sportlicher Bewegung. Jeder von uns kennt die körperlich spürbare Genugtuung, die wir nach einer erfolgreichen Trainingseinheit empfinden. Die Besinnung auf das Wohlgefühl hilft, den inneren Schweinehund immer wieder aufs Neue zu überwinden. Mit gezielter Gedankenkraft lässt sich das noch verstärken: Wenn Sie sich bewusst vor Augen führen, wie gut Ihnen Bewegung das letzte Mal getan hat, raffen Sie sich leichter zur nächsten Trainingseinheit auf.

Kann man Passion lernen?

Wenn jemand allein aus Begeisterung an einer Sache hart an sich arbeitet und bis an seine Leistungsgrenze geht, ringt uns das großen Respekt ab. Mehr jedenfalls, als wenn dieser Mensch das nur wegen einer Siegprämie tut. Doch selbst aus neurologischer Sicht haftet den überwiegend von außen motivierten Handlungen eine negative Bewertung an: Die innere Begeisterung, das hat das Beispiel der malenden Vorschulkinder gezeigt, kann durch äußere Anreize kurzfristig überdeckt und damit zerstört werden. Motivationspsychologen nennen das den »Korrumpierungseffekt«.

Warum aber hatten die Kinder ursprünglich so große Lust zu malen? Was hat diese besondere Leidenschaft hervorgerufen? Aus neurobiologischer Sicht lässt sich sagen: Wer bereits hoch motiviert ist, dessen Gehirn ist viel stärker aktiv, als man dies von außen hätte anregen können. Die Frage ist lediglich: Wie kommt man zu so einer enormen inneren Motivation? Was bewirkt den Eifer, den inneren Schweinehund immer wieder von Neuem zu überwinden? Dass ein Forscher Tage, Nächte und Jahre in seinem Labor zubringt, dass ein Tennisspieler bis weit über die Schmerzgrenze hinaus trainiert oder ein Hobbyangler um die Welt reist, um Fliegenfischen zu gehen hat letztlich eine recht banale Ursache: Es macht ihnen einfach Spaß.

Milde Besessenheit

Sonst wäre es auch kaum verständlich, was Cordula Straub gelang – selbst wenn uns ihre Leistung womöglich etwas bizarr erscheint. Denn sie ist Weltmeisterin im Pfahlsitzen. 184 Tage lang saß sie auf einem 2,5 Meter hohen Pfahl im Heidepark Soltau, auf einer Sitzfläche von 40 mal 60 Zentimetern. Cordula Straub wollte den Weltrekord der Frauen brechen, der bei 108 Tagen lag.

»Nur wegen des Preisgelds kann man so etwas nicht machen, das reicht nicht als Motivation. Ich wollte meine persönlichen Grenzen kennenlernen«, erklärt die Pfahlsitzerin. Erst als im Herbst die Temperaturen auf minus zehn Grad fielen, einigten sich Straub und ein letzter Mitstreiter, gemeinsam vom Pfahl zu steigen. Ein Fall von extremer intrinsischer Selbstmotivation und vielleicht auch, wie der Motivationsforscher Falko Rheinberg sagt, »eine milde Form der Besessenheit«. Was nun genau diese innere Begeisterung für ein oder die Besessenheit von einem Vorhaben auslöst, damit haben sich viele Motivationspsychologen beschäftigt. Bereits der französische Philosoph Blaise Pascal (1623–1662) versuchte Verhalten zu erklären, indem er die beiden Begriffe »Wert« (im Sinne von Anreiz) und »Erwartung« miteinander in Verbindung brachte. Damit begründete er die Tradition der sogenannten Erwartungs-Wert-Theorien, die noch heute den allermeisten Motivationsmodellen zugrunde liegen. Diese gehen davon aus, dass ein individueller Anreiz und eine bestimmte, an die Handlung geknüpfte Erwartung zusammenkommen müssen, um eine Aktion auszulösen.

Der Weg ist das Ziel

Der Potsdamer Psychologe Falko Rheinberg definiert Motivation – sozusagen in moderner wissenschaftlicher Übersetzung – als die »aktivierende Ausrichtung des momentanen Lebensvollzugs auf einen positiv bewerteten Zielzustand«. Das hört sich zwar kompliziert an, ist

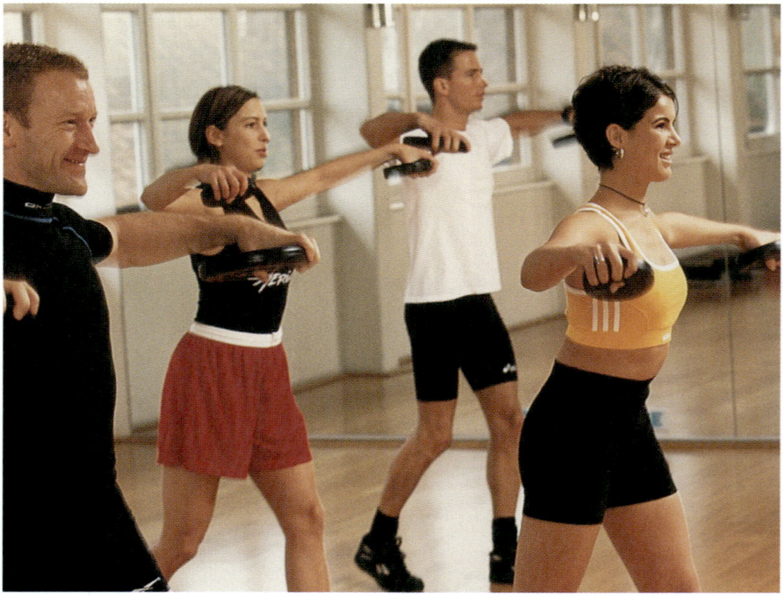

Der Vergleich mit anderen spornt zu größeren Leistungen an.

es aber eigentlich nicht: Es bedeutet beispielsweise, dass wir, wenn wir einen großen Berg schmutzigen Geschirrs spülen, dadurch auf eine saubere und damit wieder nutzbare Küche hinarbeiten. Doch nicht immer ist das Ergebnis (eine saubere Küche) der Ansporn. Auch die Tätigkeit selbst kann schon Anreiz genug bieten. Dafür ist das Geschirrspülen selbst natürlich kein besonders gutes Beispiel – besser eignen sich hierfür Essen, Sex oder im Sport auch die schlichte Freude an der Bewegung.

Von der Pflicht zum »flow«

Mihaly Csikszentmihalyi, ungarisch-amerikanischer Motivationsforscher, untersuchte Mitte der Siebzigerjahre das Verhalten von Künstlern. Einige Maler, stellte er fest, arbeiteten mit geradezu exzessivem

Engagement an ihren Bildern. Sobald das Kunstwerk jedoch vollendet war, verlor es für seinen Schöpfer jede Attraktivität. Es wurde zu den zuvor gemalten in die Ecke gestellt und ein neues Motiv mit Verve in Angriff genommen.

Der Prozess des Schaffens war das, was diese Künstler am meisten interessierte, obwohl dieser Weg oft qualvoll ist. Denn auch Genies fliegen gute Ideen nicht einfach nur zu. Selbst das Wunderkind Mozart hat neue Stücke niemals einfach nur niedergeschrieben, sondern wie ein Berserker an ihnen gearbeitet, sie skizziert und ausprobiert. Dabei ist er wahrscheinlich des Öfteren in einen Zustand nahezu euphorischer Stimmung geraten, für den Csikszentmihalyi den Begriff »Flow« geprägt hat: ausgelöst durch eine selbstvergessene, »fließende« Tätigkeit, die einen zwar bis an die Grenzen der Leistungsfähigkeit fordert, die man aber immer noch unter Kontrolle hat.

Im Zustand des »Flow« fühlt ein Tennisspieler seinen Schläger wie eine organische Verlängerung des Arms, er »spielt« im wahrsten Sinne des Wortes, freut sich auf jeden Schlag und empfindet auch einen technisch anspruchsvollen Netzvolley als einfach. Er ist voll auf den Ball konzentriert, alle störenden Gedanken sind verschwunden. Der nächste Schlag ist die zugleich wichtigste und unwichtigste Sache der Welt für ihn.

Seit Ende der Achtzigerjahre hat sich der »Flow«-Ansatz in der Psychologie etabliert. Einige mental talentierte Sportler versetzen sich von selbst in diesen Zustand, die meisten müssen sich ihn jedoch mühsam antrainieren. Laut Csikszentmihalyi ist es die Balance von Fähigkeit und Anforderung, die den »Flow« und damit die Freude an einer Tätigkeit fördert. Eine Unterforderung – etwa durch deutlich schwächere Gegner im Tennis – würde die Motivation schwächen, ebenso eine massive Überforderung. Neuere Ergebnisse der Hirnforschung scheinen das auch neurologisch zu bestätigen.

Wie das Gehirn die Welt ordnet

Eine der wichtigsten Aufgaben unseres Gehirns besteht darin, beständige und neue Reize zu erkennen und einzuordnen und sich dabei immer wieder zwischen wichtigen und unwichtigen Informationen zu entscheiden. Die eintreffenden Informationen werden von den Sinnesorganen bis hin zu den höheren Gehirnarealen durch eine Serie von Filtern geleitet und dabei ausgewählt. Parallel dazu werden die Informationen in einem gegenläufigen Prozess auch von »oben nach unten« strukturiert und bewertet. Hierarchisch höher stehende Gehirnareale entscheiden darüber, welche der Reize überhaupt beachtet werden sollen.

Das ist ohne Zweifel eine enorme Leistung des Gehirns. Um sie vollbringen zu können, interpretiert und ordnet das Gehirn die Welt. Oft versucht es sogar vorherzusagen, was geschehen wird. Sicher haben Sie es schon unzählige Male erlebt, dass Sie einen noch nicht zu Ende ausgesprochenen Satz im Kopf bereits vollendet hatten. Unser Sprachzentrum weiß oft im Voraus, wie ein Satz enden wird, noch bevor das Gesagte aus unserem Mund kommt. Ganz ähnlich ist das auch bei Bewegungen. Das Gehirn plant den gesamten Ablauf bereits im Vorhinein. Mitunter ist das richtig zu sehen, etwa wenn Skirennläufer kurz vor dem Start die Abfahrt im Kopf durchspielen und sich im Stand quasi durch die Kurven bewegen. Im Rennen selbst muss dann nur noch das zuvor geübte Programm abgerufen werden. Oder beispielsweise Boris Becker: Er koppelte in einem mentalen Training das Wort »Banane« an die ideale Aufschlagbewegung und versuchte sie dann im Tenniscourt durch das Memorieren dieses Worts abzurufen.

Auch auf anderen Gebieten kennen wir die vorausschauende Fähigkeit unseres Gehirns: Es kann der Geschmack eines Apfelkuchens sein, den wir schon vor dem Genuss gleichsam auf der Zunge spüren; der Klang unseres Lieblingssongs, den wir in uns hören, noch bevor wir die Musikanlage einschalten; die Vorfreude auf den Kuss des

Mit Musik geht manches besser

Den Einfluss von Musik auf das menschliche Gehirn begannen Neurowissenschaftler erst in den letzten Jahren genauer zu untersuchen. Musik steigert demnach nicht nur das allgemeine Wohlbefinden, sondern auch die Motivation und damit die Leistungsfähigkeit für eine sportliche Herausforderung. Aus der Sicht der Hirnforschung hat Jürgen Klinsmann genau das Richtige getan, als er bei der WM-Vorbereitung gezielt Musik einsetzte und den Spielern auch erlaubte, ihre eigenen MP3-Player zum Training mitzubringen.

Partners, wenn wir sehnsüchtig auf seine Rückkehr warten. In den allermeisten Fällen führt diese Vorwegnahme einer Situation zu einer erhöhten Konzentration, Aufmerksamkeit und vor allem Motivation.

Und eben diese herausragende Eigenschaft unseres Gehirns benutzt übrigens das Functional Training, indem es bewusst komplette Bewegungsabläufe trainiert und immer wieder abruft.

Immer wieder neue Herausforderungen suchen

Dies stärkt die Motivation zu weiteren Übungen, weil unser Erwartungssystem im Gehirn vorausberechnet, dass es positive Folgen hat. Dabei wird bewusst vom Erwartungs- und nicht vom Belohnungssystem gesprochen. Auch wenn beide Begriffe häufig synonym verwendet werden – der entscheidende Motivator im Gehirn ist die Erwartung.

In die Berechnung fließen bereits erzielte Erfolge ein und damit verbundene Belohnungen wie Geld, Genuss oder Prestige, aber auch schlichtes Wohlgefühl. Stellt sich das erwartete positive Ergebnis dann allerdings irgendwann wie automatisch her, verliert es an Wert. Denn auch Champagner und Kaviar schmecken irgendwann alltäglich. Wichtig ist also, die letztlich immer gleichen Übungen in immer neuen Varianten zu vollziehen und immer neue Herausforderungen zu suchen.

Stellen Sie sich vor, Sie haben ihren langjährigen Tennispartner, dem Sie fast immer knapp unterlegen waren, wider Erwarten plötzlich haushoch geschlagen. Sie waren in absoluter Bestform, platzierten Asse und parierten Volleys wie noch nie zuvor. Ihre Motivation, möglichst bald wieder Tennis zu spielen, ja sich vielleicht sogar an einem stärkeren Partner zu messen, wird enorm zunehmen – einfach weil Sie Ihre eigenen Erwartungen übertroffen haben. Ganz ähnliche Höhenflüge erlebt ein Klavierschüler, der erstmals eine schwierige Chopin-Sonate fehlerfrei spielt, der Vierjährige, der zum ersten Mal ohne Stützräder Fahrrad fährt, oder der Surfer, der einem extrem böigen Starkwind trotzt.

Positive Signale setzen

Alles, was besser ist als das, was unser Gehirn im Vorhinein errechnet hat, entfaltet ungeheure Motivationskraft. In der Buchhaltung des Gehirns bekommt es eine Art Etikett und wird als spezieller Eintrag abgeheftet. Das bewirkt, dass dieses Ereignis besonders gut behalten und erinnert wird, selbst sein Drumherum.

Und es erklärt, warum manche Sportler vor jedem Wettkampf bestimmte Zeremonien durchspielen, weil sie beim letzten Mal mit dem Erfolg zusammentrafen. Ob es sich dabei tatsächlich um eine Kausalbeziehung handelt oder nicht, ist unwichtig. Boris Becker beispielsweise betrat den Court stets mit offenen Schnürsenkeln, um sie erst zu Beginn des Matchs zu binden.

Auch Fußballspieler sind für solche Marotten bekannt. Der eine schwört darauf, immer zuerst den linken Schienbeinschoner anzulegen, ein anderer wäscht das Trikot erst nach Saisonende. Der Torjäger Gerd Müller zog aus Prinzip Stollenschuhe an, die drei Nummern zu groß waren. Die Grenzen zum Aberglauben sind hier fließend. Dennoch ist es eine Tatsache, dass bestimmte Situationen einen erheblichen Einfluss darauf haben, wie stark die Motivation in ähnlichen Situationen sein wird. Aber nach welcher Formel berechnet das Gehirn, ob Signale positiv sind?

Die Biochemie der Belohnung

Entscheidend ist der Botenstoff Dopamin. Er wird in speziellen Nervenzellen aus der Aminosäure Tyrosin gebildet. So wie Traubenzucker der Brennstoff für die Muskelzellen ist, treibt Dopamin den Geist an. Die Substanz ist für Motivation und Belohnung zuständig, indem sie die Aktivität vieler Nervenzellen anregt. Zusammen mit Noradrenalin – ebenfalls ein Botenstoff – beeinflusst Dopamin unsere Wachheit und Aufmerksamkeit. Es steigert Lernvermögen sowie Neugierde und facht unsere Fantasie an. Dopamin vermittelt Lustgefühle, unterstützt das Selbstvertrauen, befördert Optimismus und kann sogar Euphorie auslösen. Nicht zuletzt kurbelt der Treibstoff Dopamin auch die Motorik an. Gleichzeitig fördert der Botenstoff die Fähigkeit von Nervenzellen, sich positive Erfahrungen einzuprägen. Wenn Dopamin im Körper ausgeschüttet wird, reagieren wir schneller, denken effektiver, bewegen uns geschmeidiger und sind kreativer.

Da Dopamin der Botenstoff des Belohnungs- und Erwartungssystems ist, löst er Spannung und Vorfreude aus – am effektivsten übrigens in einer Gruppe Gleichgesinnter. Das macht den viel zitierten Mannschaftsgeist verständlich und erklärt, weshalb ein motiviertes Fußballteam trotz schwächerer Einzelspieler durchaus eine mit Stars gespickte Mannschaft vom Feld fegen kann.

Das beste Beispiel dafür ist die Fußball-Weltmeisterschaft 2006. Nicht zuletzt mithilfe von Mentaltechniken gelang es dem Trainerstab der deutschen Nationalmannschaft, den Teamgeist zu stärken und die sehr unterschiedlich talentierten Spieler zu einem der homogensten und besten Teams der Weltmeisterschaft zu formen.

Lernen ist bis in die Biochemie des Gehirns hinein ein sozialer Vorgang. Gemeinschaftliche Aktivitäten, sei es im Verein oder in einer Schulklasse, wirken in aller Regel als Lern- und Leistungsverstärker. Der Grund: Sie stoßen besonders effektiv das Dopaminsystem im Gehirn an. Entscheidend für die Aktivierung des Gehirns durch Dopamin ist, dass Herausforderungen danach bewertet werden, ob man glaubt, sie bestehen zu können. Eine zu einfache Aufgabe hat dabei ganz ähnlich negative Folgen wie eine zu schwierige: In beiden Fällen findet das Gehirn keine wichtigen Reize mehr und schaltet ab – die Aufmerksamkeit bricht zusammen. Wären Sie motiviert, eine steile Buckelpiste hinabzurasen, wenn Sie erst kürzlich den ersten Skikurs absolviert haben? Wohl kaum. Umgekehrt würde sich ein Ski-Crack auf einer blauen Anfängerpiste unendlich langweilen.

Instinktiv suchen wir uns stets jene Herausforderungen, die uns weder über- noch unterfordern. Beides nämlich wirkt sich negativ auf das seelische Gleichgewicht aus. Werden unsere Erwartungen hingegen übertroffen, sorgt die Dopamin-Ausschüttung für ein emotionales Hoch. Das ist entscheidend für das Lernen. Jeder Trainer (oder auch Lehrer) sollte versuchen, das Lernpensum und die Anforderung so individuell wie möglich auf den jeweiligen Sportler (oder Schüler) abzustimmen. Denn nur bei einem optimal dosierten Training wird das Belohnungssystem immer wieder neu aktiviert. Aufgaben sollten Erfolg versprechen, ohne uns zu langweilen.

Konzentration auf das Wesentliche

Aber was ist Aufmerksamkeit eigentlich? Wie wird sie im Gehirn erzeugt und wie kann man sie fördern? Generell können zwei Arten von Aufmerksamkeit unterschieden werden:

Bei der allgemeinen Aufmerksamkeit (Vigilanz) handelt es sich um eine Aktivierung des gesamten Gehirns, also um einen Status der Wachheit. Je wacher Sportler sind, umso besser funktioniert ihre Wahrnehmung und je detailgetreuer können sie sich beispielsweise an Trainingsabläufe erinnern. Nimmt die Aufregung zu, steigen zunächst auch Leistungsfähigkeit und Lernvermögen. Ein bestimmter Grad an Anspannung vor dem Wettkampf ist also durchaus förderlich und notwendig. Zu viel Aufregung ist dann allerdings schon wieder schädlich. Denn sie schmälert die Leistungsfähigkeit. Im Gegensatz zur allgemeinen ist die selektive Aufmerksamkeit ein aktiver Prozess. Da unser Gehirn Informationen nur in begrenztem Maß verarbeiten kann, ist es gezwungen, anfallende Aufgaben zu gewichten. Aus der Unmenge an Reizen, die auf uns eindringen, filtert es jene heraus, die im jeweiligen Moment am wichtigsten sind.

Wenn wir etwa Auto fahren, nehmen wir viele Dinge nur schemenhaft wahr, achten nicht auf das Schalten und Bremsen. Rote Ampeln aber, spielende Kinder auf dem Bürgersteig oder eine Blitzan-

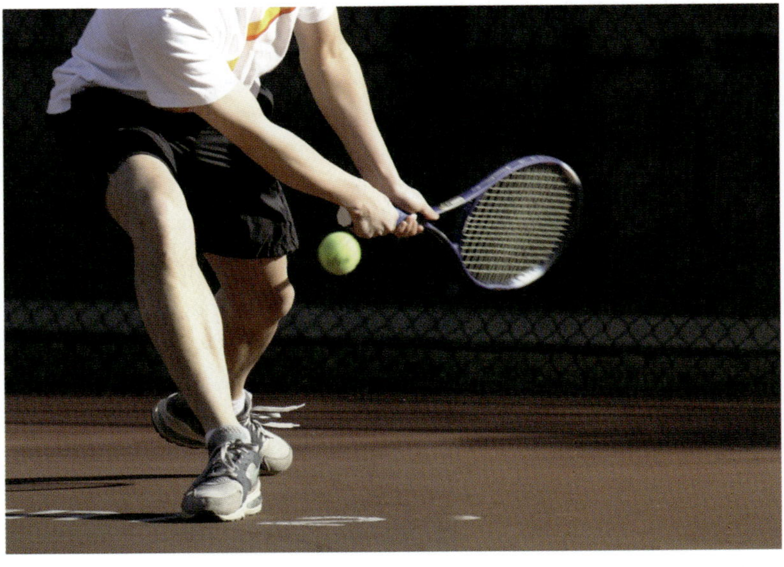

Mit mentalem Training übt man optimale Bewegungsabläufe ein, etwa für die Rückhand.

lage der Polizei erregen augenblicklich unser Interesse. Die selektive Aufmerksamkeit richtet sich immer nur auf eine Sache. Daher weiß man am Ende einer Autofahrt oft nicht mehr genau, welchen Weg man eigentlich genommen hatte, weil das zu diesem Zeitpunkt nebensächlich war.

Gleichzeitig werden, je mehr wir uns auf eine Sache konzentrieren, Ressourcen an anderer Stelle abgezogen. Wenn Menschen eine komplizierte Aufgabe bewältigen müssen, sollte deshalb die Ablenkung so gering wie möglich sein. Das ist auch der Grund dafür, dass sich Spitzensportler häufig in entlegene Trainingslager zurückziehen. Oder dass sie sich Mentaltechniken aneignen, mit deren Hilfe sie lernen, äußere Reize bei einem Wettkampf quasi abzuschalten. Dieses Prinzip gilt selbstverständlich auch umgekehrt: Wenn man sich schlecht konzentrieren kann, sickern unwillkürlich unwichtige Reize ins Bewusstsein und lenken von den eigentlichen Zielen ab.

Fitness für das Gehirn

Warum aber wirkt sich eine hohe, ungeteilte Aufmerksamkeit so vorteilhaft auf das Lernen aus? Lernen ist neurologisch gesehen zunächst einmal eine Veränderung der Synapsen, der Verbindungsstellen zwischen den Nervenzellen. Je öfter eine Herausforderung in immer neuer Gestalt auftritt, desto mehr Verbindungen schaltet die Zelle, bis sich regelrechte Nervenbahnen für bestimmte Aufgabenstellungen herausbilden. Zu solchen Veränderungen kann es allerdings nur kommen, wenn die Synapsen aktiv sind.

Je aktiver also ein neuronales Gewebe ist, umso leichter können dort neue Informationen gespeichert werden – egal, ob es um Lernen von Bewegungsabläufen oder abstraktes Wissen geht. Die selektive Aufmerksamkeit aktiviert dabei genau jene Areale, welche die Sinnesreize verarbeiten. Das erhöht unsere Chancen, dass wir Wahrnehmungen, Ereignisse und Fakten besser und länger erinnern können.

Den Körper richtig wahrnehmen

Hochleistungssportler haben oft ein enormes Bewegungstalent. Ihre motorischen Areale im Großhirn korrespondieren besonders gut und intensiv mit anderen Nervenregionen. Das führt auch zu einer exzellenten Körperwahrnehmung. Viele Spitzensportler verfügen nicht nur über ein instinktives Gespür für die Steuerung ihrer Muskulatur. Sie nehmen auch wahr, in welcher Vorspannung und Stellung sich diese Muskeln befinden. Aus diesem Grund benötigen viele erfahrene Sportler auch keine Pulsuhren – denn sie verlassen sich viel lieber auf ihr eigenes Belastungsempfinden. Der Münchner Weltklasse-Triathlet Faris Al-Sultan, der für seine impulsive Trainings- und Renngestaltung bekannt ist, setzt ganz auf dieses Talent: »Ich lebe von meinem guten Körpergefühl.«

Körperliches Talent allein genügt aber nicht. Für überdurchschnittliche Leistungen müssen immer auch emotionale Besessenheit (hohe Motivation) sowie gute Strategien zur Bewältigung von Angst und Stress vorhanden sein.

Die Suche nach dem »Kick«

Auf keinen Fall an das Scheitern denken – das fiel dem Schwimmer Thomas Rupprath schwer, obwohl er sich einer Profikarriere verschrieben hatte und dabei existenziell von guten Leistungen abhängig war. Im Wettkampf gelang es ihm lange nicht, sein volles Potenzial abzurufen. Erst Techniken wie die Selbstgesprächsregulation und das autogene Training halfen ihm schließlich, negative Gedanken gleichsam zu parken und sich stattdessen auf den Wettkampf zu konzentrieren.

Auch wer es lernt, seine Unvollkommenheit zu akzeptieren, kann seine Leistung dadurch verbessern. Das zeigt das Beispiel von Anni Friesinger. Die Weltklasse-Eisläuferin geht mit Niederlagen erstaunlich entspannt um; sie hat nicht den Druck, solche Scharten so schnell wie möglich auswetzen zu müssen. Daher läuft sie auch nicht

Zauberstoff Dopamin

Der Neurotransmitter Dopamin wird vor allem in der Substantia nigra (schwarzer Kern) des Zwischenhirns und einem benachbarten Areal gebildet. Diese Strukturen sind damit gleichsam ein Detektor für »Neues«. Nervenfasern, die Dopamin ausschütten, finden sich in mehreren Regionen des Gehirns (siehe Abbildung). Dopamin hilft, Bewegungen zu steuern und zu initiieren. In der Großhirnrinde vermittelt es das Abspeichern neuer Informationen in das Langzeitgedächtnis. Darüber hinaus hilft der Botenstoff dem Arbeitsgedächtnis auf die Sprünge und fördert die Klarheit des Denkens. Im Nucleus accumbens aktiviert Dopamin Nervenzellen, die körpereigene Opiate produzieren und diese dann im Stirnlappen der Großhirnrinde ausschütten.

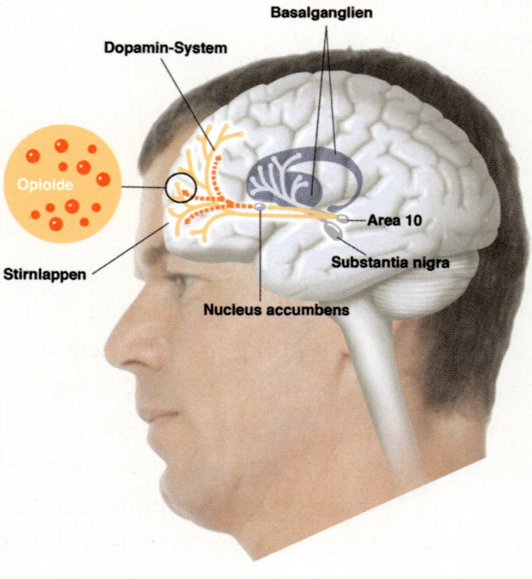

Gefahr, dem nächsten Wettkampf zu viel Bedeutung beizumessen (Übermotivation). Das würde nur den Keim des Misserfolgs in sich tragen.

Auch Neugier gehört zu den Erfolgsrezepten für Motivation. Menschen haben ein unstillbares Bedürfnis nach sensorischer wie kognitiver Stimulation, sagt die Wissenschaft. Sie wollen lernen und sich erproben. Bei Spitzensportlern ist diese »Suche nach dem Kick« besonders stark ausgeprägt. Neugierde vertreibt Stress und Angst, weil sie Dopamin im Gehirn freisetzt.

Optimale Leistungsfähigkeit

Wir haben sie schon dutzendmal gesehen, die Bilder der Hochleistungssportler vor dem Start. Den vor Anspannung vibrierenden Skirennfahrer, der auf das Signal wartet, die sich konzentrierende Schwimmerin am Rand des Olympiabeckens, den 100-Meter-Läufer im Startblock. Der Stress in diesen Augenblicken ist bei vielen Sportlern enorm, weil Bruchteile von Sekunden über Sieg oder Niederlage entscheiden. Doch auch die Motivation befindet sich mit großer Wahrscheinlichkeit auf höchstem Niveau. Vielleicht hilft sie nun dabei, die maximale körperliche Leistung abzurufen. Neurologisch betrachtet entscheidet die Balance zwischen Belohnung, Motivation und Stress darüber, wie leistungsfähig wir wirklich in Extremsituationen sind. In richtiger Dosierung, und wenn man ihn zu handhaben weiß, kann Stress die Leistungsfähigkeit durchaus aktivieren. Der ehemalige Weltklasse-Schwimmer Michael Groß konnte Stress allein aufgrund seiner Persönlichkeit perfekt handhaben. Groß wirkte bei Wettkämpfen immer extrem ruhig und brachte damit auf diese Weise so manchen Konkurrenten aus der Fassung. Bei ihm herrschte offenbar eine freudige, aber nicht übernervöse Erwartung auf den Wettkampf vor; eine gelassene Konzentration auf die anstehende Aufgabe, ohne dass er sich zu sehr unter Erfolgszwang setzte.

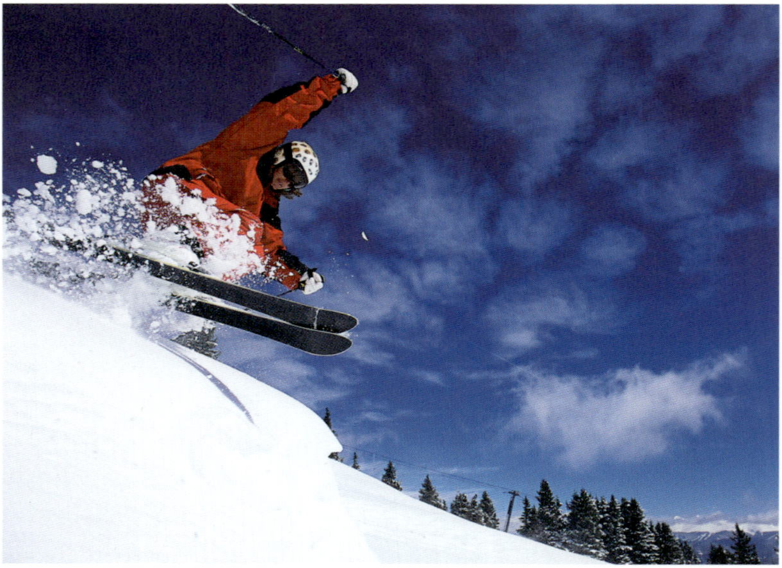

Bei hohen Geschwindigkeiten sind die psychischen Belastungen ähnlich groß wie die körperlichen.

Stress ist auch Typsache

Doch was ist eigentlich Stress? Bereits jedes vierte Grundschulkind klagt über Kopfweh, Bauchweh, Schlafstörungen oder Appetitlosigkeit. Als hauptsächlicher Auslöser wird Stress angegeben. Jeder von uns führt dieses Wort beinahe täglich auf den Lippen und doch bedeutet Stress für jeden etwas vollkommen anderes. Die Stressforschung unterscheidet zwischen dem »Stressor« (beispielsweise einer Situation, die Stress bereitet) und dem Stress selbst, den ein Mensch empfindet. Allerdings lässt sich Stress nicht auf einer objektiven Skala darstellen. Sein Ausmaß hängt einzig und allein von der individuellen Bewertung des Betroffenen ab.

Dass ein junger, unerfahrener Sportler vor einem Wettkampf nervöser und gestresster ist als ein turniererprobter Veteran, verwundert daher nicht. Stress ist zudem eine Persönlichkeitsfrage. Allgemein gilt aber, dass Menschen Situationen, denen sie ausgeliefert sind, deutlich stressiger empfinden als solche, auf die sie Einfluss nehmen können.

Schon seit Urzeiten: Flüchten oder Standhalten?

Worin liegt nun der Vorteil einer Stressreaktion? Evolutionär gesehen ist Stress eine Anpassungsleistung, die in sehr kurzer Zeit den gesamten Organismus aktiviert. Nur so gelingt es, einer lebensbedrohlichen Situation gewachsen zu sein, ob nun durch Flucht oder Kampf. Es ist ein vollkommen natürliches Verhalten, für beide Seiten: Wenn ein Mensch zu Urzeiten von einem Raubtier gejagt wurde, das bereits viele Tage lang gehungert hatte, mussten beide – Mensch und Raubtier – all ihre Energie darauf verwenden, das Beste aus der Situation zu machen. Der Mensch musste fliehen, um zu überleben; das Tier musste die Beute erlegen, denn für einen erneuten Angriff war es dann möglicherweise nicht mehr stark genug.

Die körperliche Reaktion ist auf eine ganz kurzfristige, aber intensive körperliche Aktivität ausgerichtet. Dieser lebensrettende Mechanismus hat aber in der modernen Gesellschaft weitgehend seinen Sinn verloren und fügt stattdessen dem Körper in vielfältiger Weise Schaden zu.

Moderner Stress hat oft psychische Ursachen. Immer seltener können wir dieses Reiz-Reaktions-Schema mit physischer Aktivität abbauen.

Stellen Sie sich vor, Sie bleiben auf dem Weg zu einem wichtigen Termin in einem kilometerlangen Stau hängen. Sie sind dazu verdammt, regungslos im Auto zu verharren, auch wenn Ihre körperliche Stressreaktion jener ähneln dürfte, die ein Mensch auf der Flucht vor einem hungrigen Löwen produziert. Sie können auch als Profimusiker nicht aus dem Orchestergraben flüchten, weil Sie der Stress des Lampenfiebers plagt.

Lassen Sie uns betrachten, wie das Gehirn auf Stresssituationen reagiert: Oberste Schaltzentrale ist in diesem Fall der Hypothalamus. Signalisiert der Mandelkern ihm Gefahr, setzt er eine gewaltige Hormonausschüttung in Gang. Das Herz beginnt zu rasen, der Blutdruck steigt, die Haut wird blass, wir beginnen zu schwitzen, die Pupillen weiten sich. Gleichzeitig wird in der Nebennierenrinde Cortisol freigesetzt. Auf diese Weise wird der Organismus in Verteidigungsbereitschaft versetzt.

Stressreaktionen in den Griff bekommen

Cortisol ist ein höchst effektives und für den Körper unentbehrliches Hormon. Sein Gehalt im Blut schwankt mit der Tageszeit: Am frühen Morgen, wenn viel Energie zum Aufwachen nötig ist, wird das Hormon vermehrt ausgeschüttet, gegen Abend sinkt der Pegel im Blut. Bei einem sportlichen Wettkampf kreist deutlich mehr Cortisol im Blut. Das hat durchaus positive Effekte, weil es im Verbund mit dem Stresshormon Adrenalin leistungssteigernd wirken kann. In geringen Mengen verstärkt Adrenalin die Durchblutung des Gehirns, und Cortisol fördert die Fähigkeit von Nervenzellen, Informationen zu speichern.Ganz anders ist das jedoch bei dauerhaftem Stress, denn der führt zu einer permanent erhöhten Cortisolausschüttung. Das aber unterdrückt die Aktivität von Immunzellen und die Bildung von Antikörpern, wodurch wiederum die Anfälligkeit für Krankheiten erhöht wird. Langfristig führt eine Überschwemmung des Gehirns mit Cortisol sogar zu einer Schädigung von Nervenzellen, vor allem in Gebieten wie dem Hippocampus, der für Lern- und Gedächtnisvorgänge verantwortlich ist. Dann kommt es zu Denkblockaden – prüfungsängstliche und stressanfällige Menschen kennen diesen Effekt.

Welches Maß an Belastung ein Mensch als Stress empfindet, entscheidet sich erst in der Wechselwirkung zwischen dem Einzelnen und seiner Umwelt. Beginnen die Hände sofort zu schwitzen? Spüre ich Angst? Solche Symptome sind spontane Reaktionen auf einen Reiz. Entscheidend ist aber die sekundäre Bewertung – die Einschätzung, ob man mit einer Situation fertig werden kann. Besinnt sich beispielsweise ein Athlet auf vergangene Erfolge, nach dem Motto: »Ich habe eigentlich alles richtig gemacht in der Vorbereitung«, so dämpft dies die erste heftige Stressreaktion wieder.

Bei der Fußball-Weltmeisterschaft hat Jürgen Klinsmann seinen Spielern genau dieses Gefühl gegeben: Auch wenn er viel von ihnen gefordert hat, ließ er keinen Zweifel daran, dass sie optimal vorbereitet waren und deshalb fähig sind, das Spiel in der Hand zu behalten. Eine Belastungssituation – selbst eine Extremsituation wie eine Weltmeisterschaft – geriet so zu einer Herausforderung, die unglaublich motivierte.

Mentale Stärke trainieren

Theoretisch haben wir natürlich die Möglichkeit, belastende Situationen so gut wie nur möglich zu meiden. Wen eine Rede vor vollem Saal in Panik versetzt, muss sie ja nicht halten. Oder wem es vor langen Autofahrten graut, der kann auf den Zug umsteigen. Schwieriger wird es jedoch schon, wenn jemand Angst vor Tunneln hat, weil sich die nicht immer voraussagen lassen.

Dauerhaft Stresssituationen zu vermeiden, ist ohnehin nicht empfehlenswert. Denn es verhindert, dass wir an unsere Leistungsgrenzen gehen und unser Potenzial voll ausschöpfen. Wer Herausforderungen nicht annimmt, weil er Angst hat zu versagen, verbaut sich die Möglichkeit, neue Erfahrungen zu machen. Er enthält sich Erlebnisse vor, die das Selbstvertrauen letztlich steigern. Denn aus jeder bedrohlichen Situation, die wir meistern, können wir Zuversicht schöpfen. Das sollten wir auf jeden Fall nutzen. Dank der ausgeprägten Lernfähigkeit unseres Gehirns kann jeder Mensch trainieren, mit Stresssituationen umzugehen.

Dieses Stress abbauende »Coping« (Bewältigung) ist gerade für Spitzensportler von allergrößter Bedeutung – nicht umsonst kümmern sich Sportpsychologen vor allem um die mentale Stärke und Stressresistenz ihrer Schützlinge.

Die Psyche entscheidet mit

In den USA sind bei allen wichtigen Teams der Football-, Basketball- und Eishockey-Profiligen ganz selbstverständlich Sportpsychologen mit dabei. In Deutschland wird die psychologische Seite der sportlichen Leistung häufig noch gering geschätzt. Christoph Daum, damals noch Trainer von Bayer Leverkusen, engagierte einst Motivationstrainer Jürgen Höller, der die Spieler über Glasscherben laufen ließ. Das hatte zwar Unterhaltungswert, aber keine nachhaltige Wirkung. Kein Wunder, dass viele in Deutschland die Nase rümpften, als Jürgen Klinsmann Hans-Dieter Hermann als Psychologen für die WM-Kicker vorstellte. Sich mit Psychologie zu beschäftigen galt in Deutschland lange Zeit als ein Eingeständnis von Schwäche.

Sicher, auch der beste Psychologe kann aus einem Kreis- keinen Weltmeister machen. Aber er kann Sportlern helfen, das aus sich rauszuholen, was in ihnen steckt. Hans Eberspächer, Professor für Sportwissenschaft an der Universität Heidelberg, bringt das auf den Punkt: »Wenn ich mir anschaue, wie viel in den vergangenen 50 Jahren in die Ausbildung der Physis, in die Sportmedizin, die Biomechanik, die Verfeinerung der Sportgeräte investiert worden ist und wie wenig in die Ausbildung des mentalen Bereichs, dann sehe ich dort ein großes Potenzial.«

Dem Druck standhalten

Ein gutes Mentaltraining hätte womöglich auch die zerstörerischen Folgen des übermäßigen Erwartungsdrucks verhindert, an dem die Weltklasse-Schwimmerin Franziska van Almsick bei den Olympischen Spielen von Athen im Jahr 2004 scheiterte. Der Wettbewerb über 200 Meter Freistil sollte Höhepunkt und Abschluss ihrer Schwimmkarriere werden. Zudem hielt sie den Weltrekord in dieser Disziplin. So kamen auf fatale Weise ein hoher eigener und noch ein hoher äußerer Erwartungsdruck zusammen. Als Fünfte stieg sie nach dem Rennen aus dem Wasser, zwei Sekunden langsamer als bei ihrer eigenen Weltrekordmarke – was auf dieser Strecke Welten bedeutete.

Später erzählte sie, was sie auf dem Startblock gedacht hatte: »Hoffentlich ist diese ganze Scheiße bald vorbei. Ich bin an dem Erwartungsdruck gescheitert – wieder einmal.« Körperlich war Franziska van Almsick sicher optimal vorbereitet, gescheitert ist sie letztlich jedoch mental.

»Ich schaffe das schon!«

Ein Hobbysportler wird in der Regel nicht auf einen Sportpsychologen zurückgreifen können. Mithilfe bestimmter Strategien kann jeder jedoch seine mentale Stärke und Antriebskraft erhöhen. Das Gehirn reagiert nämlich ausgesprochen positiv auf guten Zuspruch: Sätze wie »Ich schaffe das schon«, oder: »Das letzte Mal ging es auch gut« lassen sich per Selbstgespräch verinnerlichen.

Ganz entscheidend ist dabei auch, wie wir Misserfolge oder Fehler bewerten. Wenn wir uns sagen »Das haut mich nicht um«, oder: »Pech gehabt, schnell abhaken«, stärkt das Motivation und Stressresistenz. Wer hingegen einen Satz wie »Das werde ich sicher wieder verhauen« in sich hört, der wird mit großer Wahrscheinlichkeit auch scheitern.

Hartnäckig sein und leidenschaftlich

Hartnäckigkeit gilt als eine besondere Form der Selbstmotivation, als eine Kraft, die sich im Tun immer wieder erneuert. Hartnäckigkeit führt vielen Studien zufolge mit größerer Wahrscheinlichkeit zum Ziel als Talent. Hartnäckigkeit hilft ebenso wie Leidenschaft, Rückschläge zu ertragen und zu überwinden. Oft entsteht dadurch erst die Liebe zur Aktivität, der Wunsch, die eigenen Grenzen auszuloten, die persönliche Befriedigung zu spüren und ein Ziel erreicht zu haben. Der siebenfache Tour-de-France-Sieger Lance Armstrong hat im Alter von zehn Jahren seinen ersten Langstreckenlauf absolviert, einfach weil er etwas erproben wollte, von dem er annahm, gut zu sein. Er siegte in den nächsten Jahren in Schwimmwettbewerben und Triathlons, in Sportarten, in denen er Ausdauer und Willen zeigen konnte. »Wenn es darum ging, Schmerzen auszuhalten und die Zähne zusammenzubeißen, war ich gut«, schreibt er.

Wichtig: am Selbstbild arbeiten

Wie stark negative Gedanken die Leistung beeinflussen können, zeigt das Beispiel eines bekannten Boxers, den der Diplompsychologe Ortwin Meiss nach einem verlorenen Kampf betreute. Der Boxer sollte einen Arm ausstrecken und dagegenhalten – eine Übung aus der Kinesiologie –, während der Psychologe versuchte, ihn nach unten zu drücken. Beim ersten Mal sollte der Athlet sich an seine Niederlage erinnern – Meiss konnte den Arm locker herunterdrücken. Beim zweiten Mal sollte der Boxer an seinen größten Triumph denken. »Da wurde der Arm so stark, dass ich mich dranhängen konnte«, sagte Meiss.

Das wichtigste Bild, das wir in uns tragen, ist unser Selbstbild. Stellen Sie sich zwei Schüler vor, die in Mathematik beide mehrfach mit »mangelhaft« bewertet wurden: Der eine erklärt sich den Misserfolg mit seiner fehlenden Begabung; der andere findet hingegen Ursachen, die sein Selbstwertgefühl schützen – die mangelnde Erklärfähigkeit des Lehrers, die Unangemessenheit der Aufgaben, die unglückliche Vorbereitung oder ganz einfach den Faktor Pech. Wer wird im Zweifel bei der nächsten Mathematikarbeit wohl motivierter sein? Mit hoher Wahrscheinlichkeit der zweite.

Trost von anderen Menschen kann ebenfalls helfen: Wenn Mitspieler ihrem Teamkollegen bei schlechten Leistungen den Rücken stärken oder wenn der Trainer sein Vertrauen in dessen Leistungsfähigkeit betont. Dagegen muss sich ein Lehrer, der ein Kind aufgrund schlechter Noten als generell untalentiert bezeichnet, überhaupt nicht wundern, wenn dessen Motivation vollkommen erlischt. Welche wichtige Rolle Anerkennung spielt, erfährt man auch immer wieder bei Fußballspielern, die erst nach einem Wechsel von einem Verein zu einem anderen zu voller Form auflaufen. Nach einem Misserfolg ist eine realistische Analyse der Ursachen enorm wichtig. Warum ist das Handball-Team im letzten Turnier so vernichtend geschlagen worden? Wo liegen die Schwachpunkte und wie lassen sich diese am besten eliminieren? Ein gezieltes Training, ganz gleich, ob es sich um Aufschlagtechnik, Fitness oder Vokabeln handelt, stärkt die Selbstsicherheit und damit auch die Motivation. Voraussetzung dafür ist natürlich, dass die angestrebten Ziele auch wirklich realistisch sind.

Positive Hirnwellen verstärken

Durch Entspannungstechniken wie autogenes Training lässt sich die Widerstandskraft gegen Stress ebenfalls erhöhen. Seit einiger Zeit wird im Hochleistungssport auch die Technik des Neurofeedback angewendet. Dabei werden Elektroden am Kopf befestigt und die Gehirnwellen sichtbar gemacht und aufgezeichnet. Die Spieler lernen dann, positive Hirnwellen zu verstärken und negative zu unterdrücken.

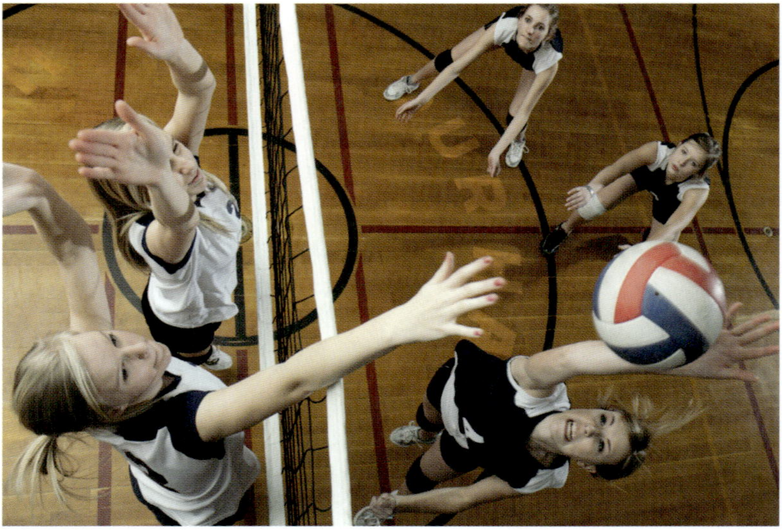

Teamarbeit verstärkt Motivation und Selbstvertrauen

Ein Verein, der mit dieser Technik arbeitet, ist der AC Mailand. In einem unterirdischen, von Kameras überwachten Labor, dem »Milan Lab«, stärken die Spieler auf diese Weise ihre mentale Kraft. Aber auch Geländespiele und Überlebensübungen gehören beim AC Mailand zu den neuen Motivationstechniken, die erprobt werden.

Solche Techniken nützen jedoch nur, wenn sie von den Sportlern angenommen werden und mittelfristig ihr individuelles Wohlbefinden stärken. Sie dürfen nicht als Schreck- oder Kontrollinstrumente verstanden werden. Freiwilligkeit ist eine wichtige Voraussetzung für die intrinsische Motivation.

Stresskiller Humor

Besonders in Phasen großer Belastung sind Pausen unentbehrlich. Ohne bewusste körperliche und seelische Erholungszeiten versiegen die größten Kraftreserven. Auch Humor ist ein wichtiger Faktor, der nicht zu vernachlässigen ist, wenn es um Motivation und Stressresistenz geht. So betont die Münchner Psychologin Angelika Wagner-Link: »Humor ist geradezu ein Gesundheitsfaktor. Humor steigert Kreativität und Effizienz, hilft Angst und Stress abzubauen und kann den Perfektionismus verscheuchen, mit dem viele Menschen sich so enorm unter Druck setzen.« Der Heidelberger Dozent und Sportpsychologe Hans Dieter Hermann, der die deutsche Fußball-Nationalmannschaft auf die Fußball-Weltmeisterschaft 2006 vorbereitete, bestätigt: »Wenn wir mittel- und langfristig erfolgreich sein wollen, müssen wir auch Spaß haben. Das heißt nicht, dass wir uns im Training vor Lachen kugeln. Aber wir müssen eine Idee haben und diese Idee muss uns Spaß machen. Sie liefert und unterstützt die tiefe intrinsische Motivation für jedes Teammitglied.«

Vorbilder spornen an

Ein starker Motivator ist – jeder wird diese Erfahrung schon einmal gemacht haben – der Vergleich mit anderen: ob im Beruf, im Privatleben oder eben speziell im Sport. Wir bewundern die Karriere eines früheren Klassenkameraden, beneiden den Nachbarn um sein neues Auto, staunen über die kräftigen Unterschenkel des Rennradkumpels. Nicht ohne Grund ist das »Ranking« im Internet-Zeitalter eines der wichtigsten Instrumente des Online-Business.

Wenn Menschen sich an anderen messen können, und sei es nur bei Online-Spielen, sind sie bereit, ihre Daten anzugeben oder an Gewinnspielen teilzunehmen. Vergleiche zwischen sich und anderen nehmen Menschen ständig vor. Das Grundprinzip des modernen Sports besteht darin, unsere Leistung mit der anderer in eine Rangordnung zu stellen. Zehn Kilometer unter 40 Minuten zu laufen, ist das nun schnell oder langsam? Für einen Hobbyläufer sicher schnell – aber im Profibereich würde man mit einer solchen Zeit hoffnungslos hinter den Konkurrenten zurückbleiben.

Niemand ist frei von solchen Vergleichen. In einer Studie des Kölner Sozialpsychologen Thomas Mussweiler wurde gezeigt, dass sich Menschen auch ganz unbewusst an anderen messen: Die Testpersonen wurden aufgefordert, sich eine Minute lang Gedanken über ihre körperliche Fitness zu machen. Gleichzeitig sollten sie den Blick auf einen Bildschirm richten, auf dem eine Buchstabenfolge zu sehen war. Dabei blendeten die Forscher den Probanden die Namen sehr sportlicher oder sehr unsportlicher Prominenter ein, allerdings so extrem kurz, dass dies unterhalb der bewussten Wahrnehmungsschwelle blieb. Im Anschluss sollten die Testpersonen einschätzen, wie viele Liegestütze sie sich zutrauen und wie schnell sie über 100 Meter laufen. Die Selbsteinschätzung hing danach entscheidend davon ab, mit welchem Namen die Testpersonen insgeheim konfrontiert worden waren. Diejenigen, denen der Name »Michael Jordan« erschienen war, schätzten sich anschließend als viel weniger sportlich ein als jene, die beispielsweise den Namen des Papstes präsentiert bekommen hatten. Offenbar verglichen sich die Probanden mit den ihnen dargebotenen Prominenten – ohne dass es ihnen bewusst geworden war.

Diese Studie macht deutlich, wie unwillkürlich Vergleiche oft ablaufen und wie weit verbreitet sie folglich sein müssen. Ob wir uns dabei als besser oder schlechter als eine Vergleichsperson einschätzen, hängt von einer ganzen Reihe von Faktoren ab: etwa wie hoch unser Selbstwertgefühl ist oder wie wir die Mannschaft einschätzen, in der wir spielen.

Motivation auf Dauer

Prima, wenn Ihre Motivation groß genug war, um bis zu diesem Punkt zu lesen. Vielleicht wurde während der Lektüre das Belohnungs- und Erwartungssystem Ihres Gehirns ausreichend aktiviert, womöglich kam es sogar zu einer Ausschüttung von Dopamin. Oder Ihre Neugierde, Neues zu lernen und zu erfahren, wurde so gereizt, dass Sie bis hier folgen wollten. Eine Garantie für diesen Effekt gibt es natürlich nicht. Aber die Chancen stehen gut, dass sich ganz ähnliche Effekte ebenfalls einstellen werden, wenn Sie bei Ihrem Training folgende Empfehlungen beherzigen:

Die wichtigsten Motivationstipps

1 Setzen Sie sich realistische Ziele!
Diese sollten Ihrer momentanen körperlichen Verfassung angemessen sein. Dosieren Sie Trainingseinheiten so, dass Sie nicht vor deren Ende aufgeben müssen. Geben Sie sich die Chance, Teilsiege zu erringen, das aktiviert das Belohnungssystem und steigert die Motivation. Auch Unterforderung sollten Sie vermeiden. Und bedenken Sie: Schon das Wissen, etwas gegen die eigene Bequemlichkeit unternommen und innere Widerstände überwunden zu haben, verleiht ein Hochgefühl.

2 Seien Sie sparsam mit Belohnungen!
Sich selbst oder andere für gute Ergebnisse zu belohnen, ist eine zwar gut gemeinte, aber riskante Idee. Belohnungen sollten eher die Ausnahme bleiben; und wenn, dann sollte die Belohnung variieren. Generell sollten Sie oder Ihre Mannschaft nicht für eine Belohnung trainieren, weil innere Antriebe ungleich stärker sind als solche von außen.

3 Legen Sie die Latte nicht zu hoch!
Suchen Sie bewusst Vergleiche zu Leistungen, die Sie anspornen. Das kann ein Sport treibender Kollege sein oder ein Profi-Idol, das in Ihrer Lieblingssportart Spitzenleistungen erzielt. Aber legen Sie die Latte für sich selbst nicht zu hoch. Sie können sich Befriedigung auch aus Leistungen holen, die mit Ihrem Sport auf den ersten Blick nichts zu tun haben: Treppen grundsätzlich zu Fuß laufen, kurze Wege immer zu Fuß gehen oder mit dem Fahrrad ins Büro fahren. Auch das stärkt die Kondition.

4 Trainieren Sie nach klaren Regeln!
Stellen Sie klare Regeln und Pläne für Ihr Fitness-Training auf. Ein exakter Plan mit wiederkehrenden Abläufen erleichtert das Erreichen eines Zwischenziels. Durch das Verfolgen des Trainingsverlaufs können Sie Ihre individuellen Fortschritte besser erkennen. Das Belohnungssystem des Gehirns erzeugt daraus neuen Ansporn.

5 Ritualisieren Sie Ihr Training!
Wiederkehrende Zeremonien erhöhen Motivation und Leistungsbereitschaft des Gehirns. Versuchen Sie, z. B. eine bestimmte Tageszeit für Ihr Training zu reservieren. Begleiten Sie es mit immer wiederkehrenden Handlungen wie Sporttasche packen, Getränkeflasche auffüllen usw. Der Sport muss im Alltagsleben so selbstverständlich werden wie das Zähneputzen. Finden Sie heraus, zu welcher Musik Sie sich besonders gern bewegen, und machen Sie diese zu Ihrem akustischen Begleiter.

6 Nehmen Sie Rückschläge sportlich!
Üben Sie sich im mentalen Training, in dem Sie versuchen, Rückschläge zuversichtlicher zu bewerten, als Sie das normalerweise tun würden. Versuchen Sie, negative Emotionen durch entschlossenes, konstruktives Denken umzukehren und Niederlagen möglichst schnell abzuhaken. Vermeiden Sie innere Sätze wie »Das lerne ich nie«, oder: »Ich kann es eben nicht«. Bemühen Sie sich stattdessen, Ursachen für ein Scheitern möglichst nüchtern zu ergründen und Schlüsse daraus zu ziehen.

Die wichtigsten Motivationstipps

7 Suchen Sie sich Sportpartner!
Gemeinsam lässt sich die eigene Trägheit leichter überwinden. Mit einem festen Begleiter oder im Verbund mit Gleichgesinnten laufen Sie weniger Gefahr, ein Opfer der eigenen Bequemlichkeit zu werden. Zudem erhöht sich die Leistungsfähigkeit, weil man sich an den anderen misst. Es empfiehlt sich ein Jour fixe für die gemeinsamen Treffen.

8 Achten Sie auf Ihre Ernährung!
Gehen Sie sorgsam mit sich um. Wer Energie verbraucht, muss diese auch wieder zuführen. Das Training sollte kein Instrument zum Abnehmen sein, auch wenn sich dadurch die Linie leichter halten lässt. Hinweise für eine optimale Ernährung entnehmen Sie dem entsprechenden Kapitel dieses Buchs. Denken Sie daran, dass Ihr Gehirn bei mangelhafter Ernährung auch weniger effizient arbeitet und schlechter reagiert. Die Verletzungsgefahr steigt. Und vergessen Sie das Trinken nicht!

9 Gönnen Sie sich Erholungspausen!
Selbst ein noch so strammes Bewegungsprogramm sollte genauso wie ein gesundes Ernährungskonzept kleine Auszeiten und Rückzugsmöglichkeiten beinhalten. Sonst verwandelt sich die Freude an der Bewegung in schlechte Laune, und das bremst Sie nur. Schließlich rüsten Sie sich nicht für die Weltmeisterschaft – jedenfalls vorerst nicht …

10 Finden Sie das richtige Maß!

Von einer Stunde Bewegung dreimal pro Woche profitiert der ganze Körper: Die Knochen werden gestärkt, im Gehirn bilden sich neue Nervenzellen und die Anfälligkeit gegenüber Tumorleiden und Depressionen sinkt deutlich. Übertreiben Sie aber nicht, sondern versuchen Sie, das richtige Maß an Bewegung für sich zu finden. Für einen grundlegenden Schutz gegen Herzkrankheiten und für eine gute Stimmung reicht es bereits, sich an drei Tagen der Woche 20 Minuten lang zu bewegen.

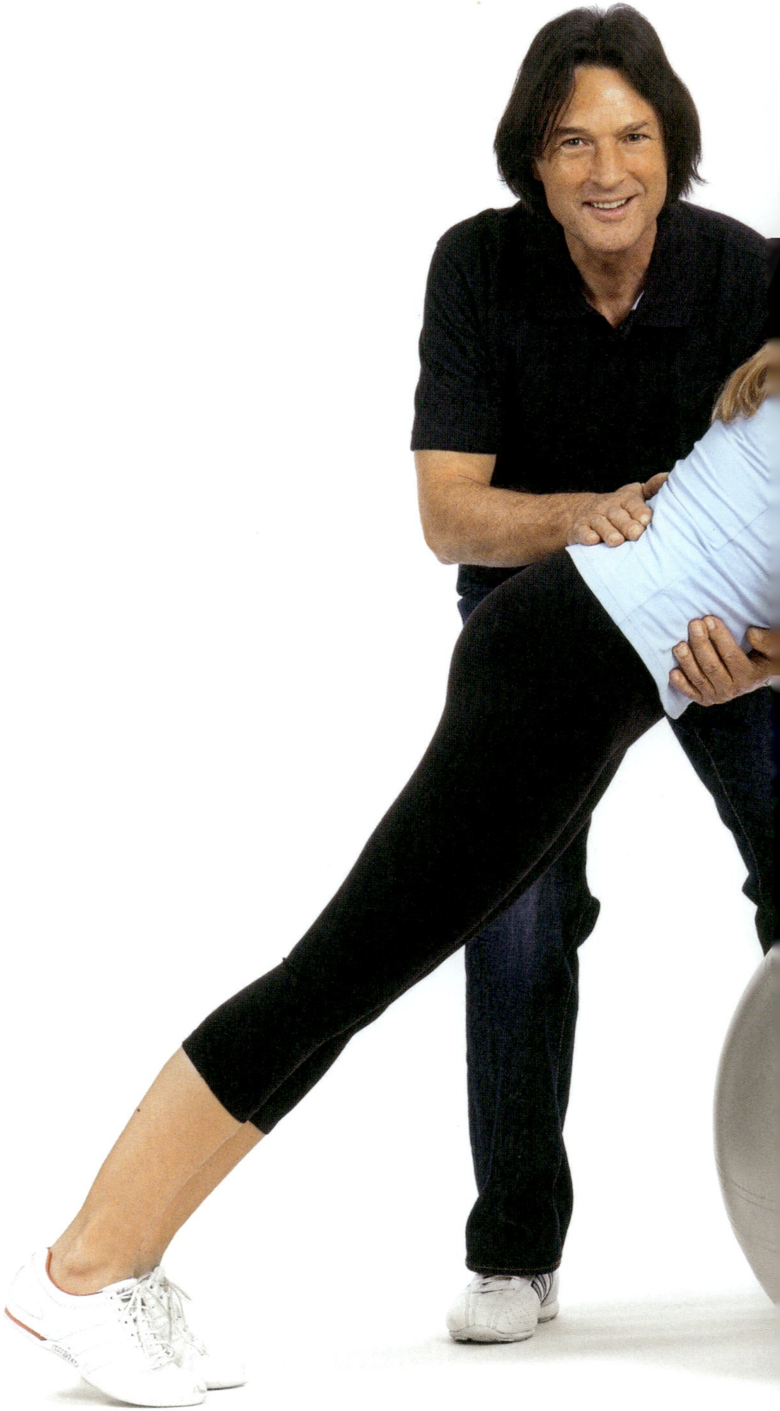

Die Sportler-Ernährung

Ob Profisportler oder Hobbyjogger – wer Sport treibt, benötigt die richtigen Nährstoffe, um den hohen Energieverbrauch auszugleichen und sich nach der Anstrengung richtig regenerieren zu können. Mit ausgewählten Vitaminen und Mineralstoffen können Sie zudem Ihr Bindegewebe schützen und Ihre Muskulatur stärken.

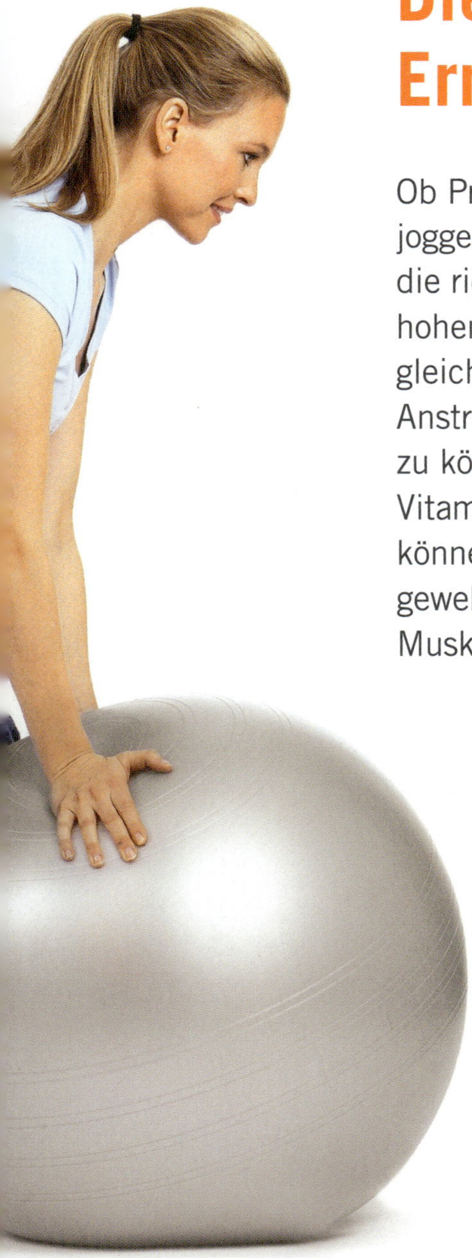

Die optimale Ernährung für den Sportler

Jeder Profisportler weiß das: Training ohne gute Ernährung bringt nur wenig. Erst mit dem richtigen Nährstoffcocktail als Treibstoff laufen die 60 Billionen Zellen des Körpers zur Hochform auf. Das verleiht dem Körper Kraft und Ausdauer, Kreativität und Leistungsfähigkeit. Auch für ambitionierte Freizeitläufer, Kraftsportler, Hobbyfußballer oder Mountainbiker lohnt es sich, Sport und Speiseplan aufeinander abzustimmen.

Doch wann genau benötigt der Körper eigentlich welche Kohlenhydrate, Eiweiße und Fette? Das hängt von der Art der Sportdisziplin und letztlich auch vom Trainingszustand ab. Bei einem Gewichtheber beschreitet der Körper andere Stoffwechselwege als bei einem Sprinter, bei einem Fußballspieler andere als bei einem Marathonläufer. Ebenso wichtig ist der Zeitpunkt der Nahrungsaufnahme: Vor und während einer intensiven Belastung steht die Bereitstellung von Energie im Vordergrund, gleich anschließend soll vor allem die rasche Regeneration unterstützt werden.

So verwandelt sich Nahrung in Energie für den Körper

Die Energiegewinnung aus der Nahrung findet hauptsächlich in den Brennkammern der Zellen, den Mitochondrien, statt. Dabei entstehen energiereiche Phosphatverbindungen namens Adenosintriphosphat (ATP) und Kreatinphosphat (PCr). Sie bilden den Zündfunken für die Muskelkontraktion. Doch ATP wird nicht nur für die aktive Muskelarbeit benötigt, sondern auch für die Arbeit der Zellen und den Ruhestoffwechsel. Allerdings ist der Vorrat an ATP im Muskel begrenzt. Je nach Intensität der Belastung sprudelt diese Quelle nur wenige Sekunden lang. Deshalb werden bei länger dauernder Muskelarbeit entweder die im Muskel und der Leber gespeicherten Kohlenhydrate (Glykolyse) oder das Körperfett verbrannt (Lipolyse) und damit neues ATP gewonnen. Eiweiß ist als Energielieferant ein Spätzünder. Der Körper zieht es erst bei extremen Belastungen als Reserve heran (siehe Seite 313).

Erste Wahl als Energiequelle sind die Kohlenhydrate. Sie stellen bei intensiver Belastung – beispielsweise zügigem Laufen – 90 Minuten lang Bewegungsenergie bereit. Die Energie, die in den Fettdepots des Körpers schlummert, ist nur relativ langsam mobilisierbar. Im Gegensatz zur Glykolyse (also dem Verbrennungsvorgang von Kohlenhydraten), die sowohl mit Sauerstoff (aerob) als auch ohne Sauerstoff (anaerob) funktioniert, erfolgt die Lipolyse (die Fettverbrennung) nur dann, wenn ausreichend Sauerstoff vorhanden ist. Sie ist also an eine niedrige Belastungsintensität gebunden.

Dafür ist Fett als Brennstoff nahezu unerschöpflich. Bei gut trainierten Ausdauersportlern zapft der Körper diese Energiequelle früher an und schaltet dann in den Fettverbrennungsmodus um. Wichtig zu wissen ist dabei Folgendes: Nicht jede Kalorie aus der Ernährung fließt tatsächlich in den Energiestoffwechsel. Ein Großteil wird in Körperwärme umgesetzt, und auch die Verdauungsarbeit fordert ihren Tribut. Doch immerhin 35 Prozent der Nahrungsenergie verwandelt der Körper in Energie für den Stoffwechsel der Zellen.

Die Ernährung vor dem Training

Ein Muskel, der arbeitet, setzt 300-mal mehr Energie um als ein ruhender Muskel. Sein ATP-Tank ist jedoch begrenzt. Deshalb fällt den Kohlenhydratspeichern im Muskel (Muskelglykogen) die Hauptrolle als Energiezulieferer zu. Bei einem durchschnittlichen Körpergewicht eines Untrainierten von 75 Kilogramm macht das Muskelglykogen etwa 300 Gramm aus. Bei Sportlern vergrößert sich durch Training die wertvolle Energiereserve in der Muskulatur. Damit dieser Zuwachs zustande kommt, sollten Ausdauersportler regelmäßig trainieren und eine kohlenhydratreiche Kost zu sich nehmen. Beides zusammen lässt das Muskelglykogendepot auf mehr als 500 Gramm ansteigen.

Nicht alle Kohlenhydrate eignen sich jedoch gleich gut für Sportler. Einfachzucker, wie beispielsweise Traubenzucker (Glukose), verleihen zwar blitzschnell Energie, weil sie vom Körper sehr rasch aufgenommen werden und dann in Form von ATP zur Verfügung stehen. Andererseits sind diese Kohlenhydrate jedoch rasch verbrannt. Zudem lassen sie den Insulinspiegel viel zu rasch steigen.

Schon Zweifachzucker, also etwa Milchzucker, hält länger vor, weil er im Körper erst in seine Bausteine aufgespalten werden muss. Als besonders nachhaltiger Treibstoff für Aktive erweisen sich Kohlenhydratkomplexe aus Stärke. Sie zu zerlegen, dauert am längsten. Auf diese Weise gelangen sie langsam, aber beständig ins Blut und sichern dem aktiven Sportler eine länger anhaltende und gleichmäßige Energieversorgung. Komplexe Kohlenhydrate stecken beispielsweise in Vollkornbrot, Kartoffeln, Nudeln, Müsli oder Gemüse. Ihre besten Begleiter wiederum sind Ballaststoffe, die ebenfalls überwiegend zu den Kohlenhydraten gehören und die Zuckerverwertung noch ein Stück weiter verlangsamen und damit länger Energie bereitstellen. Reich an diesen Faserstoffen sind alle Vollkornprodukte, Hülsenfrüchte, Gemüse und Obst.

Warum die Kohlenhydratspeicher gefüllt werden müssen

Als Faustregel für Sportler gilt: Je länger und intensiver eine Belastung, umso mehr Kohlenhydrate braucht der Körper. Drei bis vier Stunden vor einer intensiven Trainingseinheit oder einem Wettkampf sollte deshalb eine Mahlzeit mit etwa 80 bis 120 Gramm Kohlenhydrate eingenommen werden. Das entspricht wahlweise zwei Portionen Kartoffeln oder Naturreis oder etwas weniger als zwei Portionen Nu-

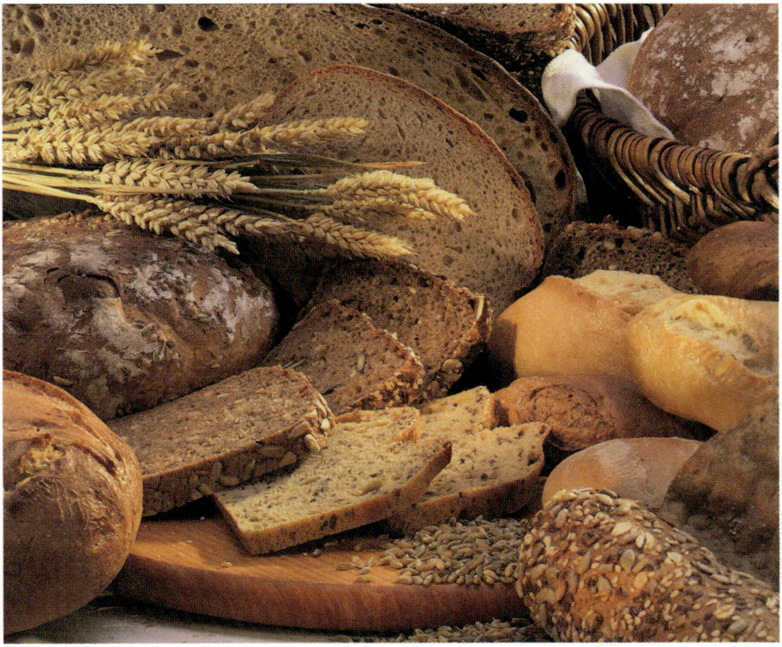

Vor dem Training: Kohlenhydrate sind die besten und nachhaltigsten Energielieferanten für den Körper.

deln. Aber auch schon in den Tagen vor einem Wettkampf oder einer intensiven Trainingseinheit achten Ausdauersportler wie Radprofis oder Langläufer darauf, ausreichend mit Kohlenhydraten versorgt zu sein. Rund 70 Prozent ihrer Gesamtkalorien liefert ihnen dieser Nährstoff. Mittelstreckenläufern, Fußballern, Volleyballern oder Kraftsportlern, die schnell Höchstleistung erbringen müssen, genügt allerdings eine Kohlenhydrataufnahme von etwa 60 Prozent der Gesamtkalorien. Sie können darauf verzichten, die muskulären Glykogenspeicher voll aufzuladen.

Das Füllen der Glykogenspeicher hat nämlich auch einen Haken. Mit jedem Gramm Glykogen lagert der Körper zugleich zwei bis drei Gramm Wasser ein, was eine Gewichtszunahme bedeutet. Trotzdem sollten sich auch Kraft- und Ballsportler zwei Stunden vor dem Training noch eine kleinere Portion Kohlenhydrate gönnen, beispielsweise einen Teller Haferflocken oder Mehrkornmüsli oder zwei Bananen. Auf diese Weise füllen sie ihre Energiespeicher auf und bringen den Körper nicht in die Verlegenheit, Eiweiß als Energiequelle heranzuziehen, was in der Regel Muskelabbau bedeutet. Die Eiweißreserven stecken nämlich zum Großteil in der Muskulatur. Die Folge: Wer hungrig trainiert, bei dem wird der Energiebedarf z. T. durch wertvolle Muskelsubstanz gedeckt.

Wie viele Kohlenhydrate der Körper benötigt

Normalbürgern empfiehlt die Deutsche Gesellschaft für Ernährung (DGE) übrigens ähnlich viele Kohlenhydrate wie den meisten Sportlern: nämlich 50 bis 60 Prozent der täglichen Kalorienaufnahme. Leider sind solche Prozentangaben für den Alltag etwas unhandlich. Das American College of Sports Medicine hat die Werte deshalb sportlergerecht umgerechnet. Es empfiehlt Athleten sechs bis zehn Gramm Kohlenhydrate täglich pro Kilogramm Körpergewicht – abhängig vom Geschlecht und von der Sportart. Ausdauersportler, die vor einem Wettkampf stehen oder anstrengende Trainingseinheiten absolvieren, orientieren sich am oberen Wert; Kraftsportler können im unteren Bereich bleiben.

ZUR ORIENTIERUNG: 100 Gramm Kohlenhydrate stecken in 704 Gramm Pellkartoffeln, 172 Gramm Haferflocken oder 133 Gramm Vollkornreis.

Die Ernährung nach dem Training

Training oder Wettkampf sind vorüber, der Schweiß ist getrocknet. Für viele stellt sich jetzt die Frage: Darf sofort eine Mahlzeit folgen? Oder soll man lieber warten? Müssen die leeren Energiespeicher gleich wieder gefüllt werden? Die Antwort lautet: Es hängt davon ab.

Freizeitsportler, die der Figur zuliebe oder des Blutdrucks halber dreimal die Woche durchs Grüne joggen, und das nicht länger als eine Stunde, stürzen sich besser nicht sofort auf Pasta & Co. Die geleerten Glykogenspeicher in Muskulatur und Leber werden jetzt durch den einsetzenden Kohlenhydrat- und Fettumbau wieder aufgefüllt. Dieser Nachbrenneffekt führt dazu, dass Fett abgebaut wird. Wasser und Mineralstoffe sind selbstverständlich notwendig. Halten Sie sich für unmittelbar nach dem Training deshalb unbedingt genügend zum Trinken, idealerweise Mineralwasser bereit. Alles Kalorienreiche kann warten. Das gilt leider auch für das Belohnungsweißbier! Aminosäure- oder Eiweißdrinks (siehe Seite 315) sind bei dieser Trainingsfrequenz ebenfalls nicht angebracht.

Nagt der Hunger nach dem Training, dann am besten zu einem Stück Obst greifen: Es steckt voller Antioxidanzien; die gesunden Zellschützer fördern die Regeneration des Körpers.

Der Regenerations-Speiseplan des Profisportlers

Für den ambitionierten Sportler, der mehr als dreimal pro Woche intensiv trainiert, gelten etwas andere Regeln. Sein Körper benötigt zunächst einmal rasche Hilfe bei der Regeneration. Die heftig strapazierten Sehnen und Bänder sollen sich möglichst schnell erholen, und die Muskelzellen müssen bei ihren Reparaturprozessen unterstützt werden. Außerdem soll Symptomen von anhaltend hoher Trainingsbelastung vorgebeugt werden. Dazu zählen etwa Schwächung des Immunsystems, Schlafstörungen oder ein erhöhter Ruhepuls.

Für all diese Aufgaben ist ausreichend Eiweiß (Proteine) ganz entscheidend. Eiweiß besitzt den Schlüssel zu mehr Leistung und besserer Erholung nach dem Training. Doch was macht diesen Nährstoff so wertvoll für Sportler, die sich regelmäßig in Training oder Wettkampf verausgaben? Muskeln etwa bestehen hauptsächlich aus Eiweiß. Wenn beim Training eine ihrer fadenförmigen Mikrofasern reißt und in der anschließenden Ruhephase repariert werden soll, benötigt der Körper dafür Eiweiß. Und wenn Muskeln durch Training gestärkt werden sollen, dann braucht es dafür ebenfalls Eiweiß. Oder besser gesagt: Aminosäuren. Sie sind die Einzelbausteine, aus denen sich jedes Eiweiß in der Natur zusammensetzt. Sie sind ebenso lebenswichtig wie Vitamine, 20 dieser Verbindungen nutzt auch der menschliche Körper. Sie verketten sich je nach Produktionsplan der Zellen zu verschieden langen Eiweißkörpern.

Neun der 20 Aminosäuren kann der Organismus nicht selbst herstellen, er gewinnt sie aus proteinreicher Nahrung. Am besten gelingt ihm das bei Fleisch, aber auch bei Eiern, Fisch, Milch und Milchprodukten. Bei pflanzlichem Eiweiß aus Getreide, Hülsenfrüchten und Kartoffeln klappt das weniger gut. Ihre biologische Wertigkeit ist geringer, d. h., dass daraus weniger körpereigenes Eiweiß gebildet werden kann. Dafür nehmen Sportler bei pflanzlichen Lebensmitteln neben Proteinen zugleich die guten Mehrfachkohlenhydrate und viele Vitamine und Mineralstoffe zu sich.

Die gängige Empfehlung lautet, zehn bis 15 Prozent des Gesamtkalorienbedarfs mit Eiweiß zu decken. Daraus errechnen sich 0,8 Gramm Protein je Kilogramm Körpergewicht. Für Freizeitsportler genügt das. Wer intensives Kraft- oder Ausdauertraining betreibt, benötigt eine eiweißbetonte Kost mit etwa 1,5 Gramm Eiweiß pro Kilogramm Körpergewicht.

ZUR ORIENTIERUNG: 10 Gramm Eiweiß stecken jeweils in 80 Gramm Haferflocken, rund 50 Gramm Putenkeule (ohne Haut), 43 Gramm Erbsen, 0,3 Liter Milch oder 1,5 Hühnereiern.

Der Eiweißhunger nach dem Wettkampf

Während des Trainings oder im Wettkampf wird in der Muskulatur kein Eiweiß aufgebaut. Es geht jetzt um Wichtigeres: Energie freizusetzen, um den Gegenspieler abzuhängen oder beim Krafttraining das Gewicht zu stemmen. Doch kaum ist die intensive Belastungsphase vorbei, schaltet der Körper auf verstärkte Proteinsynthese um. Bis zu zwei Stunden steht das Aminosäurenfenster weit offen – in Muskeln und Bindegewebe werden jetzt dreimal so viele Eiweißbaustoffe eingelagert wie sonst. Wer die Aminosäurendepots rasch auffüllt, stellt sicher, dass der Körper Trainingsreize richtig umsetzt: Das Muskelwachstum wird angestoßen, beschädigte Zellen werden repariert. Um diesen Eiweißhunger zu stillen, nimmt der Organismus über den Darm mehr Eiweiß auf als sonst. Dabei hat der Magen zu diesem Zeitpunkt schon Vorarbeit geleistet, indem er das Nahrungseiweiß mithilfe von Verdauungsenzymen grob aufspaltet. Im Dünndarm erfolgt dann die letztendliche Zerlegung des Eiweißes in seine Grundbaustoffe, die Aminosäuren. Über eine Zwischenstation in der Leber – dem Zentralorgan für den Proteinstoffwechsel – gelangen die freien Aminosäuren schließlich zu den Organen und in Richtung der Muskelzellen.

Welche Aminosäuren sind besonders wichtig?

Die Aminosäuren, die der Körper nicht selbst herstellen kann, müssen regelmäßig mit der Nahrung aufgenommen werden. Je vollständiger diese »essenziellen Aminosäuren« (z. B. Leucin, Lysin, Tryptophan) in einem Nahrungseiweiß stecken, desto hochwertiger ist dieses Lebensmittel für den Menschen. Aus den unverzichtbaren Aminosäuren synthetisiert der Körper die restlichen Aminosäuren selbst (z. B. Asparaginsäure, Glutaminsäure, Glycin). Bei Sportlern, die sich intensiv belasten, aber auch nach Infekten, kommt der Körper mit der Produktion mancher Aminosäuren jedoch nicht hinterher. Diese semiessenziellen Aminosäuren (wie Arginin, Histidin, Cystein, Tyrosin) sind dann das schwächste Glied in der Kette und sollten über Regenerations-Shakes ersetzt werden.

Aus diesem Grund steckten die Aufbaustoffe auch in den Drinks, die jeder Nationalspieler bei der Fußball-Weltmeisterschaft sofort nach jedem Spiel und jedem Training erhielt, und die sich schon bald als unverzichtbar erwiesen: Das schwefelhaltige Cystein etwa hält das Bindegewebe gesund, weil es antioxidativ wirkende Enzymsysteme, wie die Glutathionperoxidase, unterstützt. Bei sportlichen Höchstleistungen sinkt der Cysteinspiegel im Blut rapide ab. Arginin fördert die Durchblutung der Muskulatur. Histidin wiederum ist Bestandteil von Fitnessgaranten wie dem roten Blutfarbstoff Hämoglobin oder Myoglobin, einem sauerstoffspeichernden Eiweiß im Muskel. Und Tyrosin ist an der Produktion wichtiger Botenstoffe wie Dopamin beteiligt, die Aktivität und Stimmung regeln.

Einige der essenziellen Aminosäuren besitzen darüber hinaus die Eigenschaft, sich an den Enden zu verzweigen (branch-chain-amino-acids = BCAAs). Diese verzweigtkettigen BCAAs stimulieren das Muskelwachstum in besonderem Maße, indem sie die Ausschüttung von bestimmten Hormonen, beispielsweise des Wachstumshormons STH, fördern. Auch sie finden sich häufig in Nahrungsergänzungsdrinks wieder.

Die ideale Eiweißzufuhr für den Profi

Sportler, die sich in einer mehrwöchigen Meisterschaft befinden, benötigen besondere Hilfe sowohl bei der Optimierung der Energiebereitstellung als auch bei der Regeneration von Bändern und Gelenken. Da der Körper mit der Nahrung aufgenommenes Eiweiß ohnehin wieder in seine Bausteine, die Aminosäuren, zerlegt, bevor er diese zu körpereigenem Eiweiß umbaut, haben wir uns bei der Fußball WM 2006 dieses Wissen zunutze gemacht:

Die Fußballer der Nationalmannschaft erhielten deshalb sofort nach dem Abpfiff eines Spiels spezielle Aminosäuren-Shakes. Diese Mischungen enthielten alle wichtigen Aminosäuren bereits in freier, direkt aufnehmbarer Form – dem Prinzip nach also bereits vorverdaute Eiweiße.

Die Erfahrung hatte nämlich gezeigt, dass dies wie ein Turbo für die Wiederherstellung von körpereigenem Eiweiß wirkt, da diese Nährstoffe nicht erst von den Verdauungsorganen in einzelne freie Aminosäuren zerlegt werden müssen. Gelöst in kohlenhydrathaltigen Getränken wie z. B. Apfelsaft, dessen Fruchtzucker die Darmporen öffnet, werden die Aminosäuren direkt von den Darmzellen aufgenommen und auf diese Weise ohne Umwege in Muskelprotein verwandelt.

Allerdings: Aminosäuren-Shakes in dieser Form sollten nur von ärztlich betreuten Leistungssportlern eingenommen werden. Einzeln zugeführte Eiweißbausteine, zumal in höherer Dosis, könnten sonst das Gleichgewicht der Aminosäuren im Körper aus der Balance bringen und zu Gesundheitsschäden führen. Um das zu verhindern, hat der Gesetzgeber Aminosäurenpräparate vorsorglich unter das Arzneimittelgesetz gestellt. Ärztlich verschrieben sind sie in der Apotheke erhältlich.

Eiweißdrinks für den ambitionierten Freizeitsportler

Die Alternative für ambitionierte Freizeitsportler besteht in Fitness-Getränken, die nicht mit einzelnen Aminosäuren, sondern mit Eiweiß angereichert sind. Die Auswahl fällt dabei nicht gerade leicht: Es existiert eine Vielzahl von Proteinpulvern für die Sportlerernährung, die Eiweiße aus verschiedenen Quellen mixen – beispielsweise Vollmilch, Soja, Molke und Hühnereiweiß. Deshalb lohnt es sich, einen kritischen Blick auf das Etikett zu werfen: Gesunde Shakes decken einen Großteil der essenziellen Aminosäurenversorgung ab. Darüber hinaus sollten die Aminosäuren Glutamin, Glycin und Prolin etwa 30 bis 40 Prozent der Inhaltsstoffe liefern. Diese Aminosäuren sind besonders wichtig für den Aufbau von Muskeln und Bindegewebe. Achten Sie beim Kauf von Instant-Zubereitungen auch auf die enthaltenen Hilfsstoffe. Ein Zuviel an Farbstoffen, Geschmacksverbesserern und Konservierungsmitteln kann auf Dauer Allergien oder Magen-Darm-Probleme auslösen. Versuchen Sie, solche Produkte möglichst zu vermeiden. Zucker in Fitness-Drinks wiederum liefert unnötige Kalorien. Antioxidanzien als Ergänzung sind dagegen sinnvoll, ebenso die Mineralstoffe Magnesium, Kalium und Kalzium.

Äußerst empfehlenswert für intensiv trainierende Freizeitsportler sind vor allem Drinks aus Molkeeiweißpulver. Molke ist ein Nebenprodukt der Käseherstellung, das aus vielen essenziellen Aminosäuren besteht, darunter auch die besonders wertvollen BCAAs. Und es enthält mehr muskelaktives Glutamin, Glycin und Cystein als das vergleichbare Kasein der Vollmilch. Außerdem wird Molkeprotein vom Darm besser absorbiert als die vergleichsweise größeren Eiweißmoleküle aus Milch.

Nach dem Training braucht der Körper auch Kohlenhydrate

Nach einem intensiven Training oder einem Wettkampf müssen auch die Glykogenspeicher in Muskulatur und Leber aufgefrischt werden. Sonst ist der Tank für den kommenden Wettkampftag oder die nächste Trainingseinheit leer. Die beste Gelegenheit zum Auffüllen der Kohlenhydratdepots bietet sich direkt nach dem Sport. Bis zu zwei Stunden nach einer intensiven Belastung ist der Muskel dank gesteigerter Enzymtätigkeit dafür besonders empfänglich. Als SOS-Maßnahme vor dem Duschen eignen sich spezielle Regenerationsgetränke mit Mineralstoffen und Kohlenhydraten (ca. 70 Gramm pro Liter). In den nächsten ein bis zwei Stunden nach dem Training kann dann eine leichte Kohlenhydratmahlzeit folgen: etwa Nudeln mit Gemüse oder Fisch, ein Pilzrisotto oder ein leicht gesüßter Hirse- oder Griesauflauf mit gedünstetem Obst.

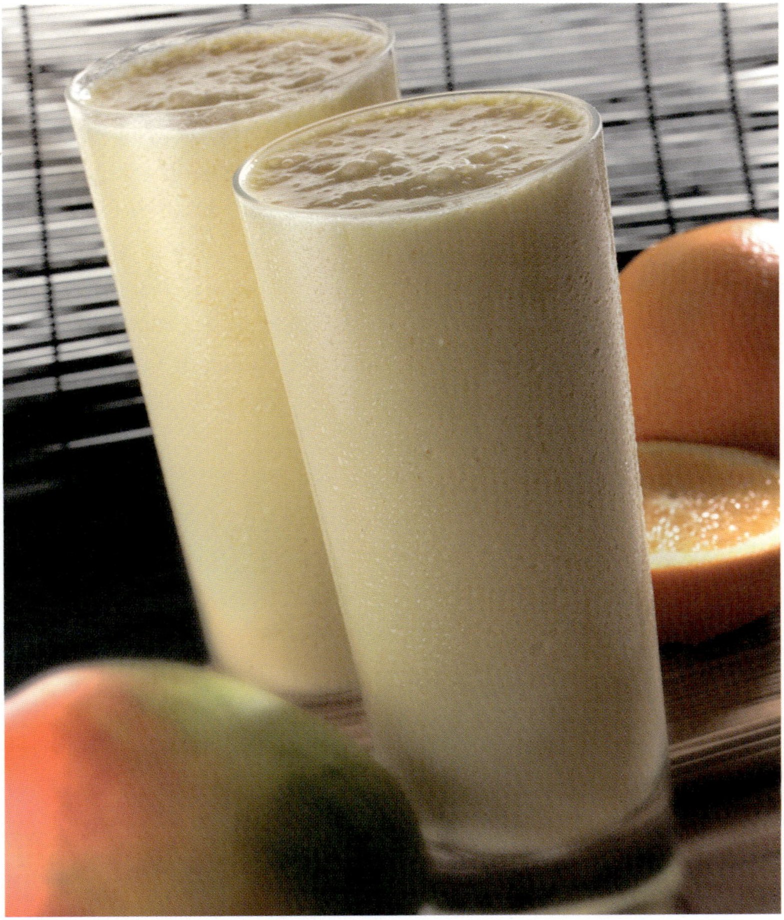

Gesunde Eiweißshakes decken einen Großteil der essenziellen Aminosäurenversorgung ab.

Und was ist mit den Fetten?

Dieser Nährstoff bedeutet pure Energie für den Körper: Neun Kilokalorien liefert ein Gramm Fett – mehr als doppelt so viel wie Kohlenhydrate und Eiweiß. Trotzdem bleiben Kohlenhydrate der vergleichsweise effektivere Treibstoff. Mit ihrer Hilfe läuft die aerobe Energiegewinnung – also die Energiegewinnung unter Zuhilfenahme von Sauerstoff – etwa doppelt so schnell ab wie bei der Umwandlung von Fett in Energie. Das bedeutet jedoch nicht, dass aktive Sportler Fett vermeiden sollten.

Als Grundbaustein der Zellwände, Vitamintransporteur und Geschmacksträger ist Fett für unseren Körper unverzichtbar. Es kommt jedoch auf die Wahl der Fettart an. Statt der gesättigten Fettsäuren aus tierischen Lebensmitteln (z. B. Butter, Wurst, Braten, Sahne) sollten die ungesättigten pflanzlichen Fette aus Nüssen, Oliven- oder Distelöl den Vorzug erhalten, sie fördern die Entwicklung von Gehirn und Nerven und schützen vor Herz-Kreislauf-Erkrankungen. Besonders wertvoll: die mehrfach ungesättigten Omega-3-Fettsäuren aus Leinöl und aus Meeresfischen wie Lachs und Hering.

Die aktuellen Empfehlungen für die Fettaufnahme liegen bei etwa 30 Prozent der gesamten Energieaufnahme, das entspricht ungefähr 1,5 Gramm Fett pro Kilogramm Körpergewicht. Ein Drittel davon soll aus gesättigten, ein Drittel aus ungesättigten und das restliche Drittel aus mehrfach ungesättigten Fettsäuren stammen. Das gilt auch für Sportler.

ZUR ORIENTIERUNG: Ein Liter Vollmilch enthält rund 35 Gramm Fett, eine Portion Tortellini mit Pilzsauce 25 Gramm Fett, 100 Gramm Lachs 14 Gramm Fett, und 1 Esslöffel Olivenöl 9 Gramm Fett.

Vitamine und Mineralstoffe für den Sportler

Mineralstoffe, Spurenelemente und Vitamine sind lebensnotwendig: Besonders Spurenelemente und Vitamine kommen im Körper oft nur in Konzentrationen von wenigen Tausendstel Gramm vor – und dennoch besitzen diese Hochleistungsstoffe den Schlüssel zu mehr Fitness und Leistungsfähigkeit. Für Sportler sind folgende Gruppen von Vitaminen und Mineralstoffen besonders von Bedeutung:

1. **Vitamine für den Eiweißstoffwechsel:** Sie unterstützen den Einbau von Aminosäuren in den Muskel und fördern so eine rasche Regeneration.

2. **Antioxidanzien:** Diese Vitalstoffe wirken als Schutzschild gegen freie Radikale, die bei intensivem Training gebildet werden und Sehnen und Gelenke anfälliger für Verletzungen machen.

3. **Spurenelemente für Bindegewebe und Muskeln:** Mit den richtigen Nährstoffen stärkt man viele wichtige Bestandteile des Bindegewebes und unterstützt zugleich die Muskulatur.

1 Die Nährstoffe für den Eiweiß-Stoffwechsel

Der Vitamin-B6-Steckbrief

Vitamin B6 ist ein Schlüsselvitamin für den Auf- und Abbau aller Eiweiße im Körper. Als solches fördert es den gesamten Muskelstoffwechsel. Das Eiweißvitamin schaltet sich aber auch in die Energiegewinnung ein, indem es das Glykogen – die Speicherform der Kohlenhydrate – mobilisiert.

Ein festes Bindegewebe benötigt ebenfalls Vitamin B6, wie auch die Regeneration des Nervengewebes. Wachheit, Aktivität, rasche Auffassungsgabe und gutes Kurzzeitgedächtnis sind Funktionen, die nur mit genügend Vitamin B6 ablaufen. Überdies spielt das B-Vitamin eine wichtige Rolle bei der Weiterverarbeitung des Homocysteins, das unverarbeitet als Risikofaktor für Herz-Kreislauf-Erkrankungen und früh einsetzende Demenz betrachtet wird.

Wie viel Vitamin B6 braucht der Sportler?

Empfohlen wird, täglich 1,2 bis 1,5 Milligramm dieses Vitamins über die Nahrung aufzunehmen. Wer mehr als die durchschnittlichen Eiweißmengen benötigt (mehr als 0,8 Gramm Protein je Kilogramm Körpergewicht), um sein Training zu bewältigen, benötigt mehr Vita-

Kältereiz und Aminosäuren

Shakes mit den Aminosäuren Glycin, Glutamin und Cystein bieten noch einen weiteren Vorteil: Der Körper stellt daraus in den Zellen den wichtigsten aller Radikalfänger her – das Glutathion. Ohne die Unterstützung durch diese Substanz stehen selbst Vitamin C und Vitamin E auf verlorenem Posten. Besonders stark steigt der Glutathionspiegel in Verbindung mit regelmäßigen Kältereizen an, wie wissenschaftliche Untersuchungen vor Kurzem ergeben haben. Der Organismus generiert dann – bei Gesunden – körpereigene Antioxidanzien. Diesen Effekt haben wir uns bei der gesundheitlichen Begleitung der Fußball-Nationalspieler während der Weltmeisterschaft 2006 zunutze gemacht.

Wann benötigt der Körper Antioxidanzien?

Freie Radikale entstehen zum einen ganz regulär bei der Verbrennung von Nährstoffen in der Zelle. Wie ich in meinem Buch »Mensch, beweg Dich!« ausführlich beschrieben habe, gibt es noch eine Reihe weiterer Faktoren, die die Bildung von freien Radikalen begünstigen. Überanstrengung ohne ausreichendes Training ist nur einer davon. Diese reaktionsfreudigen Substanzen sind in der Lage, Zellbestandteile (Aminosäuren, Fettsäuren und Eiweiß) zu schädigen und so die Zellen zu bedrohen.
Im Normalfall sorgen körpereigene antioxidative Schutzmechanismen dafür, die freien Radikale unter Kontrolle zu halten. Bei intensiver sportlicher Belastung z. B. nimmt die Produktion dieser aggressiven Verbindungen jedoch schlagartig zu. Gleichzeitig steigt der Verbrauch von Antioxidanzien stark an. Die Folge: Die freien Radikale schwächen das Bindegewebe und reizen das Gewebe, z. B. in Gelenken oder Bändern. Die Verletzungsgefahr steigt an, Muskel- oder Sehnenverletzungen nehmen zu.

Was ein Eisbad bewirkt

Schutz bietet hier: ein Kältebad gleich nach dem Sport! Es senkt die Betriebstemperatur der Muskeln schlagartig und unterbindet das »Nachbrennen« des Körpers. Der oxidative Stress würde natürlich dabei weiter anhalten. Wird jedoch einem Wärmereiz ein Kältereiz entgegengesetzt, passiert noch etwas Weiteres: Der Organismus generiert nun vermehrt körpereigene antioxidative Wirksubstanzen wie bestimmte Enzymsysteme, etwa die Superoxid-Dismutase (SOD) oder die Katalase (KAT). Diese Enzyme mit Zellschutzfunktion sorgen im Gewebe für eine Reduzierung der freien Radikale. Auch der wichtigste aller Radikalfänger wird durch Kältereize vermehrt gebildet: das Glutathion.

Unmittelbar nach dem Training nahmen die Fußballspieler daher ein etwa dreiminütiges Bad in einem Eiswassertrog. Das Baden im Eiswasser war natürlich nur zu verantworten, weil eine ärztliche Betreuung die nicht ganz angenehme Tortur begleitete und das Wohlbefinden der Spieler nicht außer Acht gelassen wurde. Ausschlaggebend dabei ist allerdings, dass eine gute Versorgung mit den Aminosäuren Glycin, Glutamin und Cystein gewährleistet ist, denn nur daraus kann sich der nach dem Training ausgehungerte Organismus der Spieler das Glutathion in den Zellen zusammenbauen.

min B6, um das Eiweiß richtig zu verarbeiten. Hier sind Nahrungsergänzungsmittel angeraten mit 50 Milligramm Vitamin B6 pro Kapsel oder Tablette. Optimal vom Körper verwertet werden kann eine Mischung von Vitamin B6 aus Pyridoxin und der modernen, aktivierten Form, dem Pyridoxal-5-Phosphat. Die Einnahme erfolgt zum Essen, über den Tag verteilt. Aber Vorsicht: Bei jungen Menschen mit Akneproblemen kann Vitamin B6 leider die Beschwerden verstärken, also in diesem Fall vorsichtig dosieren.

> Die empfohlene Menge an Vitamin B6 lässt sich für Sportler in der Regel gut über die Ernährung decken, da Vitamin B6 in fast allen Lebensmitteln steckt: beispielsweise in Sonnenblumenkernen (1,25 Milligramm je 100 Gramm verzehrbarer Anteil), Lachs (0,98 Milligramm), Avocados (0,50 Milligramm), Huhn (0,50 Milligramm), Rinderfilet (0,50 Milligramm) oder Kartoffeln (0,20 Milligramm).

Der Folsäure-Steckbrief

Folsäure gehört zu den Vitalstoffen, die in schnell wachsenden Geweben für eine geordnete Zellteilung sorgen. Das macht dieses B-Vitamin nicht nur für Schwangere wertvoll, sondern auch für Sportler. Nach dem Training oder Wettkampf unterstützt Folsäure die Muskelregeneration und die Neubildung von Bindegewebe und Blutzellen. Fehlt das Vitamin, ist der Eiweißstoffwechsel nicht ausgewogen. Dann bildet der Körper zu viel Homocystein, ein Zwischenprodukt bei der Synthese der Aminosäure Methionin. Dauerhaft zu hohe Homocysteinspiegel scheinen sich nicht nur negativ auf das Herz-Kreislauf-System auszuwirken, sondern auch auf die Gesundheit von Hirn und Knochen.

Wie viel benötigt der aktive Sportler?

Die Deutsche Gesellschaft für Ernährung empfiehlt, täglich 400 Mikrogramm Folsäure aufzunehmen. Sportler weisen einen erhöhten Bedarf auf. Sie sollten täglich 900 Mikrogramm Folsäure zu sich nehmen und in Wettkampfphasen vier bis sechs Wochen lang bis zu fünf Milligramm täglich. Um richtig arbeiten zu können, ist die Folsäure auf das Spurenelement Eisen und Vitamin C angewiesen. Außerdem ist Folsäure regelrecht abhängig von einer ausreichenden Menge Vitamin B12. Wer zu Nahrungsergänzungsmitteln greift, sollte daher am besten ein Kombipräparat aus diesen Nährstoffen wählen.

> Zu den natürlichen Folsäurelieferanten zählen Weizenkleie (0,52 Milligramm je 100 Gramm verzehrbarer Anteil), Hähnchenleber (0,4 Milligramm), Kalbsleber (0,3 Milligramm), Rote Beete (0,15 Milligramm), Spargel (0,1 Milligramm) oder Linsen (0,1 Milligramm). Folsäureverbindungen gehen bei langer Lagerung und beim Kochen verloren, deshalb Salate und Gemüse lieber rasch verzehren.

Der Magnesium-Steckbrief

Die Verarbeitung von Eiweißen, aber auch von Fetten und Zucker hängt von einer ausreichenden Magnesiumversorgung ab. Jede Muskelaktion des Körpers ist magnesiumabhängig. Das gilt für die Erregungsübertragung von Nerven auf Muskeln ebenso wie für die reine Muskelarbeit. In puncto Regeneration und Trainingsfortschritte ist Magnesium der zentrale Mineralstoff: Leeren sich die körpereigenen Depots, kann sich das durch Wadenkrämpfe, Herzstolpern oder krampfartige Kopfschmerzen bemerkbar machen. Je mehr Energie der Körper umsetzt, desto mehr Magnesium benötigt er. Aber auch rund 300 körpereigene Enzyme und damit unzählige Stoffwechsel- und Steuerungsprozesse sind auf den Leistungsmineralstoff angewiesen.

Wie viel benötigt der aktive Sportler?

Der Magnesiumbedarf bei Sportlern liegt zwischen 200 und 400 Milligramm pro Tag. Die Bedürfnisse sind jedoch individuell ganz verschieden. Daher gilt: ausprobieren. Magnesium ist ein sehr sicherer Mineralstoff, Überschüsse werden ausgeschieden.

Im Blut lässt sich Magnesium übrigens nur schwer messen, es verhält sich hier wie Eisberge zum Polarmeer: Man erkennt nur die Spitze des Vorhandenen, das meiste liegt verborgen in den Zellen.

Wer ein Magnesiumpräparat kauft, hat die Wahl zwischen organischen und anorganischen Verbindungen. Die bessere Aufnahme im Darm gewährleisten organische Salze (Zitrate) und die sogenannten Chelate. Letzteres bezeichnet Verbindungen mit Aminosäuren, z. B. Aspartate oder Orotate. Ein Tipp: Magnesium nie direkt vor dem Training nehmen. Die Blutgefäße entspannen sich, die Beine werden schwer! Weil Magnesium im Körper als Kalzium-Gegenspieler fungiert, sollten die beiden Mineralstoffe nicht gleichzeitig in größeren Mengen eingenommen werden.

> Zu den wichtigsten natürlichen Magnesiumlieferanten zählen je 100 Gramm verzehrbarer Anteil: Kakao (410 Milligramm), Weizenkeime (300 Milligramm), Sojabohnen (220 Milligramm), Naturreis (200 Milligramm), Kichererbsen (155 Milligramm) und Bananen (36 Milligramm).

---

2 Wichtige Antioxidanzien für den Sportler

Der Vitamin-C-Steckbrief

Vitamin C gehört zu den wichtigsten Vitaminen für den menschlichen Körper und ist an etwa 15.000 Stoffwechselreaktionen beteiligt. Gerade für Sportler macht sich dieses Multitalent vielfach bezahlt. Es unterstützt die Bildung von festem Kollagen und stärkt so

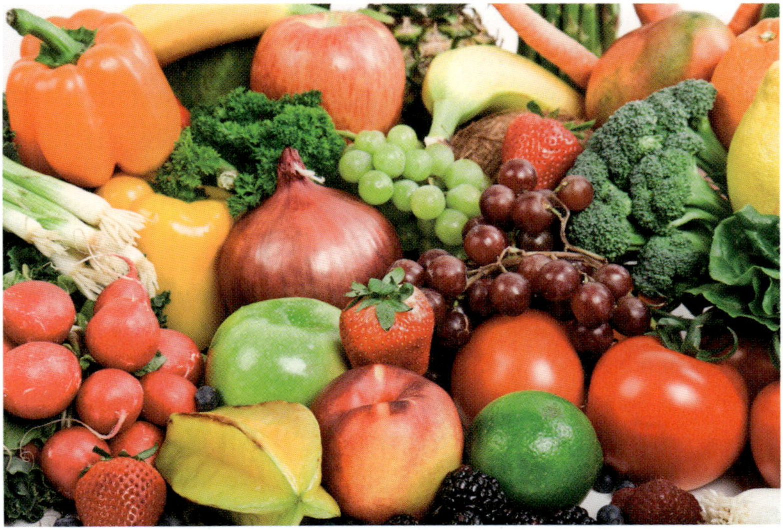

Vitamine und Bioaktivstoffe aus Obst und Gemüse schützen den Körper vor freien Radikalen.

das Bindegewebe – das steigert die Belastbarkeit von Bändern und Bindegewebsstrukturen im Gelenkbereich. Indem der Nährstoff die Blutgefäße besser abdichtet, unterstützt er die Wundheilung und beugt blauen Flecken vor. Für den Sport im Freien schützt Vitamin C die Augenlinsen vor zu starker UV-Belastung. Vor allem aber aktiviert Vitamin C – zusammen mit den anderen großen Radikalfängern Vitamin E und Coenzym Q10 – die Abwehrzellen des Immunsystems und optimiert so die Regeneration. All das macht Vitamin C zu einem unverzichtbaren Nährstoff vor oder nach Wettkämpfen. Anzeichen eines Vitamin-C-Mangels sind häufige Herpes-Infektionen, eine schlechte Wundheilung und Anfälligkeit für Bindegewebsschwäche oder Neigung zu entzündlichen Erkrankungen der Schleimhäute.

Wie viel Vitamin C braucht der Sportler?

Die Deutsche Gesellschaft für Ernährung gibt den Tagesbedarf für Erwachsene mit 100 Milligramm an. Körperlicher Stress und jede Art von Sport erhöhen den Vitamin-C-Bedarf auf bis zu ein Gramm pro Tag für die Zeit der Belastung. Diese Menge lässt sich über die Ernährung kaum mehr abdecken – man müsste schon ein Kilo Petersilie oder 50 bis 80 Äpfel verzehren. Wenn Sie Vitamin C als Nahrungsergänzungsmittel einnehmen, sollten Sie darauf achten, dass es in der säuregepufferten Form als Kalziumascorbat vorliegt. So wird der bei den meisten ohnehin übersäuerte Stoffwechsel nicht weiter belastet. In jüngster Zeit wird mit fettlöslichem Vitamin C, einem »Ascorbylpalmitat«, geworben. Hier wird ein technischer Hilfsstoff geschickt umgedeutet. Fallen Sie nicht auf diesen Etikettenschwindel herein. Vitamin C ist und bleibt ein wasserlöslicher Radikalfänger. Er ist auch nur dort wirksam. »Retard-Präparate« sollten wegen der vielen Hilfsstoffe nicht auf Dauer eingenommen werden.

> Zu den besten Vitamin-C-Quellen gehören Schwarze Johannisbeeren (189 Milligramm je 100 Gramm verzehrbarer Anteil), Brokkoli (110 Milligramm), rote Paprika (105 Milligramm), Erdbeeren (60 Milligramm) und Weißkohl (47 Milligramm). Natürliche Vitamin-C-Quellen enthalten meistens noch Bioflavonoide, die die Wirkung der Ascorbinsäure unterstützen.

Der Vitamin-E-Steckbrief

Vitamin E fördert den Energiestoffwechsel und unterstützt die Leistungsfähigkeit der Zellen auf vielen Ebenen. Seine wichtigste Funktion ist jedoch die als Antioxidans: Es schützt vor allem das Bindegewebe und die Gelenkinnenhaut. Bei diesen Abwehrprozessen verbraucht sich Vitamin E, es wird aber durch Vitamin C wieder regeneriert – die beiden arbeiten Hand in Hand. Sportler, die viel im Freien trainieren, profitieren auch von der UV-schützenden Wirkung des Vitamin E.

Wie viel Vitamin E braucht der Sportler?

Laut DGE liegt der Vitamin-E-Tagesbedarf für Erwachsene zwischen zwölf und 14 Milligramm. Um das Bindegewebe gesund zu halten, das in Wettkampfzeiten intensiv belastet wird, empfiehlt sich die kurmäßige Einnahme (also vier bis sechs Wochen) von 200 bis 400 Milligramm natürlichem Vitamin E täglich. Diese Dosis kann auch Entzündungsreaktionen im Bereich der Sehnen und Bänder entgegenwirken. Mit der kurmäßigen Einnahme (niedrige Dosierung über einen längeren Zeitraum) lassen sich Überdosierungen verhindern, die wegen der Fettlöslichkeit nicht ausgeschlossen sind. Natürliches Vitamin E wird vom Körper besser verarbeitet als synthetisches. Supplemente mit natürlichem Vitamin E werden aus Palmkernöl oder Soja gewonnen und sind auch in deutschen Apotheken leicht verfügbar. Da der Körper das Vitamin E nur dann verwerten kann, wenn er gleichzeitig etwas Nahrungsfett erhält, sollten die Vitamin-E-Kapseln zur Hauptmahlzeit eingenommen werden.

> Zu den besten natürlichen Vitamin-E-Lieferanten zählen Weizenkeimöl (176 Milligramm je 100 Gramm verzehrbarer Anteil), Sonnenblumenöl (50 Milligramm) und Mandeln (47 Milligramm).

Der Selen-Steckbrief

Selen gehört ebenso zur Grundausstattung des antioxidativen Systems. Es aktiviert die Glutathionperoxidase, ein Enzym, das die Zellen vor freien Radikalen schützt. Auf diese Weise werden vor allem Bindegewebe und Muskulatur gesund erhalten. Zugleich bindet Selen Schwermetalle, unterstützt das Immunsystem und wirkt krebsvorbeugend.

Wie viel benötigt der aktive Sportler?

Erwachsenen rät die Deutsche Gesellschaft für Ernährung zu 30 bis 70 Mikrogramm Selen täglich. Orthomolekularmediziner empfehlen ein Mehrfaches, um das Immunsystem – etwa bei hoher Trainingsbelastung oder in Grippeperioden – zu wappnen: nämlich zwischen 100 und 200 Mikrogramm.

> Nennenswerte Mengen stecken beispielsweise in Kokosnuss (810 Mikrogramm je 100 Gramm verzehrbarer Anteil), Steinpilzen (bis 194 Mikrogramm), Bückling (140 Mikrogramm), Weizenkeimen (bis zu 130 Mikrogramm, abhängig vom Selengehalt des Bodens), Hülsenfrüchten (bis 45 Mikrogramm) oder Knoblauch (25 Mikrogramm). Leider sinkt der Selengehalt in vielen Lebensmitteln. Schuld sind übersäuerte Böden, deren Selenverbindungen von Tier und Pflanzen nicht verwertet werden.

3 Spurenelemente für Bindegewebe und Muskeln

Der Zink-Steckbrief

Zink hat zahlreiche Funktionen im Körper, ist wichtig für viele Enzyme und den Hormonhaushalt. Für Sportler zählt vor allem sein Talent, das Enzym Carboanhydrase zu steuern. Dieses bindet saure Stoffwechselprodukte, um daraus Kohlensäure herzustellen, die wir anschließend über die Lunge abatmen. Und es hilft, aus Kohlensäure basisches Bicarbonat zu gewinnen, was für die Säure-Basen-Balance des Bindegewebes wichtig ist. Wer sich körperlich stark engagiert und sich eiweißreich ernährt, benötigt deshalb Zink zur Entsäuerung. Darüber betätigt sich Zink als Katalysator im Eiweißstoffwechsel und als Antioxidans. Nicht zuletzt stabilisiert es die Funktion von Insulin – dem wichtigsten Steuerungsmolekül des Kohlenhydratstoffwechsels. Fehlt Zink, leiden der Eiweißstoffwechsel sowie das gesamte Immunsystem.

Alles bio – oder was?

Der Name verrät es ja schon: Nahrungsergänzungsmittel wie beispielsweise Eiweiß-Shakes sind eine Ergänzung, die Ernährung ist die Basis. Und die sollte möglichst von Bio-Betrieben stammen. Obst und Gemüse aus nachhaltigem Anbau schmecken besser, enthalten weniger Chemie und mehr Nährstoffe verglichen mit Lebensmitteln aus der konventionellen Landwirtschaft. Gerade die höhere Nährstoffdichte – ein Resultat der schonenden Anbaumethoden – macht Ökogemüse so wertvoll für Sportler, die einen höheren Bedarf an vielen Vitaminen und Mineralstoffen haben. Seit einiger Zeit boomt Bioware auch bei den Discountern.

Wie viel benötigt der aktive Sportler?

Die Deutsche Gesellschaft für Ernährung empfiehlt täglich sieben bis zehn Milligramm Zink. Leistungssportler verlieren viel Zink mit dem Schweiß (ca. ein Milligramm pro Liter). Zudem weist ihr Körper einen größeren Zinkumsatz auf. Ihr Zinkbedarf ist erhöht und eine Nahrungsergänzung sinnvoll.

Bei Zinkpräparaten sollten Sie darauf achten, dass das Zink als Zinkaspartat, -citrat, -orotat oder -picolinat angeboten wird. Wer gleichzeitig Eisen und Kupfer einnimmt, bei dem vermindert sich die Zinkaufnahme. Entsprechende Präparate sollten mindestens sechs Stunden versetzt eingenommen werden. In Deutschland wird das Gesamtgewicht einer Salzverbindung pro Kapsel angegeben, also z. B: 40 Milligramm Zinkorotat. Der Zinkgehalt selbst beträgt aber nur 6,3 Milligramm. Präparate aus den USA oder Holland geben in der Regel den Zinkgehalt bezogen auf das aktive Spurenelement an, z. B. Zinkpicolinat 15 Milligramm. Das bedeutet, dass man 15 Milligramm Zink pro Kapsel aufnimmt.

> Gute Quellen sind vor allem Austern (bis 160 Milligramm je 100 Gramm verzehrbarer Anteil), Käse (bis zu 11 Milligramm), Weizenkeime (10 Milligramm), Kalbsleber (8,4 Milligramm), Schweineleber (5,9 Milligramm) und Rinderfilet (5,7 Milligramm).

Der Mangan-Steckbrief

Mangan ist ein weiteres wichtiges Spurenelement für das Bindegewebe. Als Bestandteil des wichtigsten antioxidativen Enzyms, der Superoxid-Dismutase, wirkt es bindegewebsschützend. Enzymsysteme, die Bindegewebsstrukturen (GAGs und PGs) aufbauen, benötigen Mangan zudem als Initiator. Dies betrifft den Knorpel, den Knochen und die gesamte Matrix des Bindegewebes.

Wie viel benötigt der aktive Sportler?

Der Schätzwert für die angemessene Zufuhr liegt bei zwei bis fünf Milligramm pro Tag. Der Manganbedarf kann gut über die Ernährung gedeckt werden.

> Zu den manganreichsten Lebensmitteln gehören Weizenkeime (9,3 Milligramm je 100 Gramm verzehrbarer Anteil), Haselnüsse (6 Milligramm), Haferflocken (4,9 Milligramm), Blaubeeren (bis 4,8 Milligramm), Sojamehl (4,2 Milligramm) und Reis (bis zu 3 Milligramm).

Der Kupfer-Steckbrief

Kupfer arbeitet im Körper eng mit Eisen und Vitamin C zusammen und macht sich für Aktive vielfach bezahlt. Es wirkt antioxidativ, stellt ein wichtiges Bindeglied in der Energieversorgung der Zellen dar und beteiligt sich am Hormonstoffwechsel. Fehlt Kupfer, leiden Bindegewebsaufbau, Erholung des Immunsystems und die Energieproduktion.

Wie viel benötigt der aktive Sportler?

Empfohlen werden ein bis 1,5 Milligramm Kupfer täglich. Ein schwerer Mangel an Kupfer tritt nur selten auf. Sportler, die an einer Infektion leiden, kommen mit einer kurzzeitigen Einnahme von Nahrungsergänzungsmitteln, die Kupfer enthalten (bis zu zehn Tagen) rascher auf die Beine. Vom Körper gut verwertbar sind Kupfergluconat und -orotat. Gibt man dem Körper zu viel davon, wandelt sich die antientzündliche Potenz in eine reizende.

> Besonders gute Kupferlieferanten sind Leber (3 bis 5 Milligramm je 100 Gramm verzehrbarer Anteil), Bohnen (0,8 Milligramm), Erbsen (0,7 Milligramm) oder Seefisch (0,3bis 0,6 Milligramm).

Der Eisen-Steckbrief

Eisen ist wichtig, damit der Körper die roten Blutkörperchen bilden kann. Diese wiederum sind dafür zuständig, den Sauerstoff aus der Lunge in die Zellen zu transportieren. Daneben ist das Eisen Baustein zahlreicher Enzyme, die an der Energiegewinnung beteiligt sind. Fehlt dieses zentrale Spurenelement, leiden Energiespeicherung und -bereitstellung. Die Folge: Muskelleistung und Ausdauer nehmen ab. Leere Eisenspeicher äußern sich auch durch Müdigkeit, Schwäche, Kurzatmigkeit oder fehlenden Appetit.

Wie viel benötigt der aktive Sportler?

Erwachsene sollten etwa zehn bis 15 Milligramm Eisen pro Tag zu sich nehmen. Diese Werte gelten auch für Sportler und lassen sich über die Ernährung meist problemlos abdecken.

Eisenpräparate sollten nur auf Empfehlung eines Arztes genommen werden, weil ein Zuviel an Eisen entzündliche Reaktionen verstärkt. Gute Multivitaminpräparate verzichten auf das Spurenelement.

> Gute Eisenquellen sind Innereien (7 bis 22 Milligramm je 100 Gramm verzehrbarer Anteil), Hirse (9 Milligramm), Linsen (7,5 Milligramm), Pfifferlinge (6,5 Milligramm) oder Haferflocken (5,2 Milligramm). Die Eisenaufnahme aus pflanzlichen Lebensmitteln lässt sich erhöhen, wenn man sie mit Vitamin-C-haltigen Lebensmitteln kombiniert.

Der Silicium-Steckbrief

Silicium, nach Sauerstoff das zweithäufigste Element auf Erden, kommt im menschlichen Körper nur in Spuren vor. Dennoch hat dieses Spurenelement eine essenzielle Bedeutung, da es Zellaufbau und Zellstoffwechsel aktiviert und dadurch den Alterungsprozess im Gewebe positiv beeinflusst. Silicium (Kieselsäure) stärkt das Immunsystem, dient als Stabilisator des Bindegewebes und ist nicht nur wesentlich am Aufbau von Haut, Haaren, Nägeln und Knochen beteiligt, sondern auch von Knorpel, dem wichtigen Stoßdämpfer zwischen den Gelenkflächen. Bei ausreichender Versorgung der Sportler mit Silicium ist die Regenerationszeit nach Verletzungen erfahrungsgemäß viel kürzer.

Wie viel benötigt der aktive Sportler?

Pro Tag sollten Erwachsene 10 bis 40 Milligramm Silicium aufnehmen. Da dieses Spurenelement über den Urin und die Abstoßung von Haut, Haaren und Nägeln ständig ausgeschieden wird, ist eine zusätzliche Zufuhr z. B. in Form von Siliciumgel oder Siliciumpulver zur Nahrung sehr empfehlenswert.

> Besonders gute Siliciumlieferanten sind Hafer (600 Milligramm je 100 Gramm verzehrbarer Anteil), Hirse (500 Milligramm), Gerste (230 Milligramm), Kartoffeln (200 Milligramm) und Rote Bete (21 Milligramm).

Bestelladressen

Als Grundausstattung für das Functional Training können Sie verschiedene Versionen von **Functional-Trainings-Paketen** unter folgender Adresse erhalten:

www.flexi-sports.com (Code 2406)

Die Trainingsutensilien können Sie auch einzeln bekommen, z. B. unter folgenden Adressen:

Best for professionels®:
www.bfpversand.de (Trainingsbänder, elastisch, endlos, Medizinball)
Tel. 0491-979210, Fax 0491-73130

Sport-Thieme:
www.Sport-Thieme.de (Fitness-Bänder, Gymnastikmatte, Medizinball, Physioball)
Tel. 05357-18181, Fax 05357-18190

TOGU:
www.togu.de (Gymnastikmatte, Medizinball, Physioball, Pilates-Rolle, Kurzhanteln)
kostenlose Hotline: 0800-9998898

AIREX® BALTEK®:
www.airex.de (Gymnastikmatte, Pilates-Rolle)
Tel. 07367-9666-0, Fax 07367-9666-60
Mercateo:
www.mercateo.com (Kurzhanteln)
Tel. 01805-470000, Fax 01805-404986

MEDI SPORT fitness & wellness Markt e.K.:
www.medi-sport.de (Medizinball)
Tel. 0911-538939, Fax 0911-532937

Performbetter (The experts in functional training and rehabilitation):
www.performbetter.com (alle Utensilien aus den USA):
Tel. 001-401-942-9363,
Fax 001-401-942-7645

Die Fitness-Innovationen wie Balance-Board, Flexi-Bar und XCO-Trainer sind zum Beispiel erhältlich unter:

Best for professionels®:
www.bfpversand.de (Balance-Board)
Tel. 0491-979210, Fax 0491-73130

Flexi Sports GmbH:
www.xco-trainer.de (XCO-Trainer)
Tel. 089-450287-0, Fax 089-450287-27

Weiterführende Literatur

Berryman, J. W., Park, R. J.:
Sport and Exercise Science. University of Illinois Press, 1992.

Bloomfield, J., Fricker, P. A., Fitch, K. D.:
Science and Medicine in Sport. 2. Aufl., Blackwell Science, Australia, 1995.

Boeckh-Behrens, W.-U., Buskies, W.:
Fitness-Krafttraining. Die besten Übungen und Methoden für Sport und Gesundheit. 10. Aufl., Rowohlt Taschenbuch Verlag, Reinbek 2000.

Bucher, C. A., Wuest, D. A.:
Foundations of Physical Education and Sport. Mosby College, 1995.

Freeman, W. H.:
Physical Education and Sport in a Changing Society. Macmillan USA, 1992.

Heckhausen, J., Heckhausen, H.:
Motivation und Handeln. 3. Aufl., Springer-Verlag, Heidelberg 2006.

Kläsener, C., Korte, M.:
Gute Noten. Scherz Verlag, München 2004.

Lenhart, P., Seibert, W.:
Funktionelles Bewegungstraining. 6. Aufl., Elsevier Urban & Fischer, München 2001.

Loehr, J. E.:
Die neue mentale Stärke. Blv, München 2006.

Mechikoff, R., Estes, St.:
History and Philosophy of Sport and Physical Education: From the Ancient Greeks to the Present. William C. Brown, 1992.

Myers, Th. W.:
Anatomy Trains. Myofascial Meridians for Manual and Movement Therapists. Churchill Livingstone, 2001.

Spurway N., Wackerhage, H.:
The Genetics and Molecular Biology of Muscle Adaptation. Churchill Livingstone, 2006.

Verstegen, M., Williams, P.:
Core Performance. Das revolutionäre Workout Programm für Körper und Geist. Riva Verlag, München 2006.

Verstegen, M.:
Das Core-Programm. Der revolutionäre Trainings- und Ernährungsplan. Südwest Verlag, München 2005.

Von Münchhausen, M.:
So zähmen Sie Ihren inneren Schweinehund. Vom ärgsten Feind zum besten Freund. Campus Verlag, Frankfurt 2007.

Whyte, Gr.:
The Physiology of Training. Churchill Livingstone, 2006.

Register

Seitenangaben in *Kursivdruck* verweisen auf Abbildungen.

V/W

X/Y

Bildnachweis

Creative Collection: 288
iStockphoto: 283 (frankycze), 296 (CEFutcher), 325 (Stephanie Horrocks)
Lizenzfrei: 276
Dr. Kai-Uwe Nielsen: 6–7, 14/15, 48/49, 55, 64, 83, 88/87, 99, 100–103, 112–134, 137–144, 152–209, 216–219, 223–245, 246/247, 251–259, 260/261, 286, 304/305
Hans Rauchensteiner: 11, 21, 51, 71, 77, 78, 81, 265, 270
Südwest-Verlag München: 273 (Nicolas Olonetzky), 309 (Karl Newedel), 317 (Rohner)
Verlag Zabert Sandmann: 61, 111 (Axel Camici)

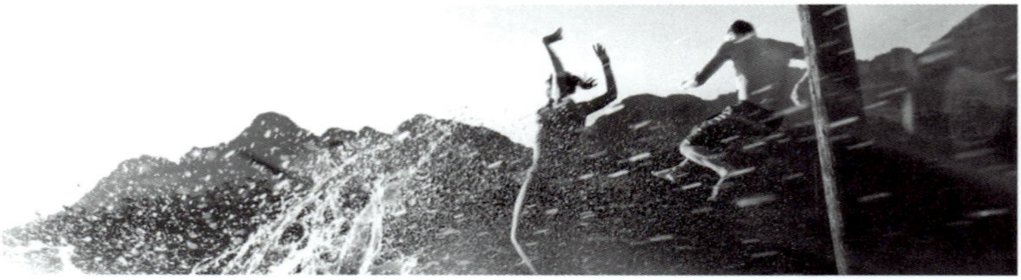